实用神经内科疾病诊疗分析

马 霞◎著

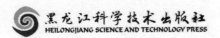

黑龙江科学技术出版社
HEILONGJIANG SCIENCE AND TECHNOLOGY PRESS

图书在版编目（CIP）数据

实用神经内科疾病诊疗分析 / 马霞著. -- 哈尔滨：
黑龙江科学技术出版社，2022.6（2023.1 重印）
ISBN 978-7-5719-1376-2

Ⅰ.①实… Ⅱ.①马… Ⅲ.①神经系统疾病–诊疗
Ⅳ.①R741

中国版本图书馆CIP数据核字(2022)第065724号

实用神经内科疾病诊疗分析
SHIYONG SHENJING NEIKE JIBING ZHENLIAO FENXI

作　　者　马　霞
责任编辑　陈元长
封面设计　刘彦杰
出　　版　黑龙江科学技术出版社
　　　　　地址：哈尔滨市南岗区公安街70-2号　邮编：150007
　　　　　电话：（0451）53642106　传真：（0451）53642143
　　　　　网址：www.lkcbs.cn
发　　行　全国新华书店
印　　刷　三河市元兴印务有限公司
开　　本　787mm×1092mm　1/16
印　　张　17.75
字　　数　418千字
版　　次　2022年6月第1版
印　　次　2023 年 1 月第 2 次印刷
书　　号　ISBN 978-7-5719-1376-2
定　　价　60.00元

前　言

神经内科疾病有着高发病率和高致残率的特点,严重影响患者的自理能力与生活质量,造成极大的家庭与社会负担。神经内科疾病患者多伴有意识障碍、精神异常、失语、瘫痪等情况,这无疑增加了临床医师观察、判断的难度。近几年来,神经内科疾病的诊断与治疗技术不断推陈出新,我们唯有不断更新知识和拓展思维,才能跟上学科发展的步伐。为适应我国神经内科学的发展和人民生活环境的复杂化,帮助神经内科医师掌握疾病的相关诊疗知识、经验及要点,编者特编写了本书。

本书从临床工作的实际出发,力求用最简洁的方式介绍神经内科常见疾病的诊疗知识,同时向读者展示神经内科领域的最新进展。全书共九章,从神经系统的基本结构与功能讲起,基本涵盖了脊髓疾病、周围神经疾病、自主神经疾病、脑血管疾病、锥体外系疾病、神经肌肉接头及肌肉疾病、脱髓鞘疾病、神经系统遗传及变性疾病等神经内科常见病和多发病,详细阐述了其临床具体诊疗情况。本书内容简明扼要,结构清晰、明确,实用性较强,有助于临床医师对神经系统疾病迅速作出正确的诊断、恰当的治疗与康复处理,可供神经内科临床医生借鉴与参考。

由于编者的学识水平有限,虽然在编写过程中力求尽善尽美,但失误与不足之处在所难免,望广大读者不吝赐教。

编　者

目　录

第一章　神经系统的基本结构与功能

第一节　神经系统的基本结构

一、神经系统的组成及分类

神经系统是机体的主导系统,由中枢神经系统和周围神经系统组成。中枢神经系统(central nervous system,CNS)包括位于颅腔内的脑和位于脊柱椎管内的脊髓。周围神经系统由联络于中枢神经系统与周围器官之间的神经和神经节组成。其中与脑相连的部分称脑神经,共 12 对;与脊髓相连的部分称脊神经,共 31 对。

根据所支配的周围器官的性质不同,周围神经系统又分为躯体神经系统和内脏神经系统。躯体神经分布于体表、骨、关节和骨骼肌,包含躯体感觉和躯体运动纤维;内脏神经分布于内脏各器官,含有内脏感觉纤维和支配内脏、心血管平滑肌(在心脏为心肌)和腺体的内脏运动纤维。

二、中枢神经系统的结构

(一)脑

脑位于颅腔内,由末脑(延髓)、后脑(脑桥和小脑)、中脑、间脑和端脑 5 个部分构成。其中,延髓和后脑合称为"菱脑",端脑和间脑合称为"前脑"。一般又将延髓、脑桥和中脑合称为"脑干"。端脑、间脑和菱脑的内部中央管扩大,分别形成一对侧脑室和第三脑室、第四脑室。

1.脑干

脑干尾端续于脊髓,吻端连于间脑,是前脑、小脑、脊髓之间联系的干道。由脑干发出Ⅲ～Ⅻ等 10 对脑神经。脑干内含许多重要的生命中枢,如心血管中枢、呼吸中枢等。

2.小脑

小脑位于颅后窝内,其前面与脑干背面共同围成第四脑室,两侧借 3 对小脑脚与脑干相连。小脑的功能与运动的调节有关。

3.间脑

间脑居于中脑和端脑之间,其组成如下。

(1)背侧丘脑:一般所说的丘脑,位于间脑的背侧部,下丘脑的后上方,它是皮质下感觉传入的最后中继站,也是大脑皮质与小脑、纹状体、中脑黑质之间相互联系的枢纽。

(2)后丘脑:位于丘脑后外下方,包括内侧膝状体和外侧膝状体,分别是听觉、视觉传导通路的最后中继站。

(3)上丘脑:位于丘脑的背内侧,有松果体、后连合、缰三角等结构,其中缰三角内的缰核是边缘系统与中脑联系的中继站。

(4)底丘脑:又称"腹侧丘脑",其背侧邻接丘脑,所含有的底丘脑核是锥体外系的重要结构。

（5）下丘脑：又称"丘脑下部"，位于丘脑的前下方，它与边缘系皮质、丘脑、脑干、脊髓、垂体存在广泛的联系，是调节内脏活动和内分泌功能的高层次皮质下中枢。

4.端脑

大脑，又称"端脑"，由两侧大脑半球借胼胝体连接形成，是脑的最高级部位。其表面的大脑皮质是机体各种生命活动的最高级中枢。大脑皮质深面的白质称为大脑髓质，主要由联系于皮质各部及皮质与皮质下结构之间的神经纤维组成。在半球底部中央的白质中存在较大的灰质核团称基底核，是重要的皮质下运动整合中枢之一；半球内部的空腔为侧脑室。大脑皮质由神经元胞体层状聚集的灰质构成，所以也称"大脑皮层"。皮质表面并不光滑，而是存在许多以一定模式分布的沟或裂。沟裂有深有浅，沟裂之间的皮质称为脑回。皮质表面区域分成额叶、颞叶、枕叶、顶叶，以及埋于外侧沟底部的岛叶。

（二）脊髓

脊髓长条形，位于椎管内。其上端在枕骨大孔处与脑的延髓相连续，下端在成人平齐第1腰椎下缘。在脊髓的前、后面纵行正中线上分别有前正中裂和后正中沟，使脊髓的结构两侧对称。此外，还有两对纵行的外侧沟，即前外侧沟和后外侧沟，脊神经前根和后根的根丝分别经这些沟出入脊髓。每一脊髓节段的根丝向外方集合成束，形成脊神经的前根和后根。前根和后根在椎间孔处合成脊神经。每一对脊神经前、后根的根丝附于脊髓的范围为脊髓的一个节段。因此，脊髓可分为31节，即颈髓8节、胸髓12节、腰髓5节、骶髓5节、尾髓1节。

从脊髓的横断面观察，可见脊髓有神经元胞体聚集的灰质、神经纤维聚集的白质和中央管。中央管位于脊髓的中心部，其头端与脑的第四脑室相通，其周围是横断面呈"H"形的灰质柱。在脊髓的横断面上，灰质柱向前突出的部分为前角，向后突出的部分为后角。在脊髓的T1～L3节段，灰质柱向侧方突出的部分称侧角。后角神经元与躯体感觉有关；前角含有躯体运动神经元；侧角则是内脏神经的低级中枢。白质位于灰质的周围，主要由上、下行的神经纤维束构成。

三、神经系统的细微结构

神经系统由神经组织构成。神经组织由神经元和神经胶质细胞组成，它们都是有突起的细胞。神经元是执行神经系统功能的结构单位，数量庞大，在人脑约有1 000亿个。神经胶质细胞数量比神经元还多，是其10倍，其功能越来越引起人们的重视。在中枢神经系统，神经胶质细胞有3种：星形神经胶质细胞对神经元起着支持、营养等功能；少突神经胶质细胞参与有髓神经纤维髓鞘的形成；小胶质细胞具有神经保护作用。

神经系统的结构与功能十分复杂，但并非杂乱无章。事实表明，大脑是由相对简单的成分或元件（神经元），高度有序地设计组成的。神经系统的任何功能活动，从最简单的单突触反射活动到复杂的思维活动，都是由或多或少的相关神经元组成或简单、或复杂的功能环路来完成的。因此，对神经系统的功能活动，从细胞水平研究其基本构件，以揭示其机制，常常是一条重要的思路。

神经元在一般结构上与其他种类的细胞并无不同，其形态特点是有突起。神经元由胞体和突起两部分构成。突起又分树突和轴突。树突多呈树枝状分支，多少、疏密不一；轴突呈细索状，长短不等，粗细均匀，一般一个神经元仅有一条，大部分无分支，邻近终末处分支呈直角发出。神经元是功能十分活跃的细胞,胞质内含丰富的粗面内质网和游离核糖体。神经元内含有丰富的神经原纤维,以支撑、保持其多突起的形态。神经元之间以突触相连接,以完成神经环路内细胞之间的信号转导。突触是一种特殊的细胞连接,由突触前成分、突触间隙、突触后成分组成,突触前成分的特征是含有突触小泡。突触多数为化学性突触,其信号传递过程中的重要事件是前成分内的突触小泡释放化学物质(神经递质),该递质与突触后膜上的特异性受体相结合,结果或导致膜通道通透性的改变,影响膜电位,或进一步通过胞内第二信使系统,完成复杂的级联信号转导,影响细胞的代谢活动及功能。

四、神经元的分子组成特点

神经元所含有的有机物质与人体内其他细胞一样,也由脂类、糖类、蛋白质和核酸组成。体内其他种类细胞所含有的大多数有机分子,神经元同样含有,但是神经元也含有一些独特的分子,特别表现在膜蛋白的种类上,如各种离子通道蛋白、各种受体蛋白。神经元独特的分子包括信号分子、信号转导分子、识别分子、黏附分子,以及与神经生长分化有关的分子,如各种神经营养因子、神经抑制因子、导向因子等。

神经元信号分子有神经递质、神经调质、神经递质转运蛋白、神经激素和受体。神经调质是指神经元产生的另一类化学物质,它能调节信息传递的效率,增强或削弱递质的效应。它不直接触发所支配细胞的功能效应,只是起到调制经典神经递质的作用。神经递质转运蛋白在控制神经系统递质浓度和分布,决定突触传递的时程和强弱方面起重要作用。

四类基本有机物质在神经元内各有特点。脂肪酸是神经纤维髓鞘所含髓磷脂的重要成分;多糖是胞膜上识别分子的重要成分,可构成糖脂、糖蛋白,参与细胞识别;某些氨基酸和小分子肽可作为神经递质或神经调质,而某些大分子肽和蛋白质可作为受体;在核酸方面,脑比其他器官所含的基因种类要多一些,其中3万个基因仅在脑内表达,许多与神经元功能活动相关的蛋白质要靠多基因表达。

第二节　神经系统的基本功能

一、神经元的功能特点

神经元既是神经系统结构的基本构件,又是神经系统功能的基本单位。了解神经元的功能特点,将有助于理解整个神经系统的功能特点。

神经元的基本功能是接受刺激、产生和传导神经冲动。神经元的这个特性也称为"兴奋性",即感受刺激产生兴奋的能力。引起生物体及组织细胞出现反应的各种环境条件变化统称为刺激;受刺激后产生生物电反应的过程及其表现称为兴奋。神经元产生和传导的神经冲动也称为"动作电位",其产生的基础在于神经元存在静息电位。静息电位是指细胞未受刺激时,存在于细胞膜内外两侧的电位差。由于这一电位差存在于安静细胞膜的两侧,故亦称"跨膜静息电位",简称"静息电位"或"膜电位"。哺乳动物神经细胞的静息电位为$-70 \, \text{mV}$(膜内比膜外电位低$70 \, \text{mV}$)。静息电位的产生与细胞膜内外离子的分布和运动有关,是一种主要因K^+向胞膜外扩散而形成的K^+平衡电位。而动作电位是在细胞受到刺激时,在静息电位的基础上发生的一次快速的、可扩布的、具有"全"或"无"特点的电位变化,称为动作电位。每个动作电位波形包括一个上升支和一个下降支。上升支是膜电位去极化过程,膜内电位由 $-70\ mV$ 迅速上升至 $+30\ mV$;下降支是膜电位的复极化过程,膜电位由 $+30\ mV$ 迅速下降至 $-70\ mV$。整个动作电位历时短暂,不超过 $2\ ms$,波形尖锐,故也称之为峰电位。动作电位主要由膜 Na^+ 通道开放,Na^+ 快速内流引起。动作电位是神经元兴奋的标志。

神经元除了本身可以产生和传导神经冲动外,还可以通过突触传递给多个神经元,且本身也可接受多个神经元传递的信息。当神经冲动沿轴突传导至末端,则突触前成分释放神经递质,并与突触后膜的特异受体结合,使离子通道通透性发生改变,进而导致下一个神经元的膜电位发生改变,产生兴奋性或抑制性突触后电位,使信号得以传递过突触。这样通过突触联系,有关的神经元组成功能性环路,进行信息处理和整合,以完成神经系统的特殊功能,这在神经系统内是一种普遍现象。

有的神经元具有内分泌功能,这种细胞称为神经内分泌细胞,如下丘脑室旁核、视上核的神经元。

有些神经元能产生神经营养因子,在神经发育或修复过程中具有促进神经元分化、存活和成熟的作用。支配靶组织(如肌组织)的神经元,通过末梢释放的神经营养因子,持续地调整所支配组织内在的代谢活动,影响其持久的形态结构和生理生化活动。这一作用与神经冲动无关,称为神经元的营养作用。

成年人脑的部分区域,神经元仍具有一定的增殖、分化能力。

二、神经系统的功能特点

神经系统是人体最主要的功能调节系统,控制和调节体内其他各系统的活动,使人体适应不断变化着的内外环境。

神经系统具有感觉功能、中枢处理整合功能和运动功能。与之相对应,按功能将神经元分成三种:感觉神经元或传入神经元,感受刺激,将神经冲动传向中枢;运动神经元或传出神经元,将神经冲动传向所支配的肌或腺体,控制其舒缩或分泌;中间神经元,位于前两种神经元之间,参与信息处理与整合。神经系统感觉功能包括躯体感觉、内脏感觉、视觉、听觉、平衡觉、嗅觉、味觉等。痛觉属于躯体感觉中的伤害性感觉。神经系统的运动功能包括躯体运动和内脏运动。

神经系统最主要的调节形式是反射。反射是指在中枢神经系统参与下机体对内外环境刺激的规律性应答反应。反射分非条件反射和条件反射,反射的结构基础是反射弧。反射弧包括五个部分,即感受器、传入神经、神经中枢、传出神经和效应器。在自然条件下,反射活动一般都需经过完整的反射弧来实现。如果反射弧中任何一个环节中断,反射就不能发生。神经中枢的活动在某些情况下也可通过体液的途径作用于效应器:传出神经→内分泌腺→释放激素→效应器。

以上为神经系统的调节功能,除此之外,还有一些对个体生存具有重要意义的功能,如学习与记忆、感知、注意、语言、思维等认知功能,生物节律、睡眠与觉醒、情绪等行为控制功能,以及意识、精神、逻辑、智能、人格等高级功能。神经系统对内分泌系统、免疫系统的调节作用也常常归入神经系统的高级功能。实际上,这都是神经系统的一些极为复杂的高级整合功能。

　　脑的高级功能的特点是：在时间上可以持续几天、几个月，甚至许多年；在结构上，涉及脑区多而散在，无明确特殊的神经通路，不同功能系统所涉及的脑区或环路可相互重叠，难以定位。对脑的这些高级功能活动，可以进行观察或分类，而要研究其神经基础却比较困难，充满挑战。

　　随着分子生物学的进展，基因转移、基因敲除、正电子发射体层摄影（PET）等技术的出现，对脑高级功能的研究在近十多年来已取得一些初步的成果。

第二章 脊髓疾病

第一节 脊髓疾病概述

一、脊髓解剖

（一）外部结构

脊髓全长约 45 cm，上端与延髓相连，下端至第 1 腰椎下缘形成脊髓圆锥。自脊髓圆锥以下形成一条细长的索条，称为终丝，止于第 1 尾椎背面。脊髓自上而下发出 31 对脊神经，包括颈（C）神经 8 对，胸（T）神经 12 对，腰（L）神经 5 对，骶（S）神经 5 对，尾神经 1 对。每 1 对脊神经与脊髓相应的部分称为脊髓节段，因此脊髓也分为 31 个节段。脊髓各节段位置较相应的脊椎高，上颈髓节段（C1～C4）大致与同序数椎骨相对应，下颈髓节段（C5～C8）和上胸髓节段（T1～T4）较同序数椎骨高 2 节椎骨，下胸髓节段（T9～T12）则较同序数椎骨高 3 节椎骨，腰髓相当于第 10 至 12 胸椎水平，骶髓相当于第 1 腰椎水平，以此可推断脊髓病变的水平（图 2-1）。由于脊髓与脊柱长度不等，神经根均由相应椎间孔走出椎管，故愈下位脊髓节段的神经根愈向下偏斜，腰段的神经根几乎垂直下降，形成"马尾"，由 L2 至尾节的 10 对神经根组成。脊髓呈微扁圆柱形，有两个膨大部分：颈膨大和腰骶膨大。颈膨大相当于 C4～T1 节段，是支配上肢神经的起源；腰骶膨大相当于 L1～S3 节段，是支配下肢神经的起源。脊髓表面有 6 条纵行的沟裂，前正中裂深达脊髓前后径的 1/3，后正中沟伸入脊髓后索将其对称地分为左右两部分，前外侧沟和后外侧沟左右各一对，脊神经前根由前外侧沟离开脊髓，后根由后外侧沟进入脊髓。脊髓膜与脑膜相对应，也有三层被膜。最外层为硬脊膜，在 S2 水平形成盲端。最内层紧贴脊髓表面为软脊膜。硬脊膜与软脊膜间为蛛网膜；硬脊膜与椎骨骨膜之间的间隙为硬膜外腔，其中有静脉丛和脂肪组织；蛛网膜与硬脊膜间为硬膜下隙，其间无特殊结

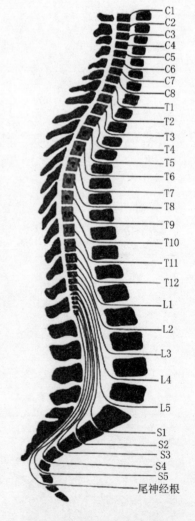

图 2-1　脊椎、脊神经节段与脊柱的关系

构;蛛网膜与软脊膜间为蛛网膜下腔,与颅内蛛网膜下腔相通,其间充满脑脊液。脊神经穿过硬脊膜时硬脊膜也沿神经根延伸,形成脊神经根被膜。在脊髓两侧软脊膜形成多个三角形突起,穿过蛛网膜附着于硬脊膜内面为齿状韧带,脊神经和齿状韧带对脊髓起固定作用。

(二)内部结构

在横切面上,脊髓由白质和灰质组成。灰质主要由神经细胞核团和部分神经胶质细胞组成,呈"H"形排列在脊髓中央,中心有中央管;白质主要由上下行传导束及大量的神经胶质细胞组成,在灰质的外周。

(1)灰质的"H"形中间部分称为灰质连合,其两旁部分为脊髓前角和后角,在 C8～L2 及 S2～S4 节段有侧角。前角细胞为下运动神经元,发出神经纤维组成前根,支配相关肌肉的运动;后角细胞为痛、温及部分触觉的Ⅱ级神经元,接受脊神经节发出的节后纤维,传递感觉冲动。C8～L2 侧角内主要是交感神经细胞,发出纤维经前根、支配交感神经径路和调节内脏、腺体功能;S2～S4 侧角为脊髓副交感中枢,发出的纤维支配膀胱、直肠和性腺。

(2)白质分为前索、侧索和后索三部分,主要由上行(感觉)和下行(运动)传导束组成。前索位于前角及前根的内侧,后索位于后正中沟与后角及后根之间,侧索位于前后角之间。下行传导束主要包括皮质脊髓束、红核脊髓束、顶盖脊髓束等;上行传导束主要有脊髓丘脑束、脊髓小脑前后束、薄束、楔束等(图 2-2)。皮质脊髓束传递对侧大脑皮质的运动冲动至同侧前角细胞,支配随意运动;脊髓丘脑束传递对侧躯体的痛、温觉和粗略触觉至大脑皮质;薄束传递同侧下半身的深感觉和精细触觉;楔束在 T4 以上才出现,传递同侧上半身的深感觉和精细触觉;脊髓小脑前后束传递本体感觉至小脑,参与维持同侧躯干与肢体的平衡与协调。

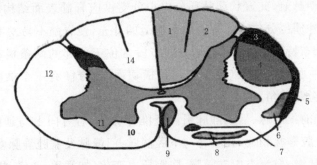

1.薄束;2.楔束;3.脊髓小脑后束;4.皮质脊髓束;5.脊髓小脑前束;6.脊髓丘脑侧束;7.顶盖脊髓束;8.脊髓丘脑前束;9.皮质脊髓前束;10.前索;11.前角;12.侧索;13.后角;14.后索

图 2-2 脊髓的内部结构

(三)脊髓的血液供应

脊髓的血液供应主要有三个来源(图 2-3)。

1.脊髓前动脉

脊髓前动脉起源于两侧椎动脉颅内部分,在延髓腹侧合并成一支,沿脊髓前正中裂下行,为全部脊髓供血。脊髓前动脉在下降的过程中发出两个分支,一支绕过脊髓向后与脊髓后动脉分支吻合,组成动脉冠,另一支在脊髓前正中裂不规则地左右交替深入脊髓,称沟动脉,供应脊髓横断面前 2/3 区域,包括中央灰质、前柱、侧柱及前索、侧索和皮质脊髓束。沟动脉系终末支,易发生缺血性病变,导致脊髓前动脉综合征。

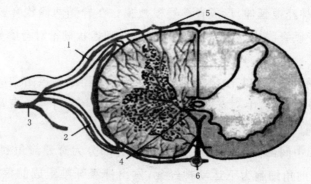

1.后根动脉;2.前根动脉;3.根动脉主干;4.沟动脉;5.脊髓后动脉;6.脊髓前动脉

图 2-3　脊髓动脉供血区

2.脊髓后动脉

脊髓后动脉多自椎动脉成对发出,沿脊髓后外侧沟下行,分支主要供应脊髓横断面后 1/3 区域,包括脊髓后柱、后索。脊髓后动脉并未形成一条完整连续的纵行血管,略呈网状,分支间吻合较好,故较少发生供血障碍。

3.根动脉

脊髓颈段还接受来自椎动脉及甲状腺下动脉分支供应,胸、腰、骶段分别接受来自肋间动脉、腰动脉、髂腰动脉和骶外动脉等分支供应。这些分支均沿脊神经根进入椎管,统称为"根动脉",进入椎间孔后分为前后两支,即前根动脉与后根动脉,分别与脊髓前动脉和脊髓后动脉吻合,构成围绕脊髓的动脉冠,此冠状动脉环分出小分支供应脊髓表面结构,发出小穿通支进入脊髓,为脊髓实质的外周部分供血。根动脉对血运的补充,使脊髓不易发生缺血。

由于脊髓动脉分布特点,血运最不充分的节段常位于相邻的两条根动脉分布区交界处,T4 和 L1 最易发生供血不足现象(图 2-4)。从横切面看,脊髓有三个供血薄弱区,即中央管部、皮质脊髓侧束和脊髓前角。

脊髓静脉回流经前根静脉、后根静脉引流至椎静脉丛,后者向上与延髓静脉相通,在胸段与胸腔内奇静脉及上腔静脉相通,在腹部与下腔静脉、门静脉及盆腔静脉多处相通。椎静脉丛内压力很低,没有静脉瓣,血流方向常随胸、腹腔压力变化(如举重、咳嗽、排便等)而改变,是感染及恶性肿瘤转移入颅的易经途径。

二、脊髓损害的定位、定性诊断

脊髓损害主要表现为运动障碍、感觉障碍、奥迪括约肌功能障碍及自主神经功能障碍等。在临床上,一旦确定病变在脊髓或椎管内,应对损害部位进行定位。首先判定病灶的损伤节段;其次明确病变在髓内还是在髓外,如在髓内应确定在髓内的部位,如在髓外应确定在硬膜下还是在硬膜外;最后确定疾病的病因和性质。

(一)脊髓病变的损伤节段的定位(纵向定位)

脊髓各节段损害可有不同的临床表现。

1.高颈段(C1~C5)

损害平面(C1~C4)以下各种感觉缺失,四肢呈痉挛性瘫痪,奥迪括约肌功能障碍,四肢和

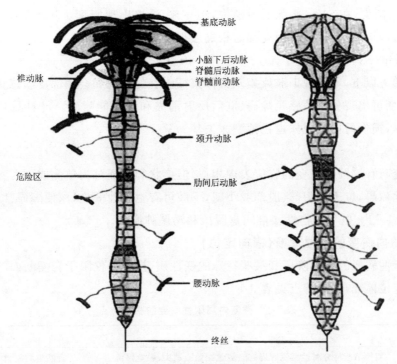

图 2-4　脊髓的血管分布

躯干无汗,伴枕部或后颈部疼痛,咳嗽、转颈时加重,可有该区感觉缺失。C3～C5 节段损害出现膈肌瘫痪、腹式呼吸减弱或消失。如三叉神经脊束核受损出现同侧面部外侧痛、温觉丧失。如副神经核受累影响同侧胸锁乳突肌及斜方肌,引起转颈和耸肩无力和肌萎缩。如病变从枕骨大孔波及后颅凹,可引起延髓和小脑症状,如吞咽困难、饮水呛咳、共济失调、眩晕和眼球震颤等,甚至导致呼吸循环衰竭死亡。如占位性病变阻塞小脑延髓池可引起颅内压增高。

2.颈膨大(C5～T2)

双上肢呈弛缓性瘫痪,双下肢呈痉挛性瘫痪,病变平面以下各种感觉缺失,肩部及上肢可有放射性根痛,奥迪括约肌功能障碍。C8～T1 侧角受损可见霍纳综合征(Horner syndrome),表现瞳孔小、眼球内陷、眼裂小和面部汗少等。上肢腱反射改变有助于病变节段的定位,如肱二头肌反射减弱或消失而肱三头肌反射亢进提示 C5 或 C6 病变,肱二头肌反射正常而肱三头肌反射减弱或消失提示 C7 病变。

3.胸髓(T3～T12)

双上肢正常,双下肢呈痉挛性瘫痪,病变平面以下各种感觉缺失,尿便障碍,出汗异常,常伴相应胸腹部束带感(根痛)。T4、T5 节段是血供薄弱区和易发病部位。感觉障碍平面有助于判断病损部位,可根据体表标志判定受损的节段。上、中、下腹壁反射对应的脊髓反射中枢分别位于 T7～T8、T9～T10、T11～T12节段,腹壁反射消失也可定位,T10～T11病变时下半部腹直肌无力,当患者仰卧位用力抬头时,可见脐孔被腹直肌上半部牵拉向上移动,称为比弗征(Beevor sign)。

4.腰骶膨大(L1～S2)

受损出现双下肢弛缓性瘫痪,双下肢及会阴部各种感觉缺失,尿便障碍。损害平面在

L2～L4膝反射消失,在S1～S2踝反射消失,S1～S3受损出现阳痿。腰骶膨大上段受损时神经根痛区在腹股沟或下背部,下段受损时根痛表现坐骨神经痛。

5.脊髓圆锥(S3～S5)

在腰骶膨大以下,不出现下肢瘫痪及锥体束征。肛门周围和会阴部皮肤感觉缺失,呈鞍状分布;髓内病变可出现分离性感觉障碍、肛门反射消失和性功能障碍,脊髓圆锥为括约肌功能的副交感中枢,损伤后可出现尿道松弛型尿失禁。

6.马尾

马尾病变与脊髓圆锥病变的临床表现相似,但症状和体征可为单侧或不对称性,多见明显的根痛和感觉障碍,位于会阴部、股部或小腿,下肢可有弛缓性瘫痪,尿便障碍常不明显或较晚出现。见于L1～L2以下外伤性腰椎间盘脱出和马尾肿瘤等。

(二)脊髓内病变的定位诊断(横向定位)

一些进行性病变的早期阶段和某些特殊的变性病,损伤可仅限于脊髓断面的某一部分,表现出特殊的定位体征,临床特点见表2-1。

表2-1 脊髓内局限性病变的临床特点

病变部位	症状	常见疾病
中央管附近	双侧节段性分离性感觉障碍,痛、温觉减弱或消失,触觉保留	脊髓空洞症、脊髓中央管出血
后索	深感觉障碍,感觉性共济失调,后索刺激性病变在相应支配区可出现电击样剧痛	脊髓痨
侧索	病变对侧肢体痉挛性瘫痪	原发性侧索硬化、弗里德赖希共济失调(Friedreich ataxia)
前角	节段性弛缓性瘫痪	脊髓灰质炎、进行性脊髓性肌萎缩
后角	同侧节段性痛温觉消失、触觉保留的分离性感觉障碍	脊髓空洞症、髓内胶质瘤早期
侧角	C8～L2侧角受损出现血管舒缩障碍、泌汗障碍和营养障碍等,C8～T1病变可见霍纳综合征;S2～S4侧角受损产生膀胱直肠功能障碍和性功能障碍	特发性直立性低血压
前角+锥体束	弛缓性瘫痪和痉挛性瘫痪	肌萎缩侧索硬化
后索+锥体束	深感觉障碍,感觉性共济失调,病变对侧肢体痉挛性瘫痪	脊髓亚急性联合变性
后索+锥体束+脊髓小脑束	深感觉障碍,感觉性共济失调,病变对侧肢体痉挛性瘫痪及小脑性共济失调	遗传性共济失调
脊髓半切综合征	病变节段以下同侧痉挛性瘫痪、深感觉障碍及血管舒缩功能障碍,对侧痛温觉障碍,触觉保留	慢性脊髓压迫症
脊髓横贯性损害	脊髓横贯性损伤急性期呈现脊髓休克(spinal shock),表现为损伤平面以下呈弛缓性瘫痪、肌张力低下、腱反射消失、病理征不能引出和尿潴留等,一般持续1～6周后逐渐转变为痉挛性瘫痪,出现肌张力增高、腱反射亢进、病理征阳性和反射性排尿等	急性脊髓炎

(三)髓内与髓外病变的鉴别

髓内与髓外病变的鉴别见表2-2。

表 2-2　髓内与髓外病变的鉴别

项目	脊髓内病变	脊髓外病变
根痛	极少	早期出现、明显
脑脊液冲击征	无	有
感觉障碍	分离性,节段型自上而下发展	传导束性,自下而上发展
会阴部感觉	很少受累	早期出现障碍
奥迪括约肌功能障碍	早期出现	晚期出现
锥体束征	出现晚	出现早
病变范围	节段较多	节段较少
椎管阻塞	不明显	明显
脑脊液	蛋白轻微增高	蛋白明显增高
脊椎 X 线片	椎间孔无改变	椎间孔可见扩大
脊髓造影充盈缺损	梭形膨大	杯口状
磁共振成像(MRI)检查	脊髓梭形膨大	髓外肿块及脊髓移位

(四)硬膜下与硬膜外病变的鉴别(主要为肿瘤)

硬膜外与硬膜下肿瘤的鉴别见表 2-3。

表 2-3　硬膜外与硬膜下肿瘤的鉴别

项目	硬膜外肿瘤	硬膜下肿瘤
发病率	较低	较高
良恶性	多为恶性肿瘤、转移癌	多为良性肿瘤
根痛	出现较早,持续时间较短	出现较早,持续时间较长
进展速度	进展快	较慢
棘突叩痛	较常见	常见
脑脊液冲击征	出现较早	出现早,明显
疼痛与体位	与体位无关	可随体位变化
X 线片	常有椎体破坏	无明显变化,或有椎间孔扩大
脊髓造影充盈缺损	呈锯齿状	呈杯口状

第二节　脊柱和脊髓结核

侵及脊髓、脊神经根结核病变,包括脊柱结核、椎管内结核瘤及结核性脊髓炎等,多继发于远隔脏器结核菌感染,特别是肺结核或淋巴结核经血行或淋巴系统入侵。

一、脊柱结核

脊柱结核(spine tuberculosis)是结核分枝杆菌引起的椎骨损害,可因骨质塌陷、结核性脓肿在椎管聚集、肉芽肿形成等导致脊髓损害,约占全身骨关节结核的 1/3。

(一)病因及发病机制

本病通常继发于身体其他部位结核,多由于肺结核血行播散感染,也可由消化道淋巴结结核直接蔓延至脊柱。若结核分枝杆菌由椎体中央动脉侵入椎体,椎间盘不受影响,称中央型;病变侵入椎体上下缘,由椎体扩展至椎间盘,再扩延至邻近椎体,称边缘型。

结核性脓肿沿前纵韧带向上、下蔓延,至周围软组织形成寒性脓肿。由于椎管周围结核病灶或寒性脓肿压迫脊髓,以及椎骨干酪性骨炎引起骨质疏松、破坏,使椎体受压形成楔形塌陷,导致脊柱后凸畸形,坏死椎体、肉芽组织及椎间盘等均可压迫脊髓产生临床症状。除直接压迫,结核病变也可累及血管或直接侵及脊髓导致脊髓缺血及坏死,引起脊髓横贯性受损表现。

(二)病理

脊柱结核以胸椎结核为多,颈椎结核次之,可经不同途径使脊髓及脊神经根受损:①椎体干酪性骨炎及骨质疏松、破坏,因压力产生楔形塌陷、后凸畸形或死骨直接压迫脊髓及神经根;②椎管内结核病灶或硬膜外寒性脓肿压迫脊髓及神经根;③结核菌直接感染脊髓及脊神经根,使之受累;④结核病灶侵及脊髓供血动脉,可引起脊髓周围冠状动脉血栓形成,导致脊髓缺血,也可影响静脉回流,导致脊髓充血、水肿及退变;⑤硬脊膜、蛛网膜及脊膜结核性炎症病变可引起局部粘连、渗出,并损及脊髓和脊神经根。

(三)临床表现

(1)脊柱结核青少年多见,多有结核接触史或结核感染史,如肺结核、淋巴结核等。早期表现为低热、消瘦、盗汗、全身乏力、食欲缺乏及精神萎靡等结核中毒症状,血沉可增快。

(2)脊髓受损症状包括:①急性脊髓受压症状,常由于急性椎体塌陷,突然出现背部剧烈疼痛,多为根性痛,如病变广泛使数个破坏椎体发生融合,出现截瘫,以及肌张力减低、腱反射消失和尿潴留现象,病灶局部棘突常明显突出或向后成角畸形,有明显局部压痛及叩痛,腰穿显示椎管梗阻;②慢性脊髓受压症状,常因硬脊膜外结核性肉芽组织压迫引起,早期出现神经根刺激症状,如根痛、腰背部剧痛等,沿神经根走行放散,可为单侧或双侧,表现肋间神经痛、束带感、颈项、上肢及后头痛,下肢放射性疼痛等,继之出现病变水平以下各种感觉缺失,可经脊髓半切征阶段转为截瘫或四肢瘫,腱反射消失或活跃,可出现病理反射,伴局部肌萎缩,以及病变胸椎、腰椎或颈椎棘突突出,局部压痛或叩痛,晚期可发生括约肌功能障碍。

(四)辅助检查

血沉增快,结核菌素试验阳性。腰椎穿刺(以下简称"腰穿")可见完全或不完全椎管梗阻,脑脊液(cerebrospinal fluid,CSF)蛋白明显增高。脊柱 X 线平片早期可见椎体上缘或下缘密度减低,相邻椎体关节面骨质轻度破坏,典型表现椎体骨质破坏、椎间隙缩窄,侧位片椎体楔形塌陷、脊柱后凸和椎体移位,胸椎旁常见梭形或三角形寒性脓肿阴影,颈椎寒性脓肿使咽后壁及气管后软组织阴影增宽,气管向前推移,腰椎结核脓肿使腰大肌阴影凸出、宽大。脊髓碘水造影可见椎管梗阻现象,CT 检查可更清楚显示脊椎结核病变和寒性脓肿。MRI 检查可见椎体、椎体上下缘及间盘等 T1 加权像(weighted imaging,WI)低信号、T2WI 高信号骨质破坏现象,椎间盘狭窄,寒性脓肿 T1WI 信号与肌肉相似,T2WI 为高信号。结核病灶多累及两个以上椎体。

(五)诊断及鉴别诊断

1.诊断

青少年结核病患者或有结核病接触史者,亚急性病程,出现低热、盗汗、乏力、消瘦及食欲缺乏等全身结核中毒症状,脊髓压迫综合征,脊柱疼痛、压痛及叩痛,伴神经根性刺激征,X 线、CT 或 MRI 检查显示椎体及椎间盘破坏和寒性脓肿,等等。

2.鉴别诊断

(1)脊髓肿瘤或椎管内肿瘤:多中年以后发病,X 线平片缺乏椎体或椎间盘破坏现象,无寒性脓肿等。

(2)急性脊髓炎:发病急,无结核病史,迅速出现脊髓横贯性损害,腰穿无椎管梗阻,脑脊液(CSF)细胞数可增高,X 线椎体无破坏,脊柱无压痛及叩痛,等等。

(3)脊髓蛛网膜炎:发病缓慢,病程较长,症状可有波动,病变范围较广泛,脑脊液检查及动力学检查、碘剂造影和 MRI 检查均有助鉴别,少数脊椎结核可伴脊髓蛛网膜炎。

(六)治疗

(1)药物治疗:可联合应用抗结核药,如异烟肼、对氨基水杨酸钠、利福平、链霉素及乙胺丁醇等。

(2)某些病例除长期抗结核治疗外,尚需及时手术,清除突起的椎体后缘、椎间盘及死骨、结核性肉芽肿、脓肿及干酪样物质等,并行相应椎板切除减压。手术适应证是有明确的脊髓压迫症,伴寒性脓肿,有明确死骨存在,有感染性窦道。

(3)支持对症治疗:如截瘫患者需注意防治压疮、尿路感染等合并症。

二、椎管内结核瘤

椎管内结核瘤(intraspinal tuberculoma)包括脊髓髓内结核瘤、硬膜内结核瘤及硬膜外结核性肉芽肿等,不包括脊柱结核及结核性冷脓肿压迫脊髓所致的脊髓压迫症。椎管内结核瘤病源来自身体远隔部位结核病灶血行播散,或结核性脑膜炎经脑脊液直接扩散,病变压迫脊髓和脊神经根引起脊髓压迫综合征。椎管内结核瘤约为脑结核瘤的 1/20。

(一)病理

椎管内结核瘤可位于任何脊髓节段,病变占位效应导致椎管完全性或不完全性梗阻。髓内结核瘤相对多见,质地较硬,病灶边界清楚,大小不一。髓外硬膜内结核瘤呈不规则肿块状,与脊髓、蛛网膜、硬脊膜广泛粘连。硬膜外结核性肉芽肿常呈环形包绕于硬脊膜,与硬脊膜紧密粘连,使硬脊膜增厚压迫脊髓。组织学可见病灶中心干酪样坏死,周围肉芽组织增生,可见郎汉斯巨细胞(Langhans giant cell)和类上皮细胞。

(二)临床表现

(1)患者多为青少年,有肺结核或结核性脑膜炎病史,可有盗汗、低热、食欲缺乏及乏力等结核中毒症状。表现脊神经根和脊髓受损症状体征,如根性疼痛或束带感,病灶水平以下感觉障碍、锥体束征及尿便障碍等,截瘫不完全,病程较短的患者通常疗效及预后较好。

(2)血沉增快,腰穿呈完全性或不完全性椎管梗阻,出现蛋白细胞分离现象,蛋白明显增高,细胞数正常或轻度增高。X 线脊柱平片多无异常,脊髓碘水造影有椎管梗阻征象。CT 或 MRI 检查可明确椎管内病灶部位、形状及大小等。

(三)诊断及鉴别诊断

1.诊断

根据临床表现、脑脊液检查、脊髓碘水造影及 CT、MRI 等影像学检查可明确椎管内占位病变,结合全身结核中毒症状、身体其他部位结核病灶或结核性脑膜炎病史、血沉增快等可考虑本病可能,术前难于诊断,常在手术探查后才明确诊断。

2.鉴别诊断

临床上需注意与脊柱结核及结核性冷脓肿所致脊髓压迫症鉴别。

(四)治疗

(1)考虑椎管内结核瘤可能或证实结核病变后应进行系统正规抗结核药物治疗。对症治疗应注意防治压疮、尿路感染等并发症。

(2)应尽早手术,清除结核病灶,并通过组织活检证实诊断,开始正规的抗结核治疗。硬脊膜外结核多使脊髓受压,病变未直接侵及脊髓,清除病灶、椎管减压后效果较好。硬膜内及髓内肿瘤由于脊髓粘连不易分离,疗效较差。

三、结核性脊髓炎

结核性脊髓炎(tuberculous myelitis)是结核性脑膜炎的致病结核菌及其炎性渗出物经脑脊液扩散波及脊膜和脊髓,炎性渗出物充满蛛网膜下腔,引起脊髓、脊神经根受损及脊髓血管炎症反应,导致脊膜和脊髓结核性炎症。

(一)临床表现

(1)患者除表现结核性脑膜炎症状体征外,可见多发性脊神经根刺激征、皮肤过敏及神经根牵扯试验如拉塞格征(Lasègue sign),腱反射减弱或消失,尿潴留或尿急、尿失禁,严重者出现脊髓长束受损症状和体征。

(2)腰穿一般通畅,脑脊液蛋白增高,细胞数增高,淋巴细胞为主,糖及氯化物降低,等等。MRI检查可除外椎管内占位性病变。

(二)诊断及鉴别诊断

1.诊断

根据结核病或结核性脑膜炎病史,出现多发神经根刺激征及拉塞格征,肢体瘫,腱反射减弱或消失,尿便障碍,典型脑脊液改变,等等。

2.鉴别诊断

需注意与结核性脑膜炎鉴别,后者主要表现头痛、呕吐及颈强直等。

(三)治疗

本病应正规抗结核治疗,选择异烟肼、链霉素、对氨基水杨酸钠、利福平及乙胺丁醇等联合用药。急性期可用地塞米松 $10\sim20$ mg/d,静脉滴注,或泼尼松口服。

第三节 脊髓蛛网膜炎

脊髓蛛网膜炎是蛛网膜的一种慢性炎症过程,在某些因素的作用下蛛网膜增厚,与脊髓、脊神经根粘连(或形成囊肿)阻塞椎管,或通过影响脊髓血液循环而导致脊髓功能障碍。发病率较高,与椎管内肿瘤发病率相接近。发病年龄多在 $30\sim60$ 岁,男性多于女性,受累部位以胸段多见,颈段及腰骶段少见。

一、病因和发病机制

继发于某些致病因素的反应性非化脓性炎症。

（一）感染性

有原发于脊柱附近或椎管内的疾病,如脊柱结核、硬膜外脓肿和脑脊髓膜炎等,也有继发于全身疾病,如流感、伤寒、结核和产褥感染等。有报道,结核性脑膜炎引起者最多见。

（二）外伤性

如脊柱外伤、脊髓损伤、反复腰椎穿刺。

（三）化学性

如神经鞘内注入药物(抗癌药、链霉素等)、脊髓造影使用的碘油、麻醉药及其他化学药剂。

（四）脊柱或者脊髓本身的病变

如椎管内肿瘤、蛛网膜下腔出血、椎间盘突出及脊椎病等,均可合并脊髓蛛网膜炎。

（五）其他

如脊髓空洞症、脊柱脊髓的先天性畸形。

二、病理

蛛网膜位于硬脊膜与软脊膜之间,本身无血管供应,故缺乏炎症反应能力。但在病原刺激下,血管丰富的硬脊膜和软脊膜发生活跃的炎症反应,进入慢性期后,引起蛛网膜的纤维增厚,并使蛛网膜与硬脊膜和软脊膜发生粘连。

虽可发生于脊髓任何节段,但以胸腰段多见,病变部位的蛛网膜呈乳白色、浑浊,并有不规则、不对称增厚,以后成为坚韧的瘢痕组织,可与脊髓、软膜、神经根和血管发生粘连伴有血管增生。根据病变发展情况分为三种类型:局限型(仅局限于1～2个节段)、弥漫型(有多个节段呈散在分布)、囊肿型(粘连及增厚的蛛网膜形成囊肿)。

三、临床表现

(1)发病前约45.6%有感染及外伤史。

(2)多为慢性起病且逐渐缓慢进展,但也有少数是迅速或亚急性起病。

(3)病程由数月至数年不等,最长者10年,症状常有缓解,故病情可有波动。

(4)由于蛛网膜的增厚和粘连及形成囊肿对脊髓、神经根和血管的压迫也为不对称和不规则,以及不同病变部位的临床表现呈多样性,可有单发或多发的神经根痛,感觉障碍多呈神经根型、节段型或斑块状不规则分布,两侧不对称。运动障碍为不对称的截瘫、单瘫或四肢瘫,一般以局限型症状较轻,弥漫型症状较重,囊肿型则类似于脊髓占位的压迫症表现。括约肌功能障碍出现较晚,症状不明显。

四、实验室检查

（一）腰椎穿刺

脑脊液压力正常或者低于正常。弥漫型和囊肿型可引起椎管阻塞,奎肯施泰特试验可表现为完全阻塞、不完全阻塞、通畅或时而阻塞时而通畅。脑脊液淡黄色或无色透明;脑脊液蛋白含量增高,甚至脑脊液流出后可自动凝固,称弗洛因综合征,蛋白增高的程度与椎管内阻塞的程度不一致,与病变节段无明显关系;细胞数接近正常或增高(以淋巴细胞为主);往往呈现蛋白细胞分离现象。

（二）X线检查

脊柱平片多无异常,或同时存在增生性脊椎炎及腰椎横突退化等改变。

（三）椎管造影

见椎管腔呈不规则狭窄,碘水呈点滴和斑块状分布,囊肿型则显示杯口状缺损。碘油造影因其不能被吸收而本身就是造成脊髓蛛网膜炎的病因之一,故不宜使用。

(四)MRI 检查

能明确囊肿性质、部位、大小,并能了解病灶对周围重要组织的损害情况。

五、诊断

引起脊髓蛛网膜炎的病因较多,临床上对能够明确病因的不再做脊髓蛛网膜炎的诊断,仅对难以明确病因,符合神经症状和病理表现的才做出该诊断。但该类病变临床诊断比较困难,误诊率也较高。脊髓蛛网膜炎主要有以下特点。

(1)发病前有感冒、受凉、轻伤或劳累病史,在上述情况下出现症状或者症状加重。

(2)脊髓后根激惹症状。单侧或双侧上肢根痛明显,手或前臂可有轻度肌肉萎缩及病理反射。

(3)病程中症状有缓解和加重,呈波动性表现。该特点有助于和椎管内肿瘤鉴别。

(4)脊髓症状多样。病变侵犯范围广而不规则,病变水平的确定往往比较困难,且病变平面以下感觉障碍的分布不规律,如果病变不完全局限于椎管内,可出现脑神经损害的表现,有时可有助于诊断脊髓蛛网膜炎。

(5)脑脊液检查:蛋白含量增高,脑脊液呈现蛋白细胞分离现象,以及奎肯施泰特试验中椎管通畅性的变化支持脊髓蛛网膜炎的诊断。

(6)脊髓碘水造影:往往有椎管腔呈不规则狭窄,碘水呈点滴和斑状分布,囊肿型则显示杯口状缺损的特征性改变。

六、治疗

(一)非手术治疗

确定诊断后,首先考虑非手术治疗,但目前的治疗方法效果仍不十分理想。对早期、轻症病例,经过治疗可以使症状消失或减轻。保守治疗可选用:肾上腺皮质激素(静脉滴注或口服)、血管扩张药、B 族维生素等,积极治疗原发病(抗感染或抗结核治疗等)及对于神经功能损害给予康复治疗。

(1)激素:虽然认为椎管内注射皮质激素能治疗蛛网膜炎,但由于其本身也是引起蛛网膜炎的原因之一,临床上多采用口服或静脉滴注的方法。氢化可的松每日 100~200 mg 或地塞米松10~20 mg,2~4 周后逐渐减量、停药。必要时重复使用。

(2)抗生素:有急性感染症状如发热使症状加重时可考虑使用。

(3)40%乌洛托品液静脉注射,5 mL,每日 1 次,10~20 天为 1 个疗程。10%碘化钾溶液口服或 10%碘化钾溶液静脉注射,10 mL,每日 1 次,8~10 天为 1 个疗程。

(4)维生素,如维生素 B_1、维生素 B_{12}、烟酸等。

(5)玻璃酸酶(透明质酸酶)。玻璃酸酶的作用可能是由于它能溶解组织的渗出物及粘连,因而有利于改善脑脊液的吸收和循环;有利于抗结核药物的渗出液;解除了对血管的牵拉,使其更有效地输送营养。每次用玻璃酸酶 500 U,稀释于 1 mL 注射用水中,鞘内注射,每周 1次。对结核性脑膜炎患者当脑脊液蛋白>3 g/L,疑有椎管梗阻者则用氢化可的松 25~50 mg或地塞米松 0.5~1 mg,玻璃酸酶 750~1 500 U,鞘内注射,每 2 周1 次,10 次为 1 个疗程。

(6)理疗,如碘离子导入疗法。

(7)放射疗法。此法对新生物的纤维组织有效,对陈旧的纤维组织作用较小。一般使用小剂量放射线照射,不容许使用大到足以引起正常组织任何损害的剂量,并需注意照射面积的大小及其蓄积量。

(8)蛛网膜下腔注气。有人认为此法有一定疗效。每次注气 10～20 mL,最多 50 mL,每隔5～14 天注气1 次,8 次为 1 个疗程。

(9)针刺、按摩、功能锻炼。

(二)手术治疗

多数学者指出,手术治疗仅限于局限性粘连及有囊肿形成的病例。有急性感染征象或脑脊液细胞明显增多时,则不宜手术。手术中切除椎板后,应首先观察硬脊膜搏动是否正常,有无肥厚。切开硬脊膜时应注意保持蛛网膜的完整,根据观察所得病变情况,进行手术操作。术后强调采用综合治疗,加强护理,防止并发症的发生,并积极促进神经功能的恢复。诊断为囊肿型者可进行囊肿摘除术,弥漫性或脑脊液细胞增多明显者不宜进行手术治疗,因会加重蛛网膜的粘连。

第四节　急性脊髓炎

急性脊髓炎通常是指急性非特异性脊髓炎,是局限于数个脊髓节段的急性非特异性炎症,为横贯性脊髓损害。病因多为病毒性感染或疫苗接种后的自身免疫反应。病理上以病变区域神经元坏死、变性、缺失和血管周围神经髓鞘脱失,炎性细胞浸润,胶质细胞增生等为主要变化。而由外伤、压迫、血管、放射、代谢、营养、遗传等非生物源性引起的脊髓损害称为脊髓病。

一、病因与发病机制

病因未明,可能大部分病例是病毒感染或疫苗接种后引起的自身免疫反应。1957 年,在亚洲流感流行后,世界各地的急性脊髓炎的发病率均有增高,故有人推测本病与流感病毒感染有关。但研究发现,患者脑脊液中抗体正常,神经组织中亦未能分离出病毒。不少研究资料提示,许多患者病前有上呼吸道不适、发热和腹泻等病毒感染史或疫苗接种史,故也有可能是病毒感染后或疫苗接种后所诱发的一种自身免疫性疾病。

二、病理

脊髓炎症可累及脊髓全长的任何节段,但以胸段为主(74.5%),其次为颈段(12.7%)和腰段(11.7%),以胸 3～5 节段最常受累。受累脊髓肿胀、质地变软,软脊膜充血或有炎性渗出物,脊髓断面可见病变脊髓软化、边缘不光整,变为灰色或红黄色,灰、白质间分界不清。显微镜下可见软膜和脊髓血管扩张、充血,血管周围是以淋巴细胞和浆细胞为主的炎症细胞浸润;灰质内神经细胞肿胀,尼氏小体溶解,甚至细胞溶解、消失;白质内髓鞘脱失,轴突变性,大量吞噬细胞和神经胶质细胞增生。若脊髓严重破坏时,可软化形成空腔。轻症或者早期患者,病变仅累及血管周围,出现血管周围的炎性细胞渗出和髓鞘脱失,小胶质细胞增生并吞噬类脂质而成为格子细胞,散在于病灶之中。病情严重和晚期者,常可见溶解区的星形胶质细胞增生,并随病程延长逐渐形成纤维瘢痕,脊髓萎缩。

三、临床表现

(1)任何年龄均可发病,但好发于青壮年,无性别差异。

17

（2）各种职业均可发病，以农民居多。

（3）全年可散在发病，以冬春及秋冬相交时较多。

（4）病前 1～2 周常有上呼吸道感染症状，或有疫苗接种史。以劳累、受凉、外伤等为诱因。

（5）本病起病较急，约半数以上的患者在 2～3 天症状发展到高峰。

（6）首发症状为双下肢麻木、无力，病变相应部位的背痛，病变节段的束带感，以及病变以下的肢体瘫痪，感觉缺失和尿便障碍。

（7）病变可累及脊髓的几个节段，最常侵犯胸段，尤其是胸 3～5 节段，颈髓、腰髓次之。也有部分病例受累的脊髓节段呈上升性过程，可累及颈段或延髓，出现呼吸困难，为病变的严重状态。

（8）病变平面以下无汗，出现皮肤水肿、干燥和指甲松脆等自主神经症状。

（9）急性脊髓炎急性期表现为脊髓休克。休克期一般为 2～4 周。表现为瘫痪肢体肌张力降低，腱反射消失，病理反射引不出，尿潴留（无张力性神经性膀胱）。休克期后肌张力增高，腱反射亢进，肌力开始恢复，病理反射出现，感觉平面逐渐下降，膀胱充盈 300～400 mL 即自动排尿（反射性神经性膀胱）。

四、辅助检查

（1）急性期周围血中白细胞计数总数正常或轻度升高。

（2）脑脊液动力学检查提示椎管通畅，少数病例因脊髓严重水肿，蛛网膜下腔部分梗阻。脑脊液外观无色、透明，白细胞数正常或有不同程度的增高，以淋巴细胞为主。蛋白质正常或轻度增高，脊髓严重水肿出现明显椎管梗阻时，蛋白质含量可明显增高（2 g/L 以上）。糖与氯化物含量正常。

（3）影像学检查，如脊柱 X 线检查及脊髓 CT 或 MRI 检查，通常无特异性改变。若脊髓严重肿胀，MRI 可见病变部位脊髓增粗等改变。

（4）视觉诱发电位、脑干诱发电位检查是排除脑干和视神经早期损害的证据。MRI 能早期区别脊髓病变性质、范围、数量，是确诊急性脊髓炎最可靠的措施，亦是早期诊断多发性硬化的可靠手段。

五、诊断和鉴别诊断

根据起病急、病前有感染史或疫苗接种史，以及有截瘫、传导束型感觉障碍和大小便功能障碍等症状，结合脑脊液检查，一般不难诊断。但需要与下列疾病鉴别。

（一）视神经脊髓炎

视神经脊髓炎为多发性硬化的一种特殊类型。除有脊髓炎的表现外，还有视力下降等视神经炎的表现或视觉诱发电位的异常。视神经症状可在脊髓炎的表现之前或之后出现。有些多发性硬化的首发症状为横贯性脊髓损害，但病情通常有缓解及复发，并可相继出现其他多灶性体征，如复视、眼球震颤和共济失调等。

（二）急性感染性多发性神经根炎

病前常有呼吸道感染，全身症状轻，起病急，逐渐进展，数天至数周疾病达到高峰，无背痛，无脊柱压痛，表现为对称性的下肢或四肢软瘫，反射消失，近端重于远端，感觉障碍为末梢型感觉障碍，呈手套、袜套样，无感觉平面，无膀胱直肠功能障碍，脑脊液蛋白细胞分离，脊髓造影正常。

(三)脊髓出血

多由外伤或脊髓血管畸形引起。起病急骤并伴有剧烈背痛,出现肢体瘫痪和括约肌功能障碍,可呈血性脑脊液。MRI有助于诊断,脊髓血管造影可发现血管畸形。

(四)梅毒性脊髓炎

通常伴视神经萎缩和阿·罗瞳孔。疼痛是本病患者常见的主诉。血清和脑脊液梅毒检查可确定诊断。

(五)周期性瘫痪

有多次发作史,且多在饱食后发病,表现为对称弛缓性瘫痪,无感觉和括约肌功能障碍,短时间内(数小时至数天)可自行缓解,部分病例发病时血钾降低,心电图有低钾改变,补钾后症状缓解。

(六)急性脊髓压迫症

脊柱结核、脊柱转移癌等,可由于病变椎体被破坏后突然塌陷而出现急性症状。其表现为有原发病史,局部脊椎压迫或有变形,椎管阻塞,脑脊液蛋白明显增高,CT、MRI或脊柱X线平片检查均有助于鉴别。

(七)急性硬脊膜外脓肿

有身体其他部位化脓性感染史,如细菌性心内膜炎、皮肤疖肿、扁桃体化脓等;有根痛、发热等感染征象;有局限性脊柱压痛、椎管阻塞、脑脊液蛋白质增多等表现。影像学检查如MRI有助于诊断。

六、治疗

(一)护理

护理极为重要。

1.皮肤护理

皮肤护理应注意防治压疮,应勤翻身,在骶部、足跟及骨隆起处加垫气圈,以保持皮肤清洁、干燥。有大、小便失禁应勤换尿布,保持会阴部清洁。皮肤有红肿、硬块时,应及时用70%的乙醇棉球轻擦,再涂滑石粉或3.5%的安息香酸。已发生溃疡者,若创面表浅,应控制感染,预防扩大;有脓液和组织坏死者,应手术清除坏死组织;如果创面炎症已经消退,局部可用紫外线照射,并外敷紫草油纱条,促进肉芽组织生长。

2.尿潴留的处理

发生尿潴留者可先用针灸治疗,选取气海、关元和三阴交等穴位治疗,无效时可给予导尿。导尿后应留置导尿管并用封闭式集尿袋,鼓励患者多饮水,每3~4小时放1次尿,以保持膀胱有一定的容量,防止挛缩,并用0.02%的呋喃西林溶液250~500 mL冲洗膀胱,停留0.5小时后放出,1次/天或2次/天。如有尿路感染,应及时检查病原菌,根据病原菌的种类,选用敏感的抗生素,进行静脉滴注治疗。

3.瘫痪护理

瘫痪肢体应保持在功能位,早期进行被动运动,四肢轮流进行,每次5~10分钟,可防止肌肉挛缩,促进瘫痪肢体恢复;经常翻身、拍背预防坠积性肺炎;瘫痪下肢需要用简易支架,瘫痪侧足应穿新布鞋,维持足背功能位;所盖的棉被不宜太重,以免发生足下垂;当肌力开始恢复时,应尽早鼓励患者做主动运动,锻炼肌肉,以利于恢复。

4.直肠功能障碍的护理

对排便困难者,应及时清洁灌肠或适当选用缓泻剂,促进粪便排出,防止肠麻痹。对于大便失禁者应及时识别其排便信号,如脸红、出汗、用力及烦躁等,以便及时清理,防止污染皮肤。

5.饮食护理

长期卧床不起的瘫痪患者应多食酸性食物,多吃蔬菜,防止长骨脱钙。不能吞咽者应给予鼻饲。

(二)药物治疗

1.激素治疗

急性期应用激素治疗对减轻水肿有帮助,可短程使用糖皮质激素,如甲泼尼龙 0.5～1.0 g、氢化可的松100～300 mg或地塞米松 10～20 mg 静脉滴注,1 次/天,10～20 天为 1 个疗程,如病情稳定,在逐渐减量的同时,给予促肾上腺皮质激素(ACTH)12.5～25 U/d 静脉滴注,连用 3～5 天,或者可改为泼尼松40～60 mg/d,顿服,每周减量 1 次,5～6 周内逐渐停用。同时,应注意给予适当的抗生素预防感染,补充足够的钾盐和钙剂,加强支持疗法以保证足够的水和热能的供应,预防各种并发症。

2.20%甘露醇

20%甘露醇可使病变早期脊髓水肿减轻,并可清除自由基,减轻脊髓损害,对脊髓炎治疗有效。20%的甘露醇1～2 g/(kg·次),每日 2 或 3 次,连用 4～6 天。

3.细胞活化剂和维生素的应用

辅酶 A、三磷酸腺苷、肌苷、胰岛素、氯化钾等加入葡萄糖溶液内组成能量合剂,静脉滴注,每日1 次,10～20 天为 1 个疗程;大剂量 B 族维生素如维生素 B_1、维生素 B_6、维生素 B_{12} 及维生素 C 等,能加速周围神经的增生,促进神经功能的恢复,多被常规应用。胞二磷胆碱、乙酰谷酰胺也有类似作用,可用来促进脊髓功能的恢复。

4.抗生素的应用

应根据感染部位和可能的感染菌选择足量有效的抗生素,尽快控制感染,以免加重病情。

5.中药

大青叶、板蓝根等药物可活血通络,清热解毒,促进肢体恢复。

6.其他药物

干扰素、转移因子、聚肌胞可调节机体免疫力,伴有神经痛者可给予卡马西平等对症治疗。

(三)并发症的处理

(1)高颈位脊髓炎有呼吸困难者应尽早进行气管切开或人工辅助呼吸。

(2)注意及时治疗泌尿系或呼吸道感染,以免加重病情。

(四)血液疗法

1.全血输入疗法

目前很少应用,适合于合并贫血的患者。

2.血浆输入疗法

将健康人血浆 200～300 mL 静脉输入,每周 2 或 3 次,可提高患者免疫力,改善脊髓血液供应,改善营养状态及减轻肌肉萎缩。

3.血浆交换疗法

使用血浆分离机,将患者的血浆分离出来弃除,再选择健康人的血浆、白蛋白、代血浆及生理盐水等替换液予以补充,可减轻免疫反应,促进神经肌肉功能的恢复。每日 1 次,7 天为 1 个疗程。可用于应用激素治疗无效的患者,亦可用于危重患者的抢救。

4.紫外线照射与充氧自体血回输疗法(光量子疗法)

将患者自体血经紫外线照射后回输,可提高血氧含量,利于脊髓功能的恢复,增强机体的免疫功能。但是否有效尚有争议。

(五)高压氧治疗

高压氧可提高血氧张力,增加血氧含量,改善和纠正病变脊髓缺氧性损害,促进有氧代谢和侧支循环的建立,有利于病变组织的再生和康复。每日 1 次,20～30 天为 1 个疗程。

(六)康复治疗

早期宜进行被动活动、按摩等康复治疗。部分肌力恢复时,应鼓励患者主动活动,加强肢体锻炼,促进肌力恢复。瘫痪肢体应尽早保持功能位置,如仰卧、下肢伸直、略外展,以防止肢体屈曲挛缩,纠正足下垂。针灸、理疗等治疗将有助于康复。

七、预后

本病的预后与下列因素有关。

(1)病前是否有先驱症状。凡有发热等上呼吸道感染等先驱症状的患者,预后较好。

(2)脊髓受损程度。部分性或单一横贯性损害的患者,预后较好;上升性和弥漫性脊髓受累者预后较差。

(3)并发压疮、尿路感染或肺部感染者预后较差。这三种并发症不仅影响预后,还常常是脊髓炎致命的主要原因。

(4)若无严重并发症,患者通常在 3～6 个月恢复生活自理。其中 1/3 的患者基本恢复,只遗留轻微的感觉运动障碍;另有 1/3 的患者能行走,但步态异常,有尿频、便秘,有明显感觉障碍;还有 1/3 的患者将持续瘫痪,伴有尿失禁。

第五节　脊髓亚急性联合变性

脊髓亚急性联合变性(subacute combined degeneration of spinal cord,SCD),是由于胃黏膜内因子的缺乏,胃肠道内维生素 B_{12} 吸收不良所引起的神经系统变性疾病,又称"维生素 B_{12} 缺乏症"。通常与恶性贫血一起伴发。其主要的病理变化是脊髓后索与侧索白质变性,但本病的损害不限于脊髓,周围神经、视神经及大脑半球也可发生改变。临床主要表现为下肢深感觉缺失、感觉性共济失调、痉挛性瘫痪和周围神经病变。

一、病因与发病机制

脊髓亚急性联合变性的病因与维生素 B_{12} 的缺乏相关。维生素 B_{12} 是人体核蛋白合成过程中所必需的两种酶——甲硫氨酸合成酶和甲基丙二酸单酰辅酶 A 变位酶的重要辅助因子。当其缺乏时会影响脱氧核糖核酸(deoxyribonucleic acid,DNA)和核糖核酸(ribonucleic acid,RNA)的合成。同时,叶酸的代谢与维生素 B_{12} 也有密切关系,同样影响 DNA 的合成。其结果是直接影响骨髓和胃黏膜等组织进行细胞分裂而致贫血及胃肠道症状,成人神经细胞不再进行有丝分裂、髓鞘合成的某种缺陷致神经轴突变性,特别容易累及脊髓后、侧索。故本病有时与恶性贫血并存,在白种人中尤为常见,而我国则相对少见。

正常人维生素 B_{12} 的贮存量很大,每日对维生素 B_{12} 的需求很少(仅 $1\sim2\ \mu g$),通常维生素 B_{12} 缺乏很少见。摄入的维生素 B_{12} 经与胃液中的内因子结合成为稳定的复合物,才不被肠道细菌利用,而在回肠远端吸收。在维生素 B_{12} 的摄取、释放、吸收、结合和运转中的任一环节发生障碍都可引起维生素 B_{12} 缺乏。常见原因有:①营养不足或需要增加;②吸收障碍,如内因子缺乏,见于萎缩性胃炎、胃癌、胃大部切除术后、幽门梗阻等;③小肠疾患,如原发性或继发性小肠吸收不良综合征、节段性回肠炎或回肠切除术后等;④药物影响,如依地酸钙钠、新霉素等可影响维生素 B_{12} 在小肠内的吸收;⑤绦虫病等;⑥血液中转钴胺蛋白缺乏。

二、病理

主要病变为脊髓的后索与侧索白质和周围神经的缓慢髓鞘脱失和轴突变性,严重病例可累及视神经和大脑白质。这种变性的起初在脊髓上呈散在的海绵状,周围神经有髓鞘断裂,脑内可发生小的髓鞘变性灶,以粗大的神经纤维损害为重。

三、临床表现

本病多见于中年以上者。男女发病无差异,呈亚急性或慢性起病。多数患者在神经症状出现时伴有贫血,表现为倦怠、乏力、腹泻和舌炎等。但也有部分患者神经症状先于贫血。神经系统的初始症状见于肢体远端,足趾、足和手指末端感觉异常,如针刺感、麻木感和烧灼感等。随着病情进展,因后索病变导致深感觉障碍而出现步态不稳(感觉性共济失调)。周围神经受累表现为肢体无力、肌张力减退及腱反射减退或消失。腿部肌肉有压痛,四肢远端痛、温觉减退,呈手套、袜子样分布,提示存在周围神经病变。侧索受损出现腱反射亢进,锥体束征阳性和痉挛性不全截瘫。括约肌功能障碍及阳痿出现较晚。屈颈时可出现一阵阵由背脊向四肢放射的触电感。累及视神经和大脑神经时可出现如易激惹、抑郁、幻觉和认知功能减迟及味觉、嗅觉的改变。近年来,由于有效和及时地予以治疗,精神症状出现的概率已大大降低。

四、辅助检查

少数病例可有脑脊液蛋白增高,注射组胺作胃液分析会发现抗组胺的胃液缺乏,周围血象及骨髓涂片可发现巨细胞低色素性贫血,血清维生素 B_{12} 降低,血清甲基丙二酸和半胱氨酸吸收增高。希林试验(口服放射性核素钴 12 标记的维生素 B_{12},测定其尿、粪中的排泄物含量)、神经传导速度和诱发电位等检查有助于明确或排除诊断。

五、诊断与鉴别诊断

中年以上起病,有脊髓后索、侧索与周围神经受损的神经体征及精神症状者,应考虑本病的可能。血清中维生素 B_{12} 降低(正常值 $200\sim900\ ng/L$)或有恶性贫血者,可明确诊断。当血清维生素 B_{12} 在低水平时,还需要测定血清甲基丙二酸和高半胱氨酸,这两者在维生素 B_{12} 缺乏时异常增加。给予维生素 B_{12} 治疗后,血清甲基丙二酸降至正常或神经症状得以改善,也可确诊。

没有贫血改变或无维生素 B_{12} 缺乏的根据时,需要与糖尿病患者引起的神经系统改变及慢性使用一氧化氮(笑气)引起的脊髓病相鉴别。此外,还要与颈椎骨关节病、脊髓压迫症、周围神经病、多发性硬化和神经梅毒(脊髓痨)等相鉴别。根据各自的病史特点,佐以神经诱发电位、脑脊液检查和脊髓造影等有助鉴别。

六、治疗和预后

如不予对症治疗,发病后 $2\sim3$ 年可加重直至死亡。如能在发病后 3 个月内积极治疗可完全康复。因此,早期诊断和治疗是本病的关键。症状的好转大多发生在治疗后的 6 个月至 1 年内。如轴突已发生破坏,则疗效较差。诊断后即肌内注射维生素 B_{12} 或甲基钴胺素。每日肌内注射维生素 B_{12} 0.5～1 mg,连续 2 周,然后每周 1 次持续 4 周,最后每月 1 次维持。某些患者需要终身用药。此外,可给予维生素 B_1 肌内注射,每次100 mg,每日 1 次或 2 次,对有周围神经受损者效果较好,症状改善后可改口服,每次10～20 mg,每日 3 次。也可使用各种铁质剂如硫酸亚铁0.3～0.6 g,每日 3 次,10%的枸橼酸铁 10 mL,每日 3 次,或右旋糖酐铁注射剂,隔日或每周 2 次,肌内注射。对叶酸的应用意见不一。反对者认为,叶酸会加重神经精神症状故不宜使用,也有人认为叶酸参与氨基酸和核酸合成,与维生素 B_{12} 合用能促进红细胞的生成,建议对有恶性贫血者,与维生素 B_{12} 共同使用,每次 5～10 mg,每日 3 次,同时应积极参加锻炼。对瘫痪肢体还可以用针灸、理疗、按摩等方法进行治疗。

第六节　脊髓空洞症

脊髓空洞症,是一种慢性进行性的脊髓变性疾病,是由不同原因导致在脊髓中央管附近或后角底部有胶质增生或空洞形成的疾病。空洞常见于颈段,某些病例,空洞向上扩展到延髓和脑桥(称之为"延髓空洞症"),或向下延伸至胸髓甚至腰髓。由空洞侵及周围的神经组织而引起受损节段的分离性感觉障碍、弛缓性瘫痪,以及长传导束功能障碍与营养障碍。

一、病因和发病机制

脊髓空洞症与延髓空洞症的病因和发病机制目前尚未完全明确,概括起来有以下四种学说。

(一)脑脊液动力学异常

早在 1965 年,加德纳(Gardner)等人认为,第四脑室出口区先天异常,使正常脑脊液循环受阻,从而使得由脉络丛的收缩搏动产生的脑脊液压力搏动波通过第四脑室向下不断冲击,导致脊髓中央管逐渐扩大,最终形成空洞。支持这一学说的证据,是脊髓空洞症常伴发颅颈交界畸形。其他影响正常脑脊液循环的病损,如第四脑室顶部四周软脑膜的粘连,也可伴发脊髓空洞症。通过手术解决颅颈交界处先天性病变后,脊髓空洞症所引起的某些症状可以获得改善。但是这种理论不能解释某些无第四脑室出口处阻塞或无颅颈交界畸形的脊髓空洞症,也不能解释空洞与中央管之间并无相互连接的病例。也有人认为,传送到脊髓的搏动压力波太小,难以形成空洞。因此,他们认为空洞的形成是由于压力的影响,脑脊液从蛛网膜下腔沿着血管周围间隙(Virchow-Robin spaces)或其他软脊膜下通道进入脊髓内造成。

(二)先天发育异常

由于胚胎期神经管闭合不全或脊髓中央管形成障碍,在脊髓实质内残留的胚胎上皮细胞缺血、坏死而形成空洞。支持这一学说的证据是脊髓空洞症常伴发其他先天性异常,如颈肋、脊柱后侧突、脊椎裂、脑积水、克利佩尔-费尔综合征(两个以上颈椎先天性融合)、小脑扁桃体下疝畸形(arnold-chiari malformation)、高弓足等。临床方面也不断有家族发病的报道。但该学说的一个最大缺陷在于空洞壁上从未发现过胚胎组织,故难以形成定论。

(三)血液循环异常

该学说认为,脊髓空洞症是继发于血管畸形、脊髓内肿瘤囊性病变、脊髓损伤、脊髓炎伴中央软化、蛛网膜炎等而发生的。引起脊髓血液循环异常,产生髓内组织缺血、坏死、液化,形成空洞。

(四)继发于其他疾病

临床上屡有报道,脊髓空洞症继发于脊柱或脊髓外伤、脊髓内肿瘤、脊髓蛛网膜炎、脊髓炎及脑膜炎等疾病。因脊髓中央区是脊髓前后动脉的交界区,侧支循环差,外伤后该区易坏死软化形成空洞,常由受伤部的脊髓中央区(后柱的腹侧,后角的内后方)起始并向上延伸。脊髓内肿瘤囊性病变可造成脊髓空洞症。继发性脊髓蛛网膜炎患者,可能由于炎症粘连、局部缺血和脑脊液循环障碍,脑脊液从蛛网膜下腔沿血管周围间隙进入脊髓内,使中央管扩大形成空洞。脊髓炎时炎症区脱髓鞘、软化、坏死,严重时坏死区有空洞形成。

目前,多数学者认为脊(延)髓空洞症不是单一病因所造成的一个独立病种,而是由多种致病因素造成的综合征。

二、病理

空洞较大时病变节段的脊髓外形可增大,但软膜并不增厚。空洞内有清亮液体填充,其成分多与脑脊液相似。有的空洞内含黄色液体,其蛋白增高,连续切片观察,空洞最常见于颈膨大,常向胸髓扩展,腰髓较少受累。偶见多发空洞,但互不相通。典型的颈膨大空洞多先累及灰质前连合,然后向后角扩展,呈"U"字形分布。可对称或不对称地侵及前角,继而压迫脊髓白质。空洞在各平面的范围可不相同,组织学改变在空洞形成早期,其囊壁常不规则,有退变的神经胶质和神经组织。如空洞形成较久,其周围有胶质增生及肥大星形细胞,形成致密的囊壁(厚约 1~2 mm,部分有薄层胶原组织包绕)。当空洞与中央管交通时,部分空洞内壁可见室管膜细胞覆盖。

空洞亦可发生在延髓,通常呈纵裂状,有时仅为胶质瘢痕而无空洞。延髓空洞有下列三种类型:①裂隙从第四脑室底部舌下神经核外侧向前侧方伸展,破坏三叉神经脊束核、孤束核及其纤维;②裂隙从第四脑室中缝扩展,累及内侧纵束;③空洞发生在锥体和下橄榄核之间,破坏舌下神经纤维。上述改变以①②型多见,③型罕见。延髓空洞多为单侧,伸入脑桥者较多,伸入中脑者罕见。延髓空洞尚可侵犯网状结构,第Ⅹ、Ⅺ、Ⅻ对脑神经及脑神经核,前庭神经下核至内侧纵束的纤维,脊髓丘系及锥体束等。

脑桥空洞常位于顶盖区,可侵犯第Ⅵ、Ⅶ脑神经核和中央顶盖束。

巴奈特(Barnett)等根据脊髓空洞症的病理改变及可能机制,将其分为四型:①脊髓空洞伴孟氏孔阻塞和中央管扩大:伴Ⅰ型小脑扁桃体下疝畸形;伴颅后窝囊肿、肿瘤、蛛网膜炎等造成孟氏孔阻塞。②脊髓空洞不伴孟氏孔阻塞(自发型)。③继发性脊髓空洞:脊髓肿瘤(常为髓内)、脊髓外伤、脊髓蛛网膜炎、硬脊膜炎、脊髓压迫致继发性脊髓软化。④真性脊髓积水,常伴脑积水。

三、临床表现

发病年龄通常为 20~30 岁,偶尔发生于儿童期或成年以后,文献中最小年龄为 3 岁,最大为70 岁。男性与女性比例为 3：1。

(一)脊髓空洞症

病程进行缓慢,最早出现的症状常呈节段性分布,首先影响上肢。当空洞逐渐扩大时,由于压力或胶质增生的作用,脊髓白质内的长传导束也被累及,在空洞水平以下出现传导束型功能障碍。两个阶段之间可以间隔数年。

1.感觉症状

由于空洞时常始于中央管背侧灰质的一侧或双侧后角底部,最早症状常是单侧的痛觉、温度觉障碍。如病变侵及前连合时可有双侧的手部、臂部尺侧或一部分颈部、胸部的痛、温觉丧失,而触觉及深感觉完整或相对正常,称为"分离性感觉障碍"。患者常在手部发生灼伤或刺、割伤后才发现痛、温觉的缺损。以后痛、温觉丧失范围可以扩大到两侧上肢、胸、背部,呈短上衣样分布。如向上影响到三叉丘脑束交叉处,可以造成面部痛、温觉减退或消失,包括角膜反射消失。许多患者在痛、温觉消失区域内有自发性的中枢痛。晚期后柱及脊髓丘脑束也被累及,造成病变水平以下痛、温、触觉及深感觉的感觉异常及不同程度的障碍。

2.运动障碍

前角细胞受累后,手部小肌肉及前臂尺侧肌肉萎缩,软弱无力,且可有肌束颤动,逐渐波及上肢其他肌肉、肩胛肌及一部分肋间肌。腱反射及肌张力减低。以后在空洞水平以下出现锥体束征、肌张力增高及腱反射亢进、腹壁反射消失、巴宾斯基征呈阳性。空洞内如果发生出血,病情可突然恶化。空洞如果在腰骶部,则在下肢部位出现上述的运动及感觉症状。

3.营养障碍及其他症状

关节的痛觉缺失引起关节磨损、萎缩和畸形,关节肿大,活动度增加,运动时有摩擦音而无痛觉,称为夏科氏关节病。在痛觉消失区域,表皮的烫伤及其他损伤可以造成顽固性溃疡及瘢痕形成。如果皮下组织增厚、肿胀及异样发软,伴有局部溃疡及感觉缺失时,甚至指、趾末端会发生无痛性坏死、脱失,称为梅尼埃病综合征。颈胸段病变损害交感神经通路时,可产生颈交感神经麻痹性综合征。病损节段可有出汗功能障碍,出汗过多或出汗减少。晚期可以有神经源性膀胱及大便失禁现象。其他如脊柱侧突、后突畸形、脊柱裂、高弓足等亦属常见。

(二)延髓空洞症

由于延髓空洞常不对称,症状和体征通常为单侧型。累及疑核可造成吞咽困难及呐吃、软腭与咽喉肌无力、悬雍垂偏斜;舌下神经核受影响时造成伸舌偏向患侧,同侧舌肌萎缩伴有肌束颤动;如面神经核被累及时可出现面部弛缓性瘫痪;三叉神经下行束受累时造成同侧面部感觉呈中枢型痛、温觉障碍;侵及内侧弓状纤维则出现半身触觉、深感觉缺失;如果前庭小脑通路被阻断可引起眩晕,可能伴有步态不稳及眼球震颤;有时也可能出现其他长传导束征象,但后者常与脊髓空洞症同时存在。

四、辅助检查

(一)腰椎穿刺及奎肯施泰特试验

一般无异常发现。如空洞较大则偶可导致脊腔部分梗阻,引起脑脊液蛋白含量增高。

(二)X线检查

X线检查可发现骨骼夏科氏关节、颈枕区畸形及其他畸形。

(三)延迟脊髓CT扫描(DMCT)

在蛛网膜下腔注入水溶性阳性造影剂,延迟一定时间,分别在注射后6小时、12小时、18小时和24小时再行脊髓CT检查,可显示出高密度的空洞影像。

(四)磁共振成像(MRI)

MRI是诊断本病最准确的方法。不仅因为其为无创伤检查,更因其能多平面、分节段获得全椎管轮廓,可在纵、横断面上清楚显示出空洞的位置及大小、累及范围、与脊髓的对应关系,以及是否合并小脑扁桃体下疝畸形,以鉴别空洞是继发性还是原发性,有助于选择手术适应证、设计手术方案。

(五)肌电图(EMG)

上肢萎缩肌肉有失神经表现,但在麻木的手部,感觉传导速度仍正常,是因病变位于后根神经节的近端之故。

五、诊断与鉴别诊断

(一)诊断

成年期发病,起病隐袭,缓慢发展,临床表现为节段性分布的分离性感觉障碍,手部和上肢的肌肉萎缩,以及皮肤和关节的营养障碍。如合并有其他先天性缺陷存在,则不难做出诊断。MRI 检查可确诊。

(二)鉴别诊断

本病需与下列疾病鉴别。

1.脊髓内肿瘤

脊髓内肿瘤可以类似脊髓空洞症,尤其是位于下颈髓时。但肿瘤病变节段短,进展较快,膀胱功能障碍出现较早,而营养性障碍少见,脑脊液蛋白含量增高,可以与本病相区别。对疑难病例可做脊髓造影和 MRI 扫描鉴别之。

2.颈椎骨关节病

颈椎骨关节病可出现手部及上肢的肌肉萎缩,但根痛常见,感觉障碍为呈根性分布而非节段性分布的分离性感觉障碍。可行颈椎摄片,必要时做 CT 和 MRI 检查可明确诊断。

3.肌萎缩侧索硬化

不容易与脊髓空洞症相混淆,因为它不引起感觉异常或感觉缺失。

4.脑干肿瘤

脊髓空洞症合并延髓空洞症时,需要与脑干肿瘤鉴别。脑干肿瘤好发于 5~15 岁儿童,病程较短,开始常为脑桥下段症状而不是延髓症状,临床表现为展神经、三叉神经麻痹,且可有眼球震颤等;其后随肿瘤长大而有更多的脑神经麻痹症状,出现交叉性瘫痪,如双侧脑干肿瘤出现双侧脑神经麻痹及四肢瘫。疾病后期可出现颅内压力增高等,可与延髓空洞症相鉴别。

5.麻风

虽可有上肢肌萎缩与麻木,但无分离性感觉障碍,所有深浅感觉均消失,且常可摸到粗大的周围神经(如尺神经、桡神经及臂丛神经),有时可见到躯干上有散在的色素脱矢斑、手指溃疡等,不难鉴别。

六、治疗

本病目前尚无特殊疗法,可从以下几方面着手。

(一)支持治疗

一般对症处理,如给予镇痛药、B 族维生素、三磷酸腺苷、辅酶 A、肌苷等。痛觉消失者应防止烫伤或冻伤。加强护理,辅助按摩、被动运动、针刺治疗等,防止关节挛缩。

（二）放射治疗

对脊髓病变部位进行照射，可缓解疼痛，可用深部 X 线疗法或放射性核素[131]I 疗法，以后者较好。方法有两种。

（1）口服法。先用复方碘溶液封闭甲状腺，然后空腹口服钠[131]I 溶液 50～200 μCi，每周服 2 次，总量500 μCi为 1 个疗程，2～3 个月后重复疗程。

（2）椎管注射法。按常规做腰椎穿刺，取头低位 15°角，穿刺针头倾向头部，注射无菌钠[131]I 溶液0.4～1.0 μCi/mL，每 15 天 1 次，共 3 或 4 次。

（三）手术治疗

对小脑扁桃体下疝畸形、扁平颅底、第四脑室正中孔闭锁等情况可采用手术矫治。凡空洞/脊髓的比值超过 30%者，有手术指征。手术的目的在于：

（1）纠正伴同存在的颅骨及神经组织畸形。

（2）椎板及枕骨下减压。

（3）对张力性空洞，可行脊髓切开术和脊髓空洞-蛛网膜下腔分流术或空洞-腹膜腔分流术。

（四）中药治疗

有人采用补肾活血汤加减治疗该病，据报道有效。但至少持续服药 3 个月以上，否则疗效不佳。

七、预后

本病进展缓慢，如能早期治疗，部分患者症状可有不同程度缓解。少数患者可停止进展，迁延数年至数十年无明显进展。部分患者进展至瘫痪而卧床不起，易发生并发症，预后不良。

第七节　脊髓压迫症

一、概述

脊髓压迫症是由椎管内不同原因的占位性病变致脊髓或供应脊髓的血管受压，而引起受累节段以下脊髓功能障碍的一组临床病症。根据疾病病变来源的部位不同，可为脊柱疾病、脊膜疾病、脊髓和神经根疾病三类。导致脊髓压迫症的常见原因有脊柱外伤、椎间盘突出及髓内外肿瘤等，在包括我国在内的世界某些地区，脊椎结核也是一个常见原因。除此之外，一些临床少见但很重要的原因，还有化脓病灶血行播散造成的硬膜外脓肿、血管畸形破裂所致的硬膜外或硬膜下血肿等。本节主要讨论肿瘤造成的脊髓压迫症。

二、病因与发病机制

无论肿瘤性质如何，均可通过直接压迫脊髓，继发于动脉或静脉阻塞的缺血，或髓内肿瘤情况下的侵袭性浸润，从而导致脊髓组织的神经功能受损。临床上，根据所在部位不同，引起脊髓压迫症的肿瘤可以分成两大类：髓外或髓内肿瘤。髓外肿瘤占 90%左右。根据部位又可进一步分为硬膜外肿瘤或硬膜内肿瘤。在原发性髓外肿瘤中，以神经纤维瘤和脑脊膜瘤相对较为常见，偶尔有脊索瘤、脂肪瘤、皮样囊肿等，多为良性，可在硬膜外或硬膜内生长。对于成年人,髓外肿瘤大多数为硬膜外来源。尽管乳腺癌、肺癌、前列腺癌、肾癌、淋巴瘤和浆细胞恶性增殖较为常见,但几乎所有恶性肿瘤都可转移到脊髓腔。受累脊髓节段以胸髓最为常见,但前列腺癌和卵巢癌转移则主要为腰骶髓,可能系经巴特森丛(Batson plexus)沿硬膜外脊髓前表面的静脉网扩散所致。髓内肿瘤占 10% 左右,以室管膜细胞瘤为最为常见,其余则为成血管细胞瘤或各类胶质细胞瘤。由髓内肿瘤直接侵犯脊髓神经组织所致的脊髓压迫症状一般出现较早。

三、临床表现

由肿瘤所致的脊髓压迫症通常为慢性病程。在早期,受压脊髓可通过移位、排挤脑脊液和表面静脉中血液而得以代偿,此时脊髓外形虽已有改变,但因神经传导通路并未中断,临床可不出现任何神经功能缺损;到后期,代偿可能通过骨质吸收造成局部椎管扩大而部分达成,但当到达一定程度后,最终出现失代偿,表现出明显的神经系统症状和体征。

症状可以是隐袭起病、逐渐发展的,或者表现迅速进展的过程,后者通常在转移性癌肿导致脊髓压迫症时发生。疼痛是具有明显特点的一个症状,在许多硬膜外损害的患者中通常是最初的异常症状。疼痛性质可为神经根痛、局限的后背痛,或一个肢体的放散痛,后者的特点是随运动牵拉、咳嗽或打喷嚏时加重,并可使患者夜间痛醒。疼痛提示痛敏感结构移位,尤其是骨膜或脑膜等结构。最近发生的背痛,尤其是胸椎(椎关节受累并不常见),通常高度提示椎体的转移性肿瘤。典型的疼痛一般发生于脊髓压迫征象出现前几周甚至几个月,但一旦压迫发生,则其总是很快地进行性发展,会逐渐出现运动症状(如沉重、无力、僵硬,或一个、或数个肢体的局限性萎缩),或者感觉异常或麻木,特别是双下肢。当括约肌出现异常时,患者通常已经达到严重的日常功能障碍程度。局部脊椎在检查时有时可能发现触痛。前根受累表现为一种相对应的下运动神经元缺损体征,后根受累导致损害平面皮肤的节段性感觉障碍,横贯性的脊髓传导束受累则可引起损害平面以下的一种上运动神经元缺损体征,以及躯干上平面的一种感觉缺损表现。原发的脊髓髓内肿瘤不常见,可能在手足有不易定位的烧灼痛和骶区感觉保留,体征的分布根据损害平面不同而有很大变化,可以是布朗-塞卡综合征(Brown-Séquard syndrome)或者是中央脊髓综合征。

四、辅助检查

脑脊液通常有黄变现象,其中的蛋白浓度明显增高,白细胞计数可正常或升高,葡萄糖浓度则正常或下降;腰椎穿刺行奎肯施泰特试验可表现部分或完全性梗阻。脊椎 X 线平片表现可正常或异常,但脊髓造影、CT 扫描及 MRI 在表现损害性质,以及精确定位病变部位方面则非常重要。

五、诊断与鉴别诊断

对于肿瘤所致的脊髓压迫症,只有当脊髓功能障碍症状轻微或缺如时发现并治疗才有效。当完全瘫痪症状出现超过 48 小时,治疗将不能使之逆转。因此,及时正确地做出诊断,并进行有效治疗非常重要。

脊髓平片和放射性骨扫描由于不能识别 15%～20% 的椎体转移癌及可能遗漏通过椎间孔长至硬膜外腔的跨椎体转移癌,故在诊断上作用有限。MRI 对肿瘤的部位及范围提供了非常明确的诊断信息,在对硬膜外占位病变的诊断中,已取代了 CT 及脊髓造影术。MRI 还可以对恶性肿瘤及其他占位性病变,如硬膜外脓肿、结核瘤或硬膜外出血做出鉴别,而其他检查的表现却相似。然而,用 MRI 鉴别恶性肿瘤与感染有时比较困难,因两者均可在 MRI 扫描的 T1 加权像中表现为相对于正常脊髓的低信号。但与感染不同,典型的椎体转移癌一般并不跨越椎间盘。如果脊髓存在受累的体征,应紧急进行影像学检查;如果有神经根的症状但无脊髓病的证据,通常延期 24~48 小时进行影像学检查还是安全的;仅有后背或颈部疼痛,影像学检查应在几日内完成。最后,在出现一个平面的症状性疾病的患者中,有 40% 发现还有其他部位的无症状性硬膜外病变存在,因此,所有患硬膜外恶性肿瘤的患者都应进行全面的脊髓检查。对已经确定肿瘤的患者,一般没有必要进行硬膜外占位的活检,但如没有肿瘤病史时,则需要做活检。

六、治疗

治疗取决于损害的性质。处理方式包括类固醇皮质激素(corticosteroid)减轻间质性水肿、针对症状性病变的局部放疗(尽早开始),以及针对肿瘤类型的特殊治疗。如果临床高度怀疑时,可在影像检查前给予类固醇皮质激素(地塞米松,每日 40 mg),并且持续给予小剂量(每日 20 mg,分次服用)直至放疗结束(在 15 天内给予总量3 000 cGy)。放疗甚至对那些一般认为不敏感肿瘤的转移,也几乎同手术一样有效。对于就诊时尚可行动的患者,放疗反应较好,可防止新的无力症状的出现,并且使接受治疗的患者运动功能恢复一半。但如果就诊时已有严重的运动障碍,即偏瘫或四肢瘫,放疗的效果就十分有限。

当脊髓压迫征象加重时,除放疗外应考虑外科减压术或椎体切除术。硬膜外转移瘤必须立即处理。但与硬膜外的肿瘤相反,大多数硬膜内的占位病变生长缓慢且为良性。根据原发肿瘤的性质,可予以镇痛剂、类固醇皮质激素、放射治疗等,但减压性椎体切除手术常常并不必要。如果可能,硬膜内病变(但为髓外性)最好切除。髓内肿瘤在条件适宜时可行减压和外科切除手术,然后进行放射治疗。用显微外科技术有可能完全切除髓内的室管膜瘤。

七、预后

预后取决于松解手术前脊髓压迫的原因和严重程度。硬膜外转移瘤所致脊髓压迫症通常最初表现为疼痛,然后可以迅速进展,引起永久性的运动、感觉及括约肌功能障碍。因此,任何一个癌症患者在有脊髓或神经根痛时都要早期考虑到这一诊断,并立即进行相应检查。依靠运动、感觉或括约肌功能障碍来做诊断将不必要地延迟治疗时机,从而使预后恶化。

第三章　周围神经病

第一节　三叉神经痛

一、概述

三叉神经痛是指原因未明的三叉神经分布范围内的突发性、短暂性、反复性及刻板性的剧烈疼痛。

三叉神经痛常见于中年女性。该病的发病率为 5.7/10 万～8.1/10 万,患病率 45.1/10 万。

二、病因及发病机制

三叉神经痛的病因及发病机制目前还不清楚。

(一)周围病变学说

有的学者根据手术、尸体解剖或 MRA 检查的资料,发现很多三叉神经痛的患者在三叉神经入脑桥的地方有异常的血管网压迫(如 Zdrman1984 年的报道,72%的三叉神经痛患者有异常血管的压迫;原解放军 91 医院 1992 年的报道,90%的三叉神经痛患者有异常血管的压迫),刺激三叉神经根,从而产生疼痛。

(二)中枢性学说

根据患者疾病的发作具有癫痫发作的特点,学者认为患者的病变是在中枢神经系统,是由与面部疼痛有关的丘脑-皮质-三叉神经脊束核的刺激性病变所致。

(三)短路学说

三叉神经进入脑桥有一段无髓鞘区,受血管压迫等因素的作用,可以造成无髓鞘的神经纤维紧密的结合,在这些神经纤维之间形成"假性突触",相邻神经纤维之间的传入、传出冲动之间发生"短路"(传入、传出的冲动由于"短路",可以成为传入的信号)冲动的叠加,容易达到神经元的痛阈,诱发疼痛。

三、病理

有关三叉神经痛的病理报道很少。有研究发现,患者的三叉神经节细胞有变性,轴突有增生,其髓鞘有节段性的脱失,等等。

四、临床表现

(一)发病情况

常见于 50 岁左右的女性患者,男女患者的比例为 1∶3。

(二)疼痛部位

三叉神经一侧的下颌支疼痛最为常见,其次是上颌支、眼支。有部分患者可以累及两支(多为下颌支和上颌支)甚至三支。有的作者提出,如果疼痛区域在三叉神经第 1 支,尤其是单独影响三叉神经第 1 支的,诊断三叉神经痛时要特别慎重。

（三）疼痛特点

疼痛具有突发性、短暂性、反复性及刻板性的特点。发作前没有先兆，突然发作，发作常常持续数秒，很少超过 1～2 分钟，每次发作的疼痛性质及部位固定，疼痛的程度剧烈，患者难以忍受，疼痛的性质常常为电击样、刀割样。

（四）伴随症状

疼痛发作时可伴有面部潮红、流泪、结膜充血。

（五）疼痛的触发点

患者疼痛的发作常常可以由触摸、刺激（如说话、咀嚼、洗脸、刷牙）以下部位诱发：口角、面颊、鼻翼。

（六）诱发因素

因吞咽动作能诱发疼痛，所以可摄取流食。与舌咽神经痛不同，因睡眠中吞咽动作不能诱发疼痛，故睡眠中不出现疼痛发作。温暖时不易疼痛发作，故入浴可预防疼痛发作，也有的患者愿在洗浴中进食。

（七）体征

神经系统检查没有异常的神经系统体征（除刺激"触发点"诱发疼痛）。

五、诊断及鉴别诊断

（一）诊断

三叉神经痛的诊断根据患者的临床表现，尤其是根据其发作特点进行诊断并不困难。但是要与继发性的三叉神经痛鉴别。继发性三叉神经痛有以下特点：①疼痛的程度常常不如原发性三叉神经痛剧烈，尤其是在起病的初期；②疼痛往往为持续性隐痛、阵痛，阵发性加剧；③有神经系统的阳性体征（尤其是角膜反射的改变、同侧面部的感觉障碍及三叉神经运动支的功能障碍）。常见的继发性三叉神经痛的病因有鼻咽癌颅内转移、听神经瘤、胆脂瘤及多发性硬化等（表 3-1）。

表 3-1　原发性三叉神经痛与继发性三叉神经痛的鉴别

项目	原发性三叉神经痛	继发性三叉神经痛
病因	不明	鼻咽癌颅内转移、听神经瘤、胆脂瘤等
疼痛程度	剧烈	较轻，常为钝痛
疼痛的范围	局限	常累及整个半侧面部
疼痛的持续时间	短暂	持续性痛
触发点	有	没有
神经系统体征	无	有

（二）鉴别诊断

三叉神经痛还应与以下几种疾病鉴别。

1. 颞下颌关节综合征

此病常常为一侧面部的疼痛，以颞下颌关节处为甚，颞下颌关节活动可以诱发、加重疼痛。患者张口受限，颞下颌关节有压痛。

2. 牙痛

很多三叉神经痛的患者被误诊为牙痛，有的甚至拔了多颗牙。牙痛常常为持续性，进食冷、热食品可以诱发与加重疼痛。

3.舌咽神经痛

该病的发作特点及疼痛的性质与三叉神经痛极其相似,但是疼痛的部位有很大的不同。舌咽神经痛的疼痛部位在舌后部及咽部,说话、吞咽及刺激咽部可以诱发疼痛,所以常在睡眠中疼痛发作。

4.颞动脉炎

多见于老年男性,疼痛为一侧颞部的持续性跳痛、胀痛,常常伴有低热、乏力、精神差等全身症状。查体可见患侧颞动脉僵硬,呈"竹筷"样改变。经激素治疗,症状可以缓解、消失。

5.偏头痛

此病的发病率远较三叉神经痛的发病率高,常见于青年女性,疼痛发作前常常有前驱症状,主要表现为乏力、注意力不集中、精神差等。约 65% 的患者有先兆症状,主要有视觉的先兆,表现为闪光、暗点、视野的改变等。疼痛表现为一侧头部的跳痛,发作以后,疼痛的程度渐进加重,持续数小时到 72 小时。发作时患者常常有自主神经功能障碍的表现。

六、治疗

(一)药物治疗

目前,三叉神经痛还没有有效的治疗方法。药物治疗控制疼痛的程度及发作的频率仍为首选的治疗方法。药物治疗的原则:个体化原则,从小剂量开始用药,尽量单一用药并适时注意药物的不良反应。

常用的药物有以下几种。

1.卡马西平

由于卡马西平的半衰期为 12~35 小时,故理论上可以每天只服 2 次。常常从小剂量开始:0.1 g,2 次/天,3~5 天后根据患者症状控制的程度来决定加量。每次加 0.1 g(早、晚各 0.05 g),直到疼痛控制为止。卡马西平每日的用量不要超过 1.2 g。

卡马西平常见的不良反应有头昏、共济运动障碍,尤其是女性发生率更高。长期用药要注意检测血象及肝功能的变化。此外,卡马西平可以引起过敏,导致剥脱性坏死性皮炎,所以用药的初期一定要观察有无皮疹。孕妇忌用。

卡马西平是目前报道的治疗三叉神经痛的有效率最高的药物,其有效率据国内外的报道可在70%~80%。

2.苯妥英钠

苯妥英钠也可以作为治疗三叉神经痛的药物,但是有效率远低于卡马西平。据国内外文献报道,其有效率为 20%~64%。剂量为 0.1 g,口服,3 次/天。效果不佳时可增加剂量,通常每日增加 0.05 g。最大剂量不超过 0.6 g。

苯妥英钠的常见不良反应有头昏、共济运动障碍、肝功能损害及牙龈增生等。

3.妥泰(托吡酯,topamax)

妥泰是一种多重机制的新型抗癫痫药物。近年来,国内外有文献报道,在用以上两种经典的治疗三叉神经痛的药物治疗无效时,可以选用该药。通常可以从 50 mg,2 次/天开始,3~5 天症状控制不明显可以加量,每日加 25 mg,观察 3~5 天,直到症状控制为止。每日的最大剂量不要超过250～300 mg。

妥泰的不良反应极少。常见的不良反应有头昏、食欲下降及体重减轻。国内外还有报道，有的患者用药以后出现出汗障碍。

4.氯硝西泮(氯硝安定)

通常作为备选用的药物。4～6 mg/d。常见的不良反应为头昏、嗜睡、共济运动障碍，尤其在用药的前几天。

5.氯甲酰氮䓬

300 mg/d,分3次餐前30分钟口服,无效时可增加到600 mg。该药不良反应发生率高,常见的不良反应有困倦、蹒跚、药疹和粒细胞减少等,有时可见肝功能损害。应用该药治疗时应每2个月进行一次血液检查。

6.中(成)药

野木瓜片(七叶莲),3片,4次/天。据临床观察,该药单独使用治疗三叉神经痛的有效率不高,但是可以作为以上药物治疗的辅助治疗药物。此外,还有痛宁片,4片,3次/天。

7.常用的方剂

(1)麻黄附子细辛汤加味:麻黄、川芎、附子各20～30 g,细辛、荆芥、蔓荆子、菊花、桃仁、石膏、白芷各12 g,全蝎10 g。

(2)面痛化解汤:珍珠母30 g,丹参15 g,川芎、当归、赤芍、秦艽、钩藤各12 g,僵蚕、白芷各10 g,红花、羌活各9 g,防风6 g,甘草5 g,细辛3 g。

(二)非药物治疗

三叉神经痛的标准(经典)治疗为药物治疗,但以下情况时可以考虑非药物治疗。①应用各种药物正规的治疗(足量、足疗程)无效。②患者不能耐受药物的不良反应。③患者坚决要求不用药物治疗。非药物治疗的方法很多,主要原理是破坏三叉神经的传导。

常用的方法有以下几种。

1.神经阻滞(封闭)治疗

该方法是用一些药物(如无水乙醇、甘油、酚等),选择地注入三叉神经的某一支或三叉神经半月神经节内。现在由于影像技术的发展,在放射诱导下,可以较准确地将药物注射到三叉神经半月节,达到治疗的作用。甘油注射维持时间较长,故目前多采用甘油半月神经节治疗。采用神经阻滞(封闭)治疗的方法,患者面部的感觉通常能保留,没有明显的并发症。但是复发率较高,尤其在1年以后。

2.其他方法的三叉神经半月神经节毁坏术

如用射频热凝术、伽玛刀治疗等。这些方法的远期疗效目前尚未肯定。

3.手术治疗

(1)周围支切除术:通常只适用于三叉神经第1支疼痛的患者。

(2)显微的三叉神经血管减压术:这是目前正在被大家接受的一种手术治疗方法。该方法具有创伤小、安全、并发症少(尤其是对触觉及运动功能的保留)及有效率高的特点。

(3)三叉神经感觉神经根切断:该方法止痛疗效确切。

(4)三叉神经脊束切断术:目前,射线(X刀、伽玛刀等)治疗在三叉神经痛的治疗中以其微创、安全、疗效好越来越受到大家的重视。

4.经皮穿刺微球囊压迫(percutaneous microballoon compression，PMC)

自马伦(Mullan)等人 1983 年首次报道使用经皮穿刺微球囊压迫治疗三叉神经痛以来,已有大量学者报道他们采用该手段所取得的临床结果。一般认为,PMC 方法与当代使用的微血管减压手术及射频热凝神经根切断术在成功率、并发症及复发率方面都有明显的可比性。

其优点是操作简单、安全性高,尤其对于高龄或伴有严重疾病不能耐受较大手术者更是首选方法。其简要的方法:丙泊酚诱导气管内插管全身麻醉。在整个治疗过程中监测血压和心率。患者取仰卧位,使用 14 号穿刺针进行穿刺,皮肤进入点为口角外侧 2 cm 及上方0.5 cm。在荧光屏指引下调正方向直至进入卵圆孔,应避免穿透卵圆孔。撤除针芯,放入带细不锈钢针芯的4 号福格蒂取栓导管(fogarty embolectomy catheter)直至其尖端超过穿刺针尖 12～14 cm。去除针芯,在侧位 X 线下用欧乃派克(omnipaque)造影剂充盈球囊直至凸向颅后窝。参考周围的骨性标志(斜坡、蝶鞍、岩骨)检查和判断球囊的形状及位置,必要时排空球囊并重新调整导管位置,直至获得乳头凸向颅后窝的理想的梨形出现。球囊充盈容量为 0.4～1.0 mL,压迫神经节 3～10 分钟后,排空球囊,撤除导管,手压穿刺点 5 分钟。该法具有疗效确切、方法简单及不良反应少等优点。

第二节　舌咽神经痛

舌咽神经痛是一种出现于舌咽神经分布区的阵发性剧烈疼痛。疼痛的性质与三叉神经痛相似,本病远较三叉神经痛少见,为 1 ：(70～85)。

一、病因及发病机制

原发性舌咽神经痛的病因,迄今不明,可能为舌咽及迷走神经的脱髓鞘性病变引起舌咽神经的传入冲动与迷走神经之间发生"短路"所致。以致轻微的触觉刺激即可通过短路传入中枢,中枢传出的脉冲也可通过短路再传入中枢,这些脉冲达到一定总和时,即可激发上神经节及岩神经节、神经根而产生剧烈疼痛。近年来,神经血管减压术的开展,发现舌咽神经痛患者椎动脉或小脑后下动脉压迫于舌咽及迷走神经上,解除压迫后症状缓解,这些患者的舌咽神经痛可能与血管压迫有关。造成舌咽神经根部受压的原因可能有多种情况,除血管因素外,还与小脑脑桥角周围的慢性炎症刺激,致蛛网膜炎性改变逐渐增厚,使血管与神经根相互紧靠,促成神经受压的过程有关。因为神经根部受增厚蛛网膜的粘连,动脉血管也受其粘连发生异位而固定于神经根部敏感区,致使神经受压而缺乏缓冲余地,引起神经的脱髓鞘改变。

继发性原因可能是小脑脑桥角或咽喉部肿瘤,颈部外伤,茎突过长、茎突舌骨韧带骨化等压迫刺激舌咽神经而诱发。

二、临床表现

舌咽神经痛多于中年起病,男女发病率无明显区别,左侧发病高于右侧,偶有双侧发病者。表现为发作性一侧咽部、扁桃体区及舌根部针刺样剧痛,突然开始,持续数秒至数十秒,发作期短,但疼痛难忍,可反射到同侧舌面或外耳深部,伴有唾液分泌增多。说话,反复吞咽,舌部运动,触摸患侧咽壁、扁桃体、舌根及下颌角均可引起发作。2％丁卡因麻醉咽部,可暂时减轻或止住疼痛。按疼痛的部位一般可分为两种类型。

(1)口咽型:疼痛区始于咽侧壁、扁桃体、软腭及舌后 1/3 处,而后放射到耳区,此型最为多见。

(2)耳型:疼痛区始于外耳、外耳道及乳突,或介于下颌角与乳突之间,很少放射到咽侧,此型少见。疼痛程度轻重不一,有如电击、刀割、针刺,发作短暂,间歇期由数分钟到数月不等,少数甚至在 2～3 年。一般发作期越来越短,痛的时间亦越来越长。严重时可放射到头顶和枕背部。个别患者发生昏厥,可能由颈动脉窦神经过敏引起心脏停搏所致。

神经系统检查无阳性体征。

三、诊断

根据疼痛发作的性质和特点不难做出本病的临床诊断。有时为了进一步明确诊断,可刺激扁桃体窝的"触发点",看能否诱发疼痛;或用 1％丁卡因喷雾喷咽后壁、扁桃体窝等处,如能遏止发作,则可以证实诊断。如果经上述药物后,舌咽处的疼痛虽然消失,但耳痛却仍然保留,则可封闭颈静脉孔,若能收效,说明不仅为舌咽神经痛,而且有迷走神经的耳后支参与。

临床表现呈持续性疼痛或有神经系统阳性体征的患者,应当考虑为继发性舌咽神经痛,需要进一步检查明确病因。

四、鉴别诊断

临床上应与三叉神经痛、喉上神经痛、蝶腭神经痛及颅底、鼻咽部和小脑脑桥角肿瘤等病变引起的继发性舌咽神经痛相鉴别。

(一)三叉神经痛

两者的疼痛性质与发作情况完全相似,部位亦与其毗邻,三叉神经第 3 支疼痛时易与舌咽神经痛相混淆。两者的鉴别点为三叉神经痛位于三叉神经分布区、疼痛较浅表,"触发点"在睑、唇或鼻翼,说话、洗脸、刮胡须可诱发疼痛发作。舌咽神经痛位于舌咽神经分布区,疼痛较深在,"触发点"多在咽后壁、扁桃体窝、舌根,咀嚼、吞咽等动作常诱发疼痛发作。

(二)喉上神经痛

喉深部、舌根及喉上区间歇性疼痛,可放射到耳区和牙龈,说话和吞咽动作可以诱发,在舌骨大角间有压痛点。用 1％丁卡因涂抹梨状窝区及舌骨大角处,或用 2％普鲁卡因进行神经封闭,均能完全抑制疼痛等特点可与舌咽神经痛相鉴别。

(三)蝶腭神经痛

此病的临床表现主要是在鼻根、眼眶周围、牙齿、颜面下部及颞部阵发性剧烈疼痛,其性质似刀割、烧灼及针刺样,并向颌、枕及耳部等放射。每日发作数次至数十次,每次持续数分钟至数小时不等。疼痛发作时多伴有流泪、流涕、畏光、眩晕和鼻塞等,有时伴有舌前 1/3 味觉减退。疼痛发作无明显诱因,也无"触发点"。用 1％丁卡因麻醉中鼻甲后上蝶腭神经节处,5～10 分钟后疼痛即可消失为本病特点。

(四)继发性舌咽神经痛

颅底、鼻咽部及小脑脑桥角肿物或炎症等病变均可引起舌咽神经痛,但多呈持续性疼痛伴有其他颅神经障碍及神经系统局灶体征。X 线颅底拍片、头颅 CT 扫描及 MRI 等影像学检查有助于寻找病因。

五、治疗

(一)药物治疗

卡马西平为最常用的药物,苯妥英钠也常用来治疗舌咽神经痛,其他的镇静止痛药物(地西泮、盐酸曲马多)及传统中草药对该病也有一定的疗效。有研究发现,N-甲基-D-天冬氨酸(NMDA)受体在舌咽神经痛的发病机制中起一定作用,所以 NMDA 受体拮抗剂可有效地减轻疼痛,如氯胺酮。也有学者报道,加巴喷丁可升高中枢神经系统 5-HT 水平,抑制痛觉,同时参与 NMDA 受体的调制,在神经病理性疼痛中发挥作用。这些药物为舌咽神经痛的药物治疗开辟了一个新领域。

(二)封闭疗法

维生素 B_{12} 和地塞米松等周围神经封闭偶有良效。有人用 95%乙醇或 5%酚甘油于颈静脉孔处行舌咽神经封闭。但舌咽神经与颈内动脉、静脉、迷走神经、副神经等相邻,封闭时易损伤周围神经血管,故应慎用。

(三)手术治疗

对发作频繁或疼痛剧烈者,若保守治疗无效可考虑手术治疗。常用的手术方式有以下几种。

(1)显微神经血管减压术(MVD):国内外学者行血管减压术治疗本病收到了良好的效果,因此有学者认为采用显微神经血管减压术是最佳治疗方案,可保留神经功能,避免神经切断术所致的病侧咽部干燥、感觉消失和复发。

(2)经颅外入路舌咽神经切断术:术后复发率较高,建议对不能耐受开颅的患者,可试用这种方法。

(3)经颅舌咽神经切断术:如术中探查没有明显的血管压迫神经,则可选用舌咽神经切断术。

(4)经皮穿刺射频热凝术:在 CT 引导下可大大减少其并发症的发生。另外,舌咽神经传入纤维在脑桥处加入了三叉神经的下支,开颅在此毁损可阻止舌咽神经痛的传导通路。

六、预后

舌咽神经痛如不给予治疗,一般不会自然好转,疼痛发作频繁,持续时间越来越少,严重影响患者的生活及工作。

第三节　前庭神经元炎

前庭神经元炎亦称为"病毒性迷路炎""流行性神经迷路炎"或"急性迷路炎"。常发生于上呼吸道感染后数日之内,临床特征为急性起病的眩晕、恶心、呕吐、眼球震颤和姿势不平衡。炎症仅局限于前庭系统,耳蜗和中枢神经系统均属正常,是一种不伴有听力障碍的眩晕病。

一、病因及发病机制

病因目前仍不明确,通常认为,前庭神经元炎患者发病前常有感染病史。清水(Shimizu)

等人在 57 例前庭神经元炎病例中测定血清各种病毒抗体水平,26 例显示病毒抗体效价升高 4 倍以上,故推断此病与病毒感染有直接关系。陈(Chen)等人研究认为,前庭神经元炎主要影响前庭神经上部,其支配水平半规管和前垂直半规管,而后垂直半规管和球囊的功能受前庭神经下部支配而不受影响。戈贝尔(Goebel)等人以解剖标本做研究认为,前庭神经上部的骨道相对较长,其和小动脉通过相对狭窄的通道,使前庭神经上部更易受到侵袭和可能引起迷路缺血性损害。

另外,亦有报道认为,前庭神经遭受血管压迫或蛛网膜粘连,甚至可因内听道狭窄引起前庭神经缺氧变性而发病。舒克内希特(Schuknecht)等人(1981 年)认为,糖尿病可引起前庭神经元变性萎缩,导致眩晕反复发作。

二、病理生理

病理学研究显示,一些前庭神经元炎患者前庭神经切断后,可发现前庭神经有孤立或散在的退行性变性和再生现象,神经纤维减少,节细胞空泡形成,神经内胶原沉积物增加。

三、临床表现

(1)本病多发生于中年人,男女发病率无明显差异。

(2)起病突然,病前有发热、上感或泌尿道感染病史,多为腮腺炎、麻疹及带状疱疹病毒引起。

(3)临床表现以眩晕最突出,头部转动时眩晕加剧,多于晚上睡醒时突然发作眩晕,数小时达到高峰,伴有恶心、呕吐,可持续数天或数周,多无耳鸣、耳聋,也有报道显示约 30% 的病例有耳蜗症状,严重者倾倒、恶心、呕吐、面色苍白。可以一家数人患病,亦有集体发病呈小流行现象。该病一般可以自愈,可能为仅有一次的发作,或在过了 12~18 个月后有几次后续发作,每次后续发作都不太严重,持续时间较短。

(4)病初有明显的自发性眼震,多为水平性和旋转性,快相向健侧。

(5)前庭功能检查显示单侧或双侧反应减弱,部分病例痊愈后前庭功能恢复正常。

四、辅助检查

(1)眼震电图(ENG)可以客观记录一侧前庭功能丧失的情况,但 ENG 并非必要,因急性期自发性眼震等的客观体征有助于病变定侧,患者也难于耐受检查。

(2)可行听力检查排除听力损害。

(3)头颅核磁共振成像(MRI),特别要注意内听道检查,以排除其他诊断的可能性,如桥小脑角肿瘤、脑干出血或梗死。必要时进行增强扫描。

五、诊断

根据感染后突然起病,剧烈眩晕,站立不稳,头部活动时加重,不伴耳鸣、耳聋,前庭功能检查显示单侧或双侧反应减弱,无耳蜗功能障碍,无其他神经系异常症状、体征,预后良好可诊断。

六、鉴别诊断

(一)梅尼埃病

梅尼埃病又称"内耳眩晕病",本病为突然发作的非炎性迷路病变,具有眩晕、耳聋、耳鸣及眼震等临床特点,有时有侧耳内闷胀感等症状。多为单耳发病,男女发病率无明显差异,患者多为青壮年,60 岁以上老人发病罕见,近年亦有儿童病例报告。眩晕有明显的发作期和间歇期。发作时患者具有不敢睁眼、恶心、呕吐、面色苍白、出汗、腹泻、血压多数偏低等一系列症状。本病病因学说甚多,如变态反应、内分泌障碍、维生素缺乏及精神神经因素等引起自主神经功能紊乱,因之使血管神经功能失调,毛细血管渗透性增加,导致膜迷路积水,蜗管及球囊膨大,刺激耳蜗及前庭感受器时,引起耳鸣、耳聋、眩晕等一系列临床症状。梅尼埃病的间歇期长短不一,从数月到数年,每次发作程度也不一样。听力随着发作次数的增加而逐渐减退,最后导致耳聋。

(二)良性位置性眩晕

眩晕发作常与特定的头位有关,无耳鸣、耳聋。中枢性眩晕常伴有特定头位的垂直性眼震,且常无潜伏期,反复试验可反复出现,呈相对无疲劳现象。外周性位置性眩晕,又称“良性阵发性位置性眩晕”,为常见的前庭末梢器官病变。良性位置性眩晕亦称为“管石症”或“耳石症”;多数病例发病并无明显诱因,而可能的诱因则多见于外伤;眼震常有一定的潜伏期,呈水平旋转型,多次检查可消失或逐渐减轻,属疲劳性。预后良好,能够自愈。

(三)颈源性眩晕

颈源性眩晕即由颈部疾病所致的眩晕。其特征是既有颈部疾病的表现,又有前庭及耳蜗系统受累的表现,冷热试验此类患者一般均为正常。其病因可能为颈椎病、颈部外伤、枕大孔畸形、颈后交感神经链综合征。颈椎病是椎动脉颅外段血流受阻的主要原因。颈椎骨刺及退行性关节炎、椎间盘病变,使椎动脉受压,转颈时更易受压。若动脉本身已有粥样硬化,而对侧椎动脉无法代偿时即出现症状。眩晕与头颈转动有关,可伴有枕部头痛、猝倒、视觉闪光、视野缺失及上肢麻痛。颈椎核磁共振检查可以协助诊断。

(四)药物中毒性眩晕

以链霉素最常见。其他有新霉素、卡那霉素、庆大霉素、万古霉素、多粘菌素 B、奎宁、磺胺类等药物。有些药物性损害主要影响前庭部分,但多数对前庭与耳蜗均有影响。链霉素中毒引起的眩晕通常于疗程第四周出现,也有短至 4 天者。在行走、头部转动或转身时眩晕更为明显。于静止、头部不动时症状明显好转或消失。前庭功能检查多无自发性眼震,闭目难立征阳性。变温试验显示双侧前庭功能均减退或消失。如伴有耳蜗损害,尚有双侧感音性耳聋。眩晕消失缓慢,需数月甚或 1~2 年,前庭功能更难恢复。

(五)桥小脑角肿瘤

特别是听神经瘤,早期可出现轻度眩晕、耳鸣、耳聋。病变进一步发展可出现邻近颅神经受损的体征,如病侧角膜反射减退、面部麻木、复视、周围性面瘫、眼震、同侧肢体共济失调。至病程后期,还可出现颅内压增高症状。诊断依据:单侧听力渐进性减退、耳鸣;听力检查为感音性耳聋;伴同侧前庭功能早期消失;邻近脑神经(第 Ⅴ、Ⅶ、Ⅷ 对脑神经)中有一支受累应怀疑为听神经瘤。头颅核磁共振检查可以协助诊断。

七、治疗

临床治疗原则是急性期的对症治疗、皮质激素治疗和尽早的前庭康复治疗。一项小规模的对照研究发现,治疗前庭神经元炎,皮质激素比安慰剂更有效。最近的一项临床研究比较了甲泼尼龙、阿昔洛韦和甲泼尼龙＋阿昔洛韦三种治疗方法的疗效,结果表明,甲泼尼龙可明显改善前庭神经元炎的症状,抗病毒药物无效,两者联合无助于提高疗效。

临床常用治疗方法如下。

(1)一般治疗:卧床休息,避免头、颈部活动和声光刺激。

(2)对症处理:对于前庭损害而产生的眩晕症状应给予镇静、安定剂,眩晕、呕吐剧烈者可肌内注射盐酸异丙嗪(12.5～25.0 mg)或地西泮(10～20 mg),每4～6小时1次。症状缓解不明显者,可酌情重复上述治疗。对长时间呕吐者,必要时行静脉补液和电解质以做补充和支持治疗。

(3)类固醇皮质激素:可用地塞米松10～15 mg/d,7～10天;或服泼尼松1 mg/(kg·d),顿服或分2次口服,连续5天,以后7～10天内逐渐减量。注意补钾、补钙、保护胃黏膜。

(4)维生素B_1 100 mg,肌内注射,每天1次,维生素B_{12} 500 μg,肌内注射,每天1次。治疗2周后改为口服。

(5)前庭康复治疗:前庭神经元炎的恢复往往需要数周的时间,患者越早开始前庭康复锻炼,功能恢复就越快、越完全。前庭康复锻炼的目的是加速前庭康复的进程,并改善最终的康复水平。前庭康复计划一般包括前庭-眼反射的眼动训练和前庭-脊髓反射的平衡训练。早期眼震存在,患者应尝试抑制各方向的凝视眼震。眼震消失后,开始头-眼协调练习。患者应尝试平衡练习和步态练习。症状好转后应增加运动中的头动练习,开始慢,逐渐加快。前庭康复锻炼每天至少2次,每次数分钟,只要患者能够耐受,应尽可能多地进行锻炼,并少用抗晕药物。

第四节　特发性面神经麻痹

一、概述

特发性面神经麻痹是指原因未明的、茎乳突孔内面神经非化脓性炎症引起的、急性发病的面神经麻痹。发病率为20/10万～42.5/10万,患病率为258/10万。

二、病因与病理生理

病因未明。可能因受到风寒、病毒感染或自主神经功能障碍,局部血管痉挛致骨性面神经管内的面神经缺血、水肿、受压而发病。

三、诊断步骤

(一)病史采集要点

1.起病情况

急性起病,数小时至3～4天达到高峰。

2.主要临床表现

多数患者在洗漱时感到一侧面颊活动不灵活,口角漏水、面部歪斜,部分患者病前有同侧耳后或乳突区疼痛。

3.既往病史

病前常有受凉或感冒、疲劳的病史。

(二)体格检查要点

(1)一般情况良好。

(2)查体可见一侧周围性面瘫的表现:病侧额纹变浅或消失,不能皱额或蹙眉,眼裂变大,闭眼不全或不能,试闭目时眼球转向外上方,露出白色巩膜呈贝尔现象;鼻唇沟变浅,口角下垂,示齿时口角歪向健侧,鼓腮漏气,不能吹口哨,食物常滞留于齿颊之间。

(3)鼓索神经近端病变,可有舌前2/3味觉减退或消失,唾液减少。

(4)镫骨肌神经病变,出现舌前2/3味觉减退或消失与听觉过敏。

(5)膝状神经节病变,除上述表现外还有乳突部疼痛,耳郭和外耳道感觉减退,外耳道或鼓膜出现疱疹,见于带状疱疹引起的疱疹性膝状神经节炎,称亨特综合征(Hunts syndrome)。

(三)门诊资料分析

根据急性起病,典型的周围性面瘫症状和体征,可以做出诊断。但是必须排除中枢性面瘫、吉兰-巴雷综合征、耳源性面神经麻痹等。

(四)进一步检查项目

(1)如果疾病演变过程或体征不符合特发性面神经麻痹时,可行颅脑 CT/MRI、腰穿脑脊液检查,以利于鉴别诊断。

(2)病程中的电生理检查可对预后做出估计。

四、诊断对策

(一)诊断要点

急性起病,出现一侧周围性面瘫的症状和体征时可以诊断。

(二)鉴别诊断要点

1.中枢性面瘫

局限于下面部的表情肌瘫痪,而上面部的表情肌运动如闭目、皱眉等动作正常,且常伴有肢体瘫痪等症状,不难鉴别。

2.吉兰-巴雷综合征

可有周围性面瘫,但多为双侧性,可以很快出现其他颅神经损害,有对称性四肢弛缓性瘫痪、感觉和自主神经功能障碍,脑脊液呈蛋白细胞分离。

3.耳源性面神经麻痹

多并发中耳炎、乳突炎、迷路炎等,有原发病的症状和体征,头颅或耳部 CT 或 X 线片有助于鉴别。

4.后颅窝病变

如肿瘤、感染、血管性疾病等,起病相对较慢,有其他脑神经损害和原发病的表现,颅脑 MRI 检查对明确诊断有帮助。

5.莱姆病

莱姆病是由硬蜱传播的螺旋体感染性疾病,可有面神经和其他脑神经损害,可单侧或双侧,伴有多系统损害表现,如皮肤红斑、血管炎、心肌炎、脾大等。

6.其他

如结缔组织病、各种血管炎、多发性硬化、局灶性结核性脑膜炎等,可有面神经损害,伴有原发病的表现,要注意鉴别。

五、治疗对策

(一)治疗原则

减轻面神经水肿和压迫,改善局部循环,促进功能恢复。

(二)治疗计划

1.药物治疗

(1)皮质类固醇:起病早期1~2周内应用,有助于减轻水肿。泼尼松30~60 mg/天,连用5~7天后逐渐减量。地塞米松10~15 mg/天,静脉滴注,1周后改口服渐减量。

(2)神经营养药:维生素 B_{12}(500 μg/次,隔天1次,肌内注射)、维生素 B_1(100 mg/次,每天1次,肌内注射)、地巴唑(30 mg/天,口服)等可酌情选用。

(3)抗病毒治疗:对疑似病毒感染所致的特发性面神经麻痹,应尽早使用阿昔洛韦(1~2 g/d),连用10~14天。

2.辅助疗法

(1)保护眼睛:采用消炎性眼药水或眼药膏点眼,戴眼罩等预防暴露性角膜炎。

(2)物理治疗:如红外线照射、超短波透热等治疗。

(3)运动治疗:可采用增强肌力训练、自我按摩等治疗。

(4)针灸和低脉冲电疗:一般在发病2~3周后应用,以促进神经功能恢复。

3.手术治疗

病后半年或1年以上仍不能恢复者,可酌情施行面-舌下神经吻合术或面-副神经吻合术。

(三)治疗方案的选择

对于药物治疗和辅助疗法,可以数种联用,以期促进神经功能恢复,针灸和低脉冲电疗应在水肿消退后再行选用。恢复不佳者可考虑手术治疗。

六、病程观察及处理

治疗期间定期复诊,记录体征的变化,调整激素等药物的使用。鼓励患者自我按摩,配合治疗,早日康复。

七、预后评估

70%的患者在1~2个月内可完全恢复,20%的患者基本恢复,10%的患者恢复不佳,再发者约占0.5%。少数患者可有面肌痉挛、面肌联合运动、耳颞综合征和鳄泪综合征等后遗症。

第五节　面肌痉挛

一、概述

面肌痉挛又称"面肌抽搐",以一侧面肌阵发性不自主抽动为表现。发病率约为 64/10 万。

二、病因与病理生理

病因未明。多数认为是面神经行程的某一部位受到刺激或压迫导致异位兴奋或为突触传导所致,邻近血管压迫较多见。

三、诊断步骤

(一)病史采集要点

1.起病情况

慢性起病,多见于中老年人,女性多见。

2.主要临床表现

从眼轮匝肌的轻微间歇性抽动开始,逐渐扩散至口角、一侧面肌,严重时可累及同侧颈阔肌。疲劳、精神紧张可诱发症状加剧,入睡后抽搐停止。

3.既往病史

少数患者曾有面神经麻痹病史。

(二)体格检查要点

(1)一般情况:好。

(2)神经系统检查:可见一侧面肌阵发性不自主抽搐,无其他阳性体征。

(三)门诊资料分析

根据典型的临床表现和无其他阳性体征,可以做出诊断。

(四)进一步检查项目

在必要时可行下列检查。

(1)肌电图:可见肌纤维震颤和肌束震颤波。

(2)脑电图检查:结果正常。

(3)极少数患者的颅脑 MRI 扫描可以发现小血管对面神经的压迫。

四、诊断对策

(一)诊断要点

一侧面肌阵发性抽动、无神经系统阳性体征可以诊断。

(二)鉴别诊断要点

1.继发性面肌痉挛

炎症、肿瘤、血管性疾病、外伤等均可出现面肌痉挛,但常常伴有其他神经系统阳性体征,不难鉴别,颅脑 CT/MRI 检查可以帮助明确诊断。

2.部分性运动性[癫痫]发作

面肌抽搐幅度较大,多伴有头颈、肢体的抽搐。脑电图可有癫痫波发放,颅脑 CT/MRI 扫描可有阳性发现。

3.梅格斯综合征

多见于老年女性,双侧眼睑痉挛,伴有口舌、面肌、下颌和颈部的肌张力障碍。

4.风湿性舞蹈症

可出现双侧性面肌抽动,伴有躯干、四肢的不自主运动。

5.习惯性面肌痉挛

多见于儿童和青少年,为短暂的面肌收缩,常为双侧,可由意志力短时控制,发病和精神因素有关。肌电图和脑电图正常。

6.功能性眼睑痉挛

多见于中年以上女性，局限于双侧的眼睑，不累及下半面部。

五、治疗对策

(一)治疗原则

消除痉挛，病因治疗。

(二)治疗计划

1.药物治疗

药物治疗可用抗癫痫药或镇静药，如卡马西平开始每次 0.1 g，每天 2～3 次，口服，逐渐增加剂量，最大量不能超过 1.2 g/d；巴氯芬开始每次 5 mg，每天 2～3 次，口服，以后逐渐增加剂量至30～40 mg/d，最大量不超过 80 mg/d；氯硝西泮，0.5～0.6 mg/d，维生素 B_{12}，500 μg/次，每天 3 次，口服，可酌情选用。

2.A 型肉毒毒素注射治疗

本法是目前最安全有效的治疗方法。A 型肉毒毒素作用于局部胆碱能神经末梢的突触前膜，抑制乙酰胆碱囊泡的释放，减弱肌肉收缩力，缓解肌肉痉挛。根据受累的肌肉可注射于眼轮匝肌、颊肌、颧肌、口轮匝肌、颏肌等，不良反应有注射侧面瘫、视蒙、暴露性角膜炎等。疗效可维持 3～6 月，复发可重复注射。

3.面神经梳理术

通过手术对茎乳孔内的面神经主干进行梳理，可缓解症状，但有不同程度的面瘫，数月后可能复发。

4.面神经阻滞

可用酒精、维生素 B_{12} 等对面神经主干或分支注射以缓解症状。伴有面瘫，复发后可重复治疗。

5.显微神经血管减压术

通过手术将面神经和相接触的微血管隔开以解除症状，并发症有面瘫、听力下降等。

(三)治疗方案的选择

对于早期症状轻的患者可先予药物治疗，效果欠佳可用 A 型肉毒毒素局部注射治疗，无禁忌也可考虑手术治疗。

六、病程观察及处理

定期复诊，记录治疗前后的痉挛强度分级的评分(0 级无痉挛；1 级外部刺激引起瞬目增多；2 级轻度，眼睑面肌轻微颤动，无功能障碍；3 级中度，痉挛明显，有轻微功能障碍；4 级重度，严重痉挛和功能障碍，如行走困难、不能阅读等)变化，评估疗效。

七、预后评估

本症一般不会自愈，积极治疗疗效满意，如 A 型肉毒毒素注射治疗的有效率在 95％以上。

第六节　多发性周围神经病

一、概述

多发性周围神经病旧称末梢性神经炎,是肢体远端的多发性神经损害,主要表现为四肢末端对称性的感觉、运动和自主神经障碍。

二、病因

引起周围神经病的病因很多。

1.感染性

病毒、细菌、螺旋体感染等。

2.营养缺乏和代谢障碍

各种营养缺乏,如慢性酒精中毒、B族维生素缺乏、营养不良等;各种代谢障碍,如糖尿病、肝病、尿毒症、淀粉样变性、血卟啉病等。

3.毒物

工业毒物、重金属中毒、药物等。

4.感染后或变态反应

血清注射或疫苗接种后。

5.结缔组织疾病

系统性红斑狼疮、结节性多动脉炎、巨细胞性动脉炎、硬皮病、类风湿关节炎等。

6.癌性

淋巴瘤、肺癌、多发性骨髓瘤等。

三、病理

周围神经病的主要病理过程是轴突变性和节段性髓鞘脱失。轴突变性可原发于轴突或细胞体的损害,并可引起继发的髓鞘崩解;恢复缓慢,常需数月至1年或更久。节段性髓鞘脱失可见于急性感染性多发性神经炎、白喉、铅中毒等,其原发损害施万细胞使髓鞘呈节段性破坏;恢复迅速,使原先裸露的轴突恢复功能。

四、诊断步骤

(一)病史采集要点

1.起病情况

根据病因的不同,病程可有急性、亚急性、慢性、复发性等,可发生于任何年龄。多数患者呈数周至数月的进展病程,进展时由肢体远端向近端发展,缓解时由近端向远端发展。

2.主要临床表现

临床表现大致相同,出现肢体远端对称性的感觉、运动和自主神经功能障碍。

3.既往病史

注意询问是否有可能致病的病因,如感染、营养缺乏、代谢性疾病、化学物质接触史、肿瘤病史、家族病史等。

(二)体格检查要点

一般情况尚可,可能有原发病的体征,如发热、多汗、消瘦等。高级神经活动无异常。

1.感觉障碍

四肢远端对称性深浅感觉障碍。肢体远端有感觉异常,如刺痛、蚁走感、灼热感、触痛等。检查可发现四肢末梢有手套、袜套型的深浅感觉障碍,病变区皮肤可有触痛。

2.运动障碍

四肢远端对称性驰缓性瘫痪。肢体远端对称性无力,其程度可从轻瘫至全瘫,可有垂腕、垂足的表现。受累肢体肌张力减低,病程久可出现肌萎缩。上肢以骨间肌、蚓状肌、大小鱼际肌为明显,下肢以胫前肌、腓骨肌为明显。

3.反射异常

上下肢的腱反射常见减低或消失。

4.自主神经功能障碍

自主神经功能障碍呈对称性异常,肢体末梢的皮肤菲薄、干燥、变冷、苍白或发绀,少汗或多汗,指(趾)甲粗糙、松脆,等等。

(三)门诊资料分析

从症状和体征即末梢型感觉障碍、驰缓性瘫痪和自主神经功能障碍等临床特点,可诊断为多发性周围神经病。

根据详细的病史询问,了解相关的病因、病程、特殊症状等,以利于综合判断。

1.药物性神经病

呋喃类(如呋喃妥因)和异烟肼最常见,均为感觉-运动型。呋喃类可引起感觉、运动和自主神经联合受损,疼痛明显。大剂量或长期服用异烟肼可干扰维生素 B_6 代谢而致病,常见双下肢远端感觉异常或减退,浅感觉可达胸部,深感觉以震动觉改变最常见,合用维生素 B_6(剂量为异烟肼的 1/10)可以预防。

2.中毒性神经病

群体发病应考虑重金属或化学品中毒,需检测血、尿、头发、指甲等的重金属含量。

3.糖尿病性神经病

糖尿病性神经病表现为感觉、运动、自主神经或混合型,以混合型最常见,通常感觉障碍较重,早期出现主观感觉异常,损害主要累及小感觉神经纤维,以疼痛为主,夜间尤甚;累及大感觉纤维可引起感觉性共济失调,可发生无痛性溃疡和神经源性骨关节病。某些病例以自主神经损害为主,部分患者出现近端肌肉非对称性肌萎缩。

4.尿毒症性神经病

该类型约占透析患者的半数,典型症状与远端轴索性神经病相同,大多数为感觉-运动型,初期多表现为感觉障碍,下肢较上肢出现早且严重,夜间发生感觉异常及疼痛加重,透析后可好转。

5.营养缺乏性神经病

贫血、烟酸和维生素 B_1 缺乏等,见于慢性酒精中毒、慢性胃肠道疾病、妊娠和手术后等。

6.癌肿性神经病

癌肿性神经病可以是感觉型或感觉-运动型,前者以四肢末端开始、上升性、自觉强烈不适及疼痛,伴深浅感觉减退或消失,运动障碍较轻;后者呈亚急性经过,恶化和缓解反复出现,可在癌原发症状前期或后期发病,约半数脑脊液蛋白增高。

7.感染后

如吉兰-巴雷综合征、疫苗接种后多发性神经病可能为变态反应。白喉性多发性神经病是白喉外毒素作用于血神经屏障较差的后根神经节和脊神经根,见于病后 8～12 周,为感觉-运动型,数日或数周可恢复。麻风性多发性神经病潜伏期长,起病缓慢,周围神经增粗并可触及,可发生大疱、溃烂和指骨坏死等营养障碍。

8.POEMS 综合征

POEMS 综合征是一种累及周围神经的多系统病变,多中年以后起病,男性较多见,起病隐袭、进展慢。依照症状、体征可有如下表现:①多发性神经病:呈慢性进行型感觉-运动型多神经病,脑脊液蛋白质含量增高。②脏器肿大:肝脾大,周围淋巴结肿大。③内分泌病:男性出现阳痿、女性化乳房,女性出现闭经、痛性乳房增大和溢乳,可合并糖尿病。④M 蛋白:血白蛋白电泳出现 M 蛋白,尿检可有本周蛋白。⑤皮肤损害:因色素沉着变黑,并有皮肤增厚与多毛。⑥水肿:视[神经]盘水肿、胸腔积液、腹水、下肢凹陷性水肿。⑦骨骼改变:可在脊柱、骨盆、肋骨和肢体近端发现骨硬化性改变,为本病的影像学特征,也可有溶骨性病变,骨髓检查可见浆细胞增多或骨髓瘤。

9.遗传性疾病

如遗传性运动感觉神经病(HMSN)、雷夫叙姆病、遗传性淀粉样变性神经病等,起病隐袭,进展缓慢,周围神经对称性、进行性变性导致四肢无力,下肢重于上肢。远端重于近端,常出现运动和感觉功能障碍。

10.其他

某些疾病如动脉硬化、肢端动脉痉挛症、系统性红斑狼疮、结节性多动脉炎、硬皮病、风湿病等,可致神经营养血管闭塞,为感觉-运动型的表现,有时在早期可有主观感觉异常。代谢性疾病如血卟啉病、巨球蛋白血症也影响周围神经,多为感觉-运动型,血卟啉病以运动损害为主,双侧对称性近端为重的四肢瘫痪。1/3～1/2 伴有末梢型感觉障碍。

(四)进一步检查项目

1.神经传导速度和肌电图

如果仅有轻度轴突变性,传导速度尚可正常;当有严重轴突变性及继发性髓鞘脱失时,传导速度变慢,肌电图呈去神经性改变;节段性髓鞘脱失而轴突变性不显著时,传导速度变慢,肌电图可正常。

2.血生化检查

根据病情,可检测血糖水平、维生素 B_{12} 水平、尿素氮、肌酐、甲状腺功能、肝功能等。

3.免疫学检查

对疑有免疫疾病者,可做免疫球蛋白、类风湿因子、抗核抗体、抗磷脂抗体等检测。

4.可疑中毒者

对可疑中毒者,可根据病史做相关毒物或重金属、药物的血液浓度检测。

5.脑脊液检查

大多数无异常发现,少数患者可见脑脊液蛋白增高。

6.神经活检

对不能明确诊断或疑为遗传性的患者,可行腓肠神经活检。

五、诊断对策

(一)诊断要点

根据患者临床表现的特点,即以四肢远端为主的对称性弛缓性瘫痪、末梢型感觉障碍和自主神经功能障碍,可以临床诊断。注意临床工作时要认真询问病史,掌握不同病因所致的多发性周围神经病的特殊临床表现,有助于病因的诊断。肌电生理检查和神经肌肉活检对诊断很有帮助;神经传导速度测定,有助于亚临床型的早期诊断,并可区别轴索变性和节段性脱髓鞘改变。

(二)鉴别诊断要点

1.亚急性联合变性

早期表现类似于多发性周围神经病,随着病情进展逐渐出现双下肢软弱无力、步态不稳、双手动作笨拙。肌张力增高、腱反射亢进、锥体束征阳性和感觉性共济失调是其与多发性周围神经病的主要鉴别点。

2.周期性瘫痪

周期性瘫痪为周期性发作的短时期的肢体近端弛缓性瘫痪,无感觉障碍,发作时血清钾低于3.5 mmol/L,心电图呈低钾改变,补钾后症状改善,不难鉴别。

3.脊髓灰质炎

肌力降低常为不对称性,多数仅累及一侧下肢的一至数个肌群,呈节段性分布,无感觉障碍,肌萎缩出现早。肌电图可明了损害部位。

六、治疗对策

(一)治疗原则

去除病因,积极治疗原发病,改善周围神经的营养代谢,对症处理。

(二)治疗计划

1.去除病因

根据不同的病因采取针对性强的措施,以消除或阻止其病理性损害。重金属和化学品中毒应立即脱离中毒环境,避免继续接触有关毒物;急性中毒可大量补液,促使利尿、排汗和通便等,加速排出毒物。重金属如铅、汞、锑、砷中毒,可用二巯丙醇(BAL)、依地酸钙钠等结合剂,如砷中毒可用二巯丙醇3 mg/kg肌内注射,4~6 小时 1 次,2~3 天后改为每天 2 次,连用10 天;铅中毒用二巯丁二酸钠1 g/d,加入 5%的葡萄糖液 500 mL 静脉滴注,5~7 天为 1 个疗程,可重复 2~3 个疗程,或用依地酸钙钠 1 g,稀释后静脉滴注,3~4 天为 1 个疗程,停用2~4 天后重复应用,一般用 3~4 个疗程。

对各种疾病所致的多发性周围神经病,要积极治疗原发病。如糖尿病控制好血糖;尿毒症进行血液透析或肾移植;黏液水肿用甲状腺素;结缔组织疾病、SLE、硬皮病、类风湿关节病、血清注射或疫苗接种后、感染后神经病,可应用皮质类固醇治疗;麻风病用砜类药物;肿瘤进行手术切除,也可使多发性神经病缓解。

2.改善神经的营养代谢

营养缺乏和代谢障碍可能是病因,或在其发病机制中起重要作用,在治疗中必须予以重视并纠正。应用大剂量 B 族维生素有利于神经损伤的修复和再生,地巴唑、加兰他敏也有促进神经功能恢复的作用,还可使用神经生长因子、神经节苷脂等。

3.对症处理

急性期应卧床休息,疼痛可用止痛剂、卡马西平、苯妥英钠等;恢复期可用针灸、理疗和康复治疗,以促进肢体功能恢复;对重症患者护理时要定期翻身,保持肢体功能位,防止挛缩和畸形。

第七节　多灶性运动神经病

多灶性运动神经病(multifocal motor neuropathy,MMN)为仅累及运动神经的脱髓鞘性神经病,是一种免疫介导的、以肢体远端为主的、非对称性的、慢性进展的、以运动障碍为主要表现的慢性多发性单神经病,电生理特点为持续性、节段性、非对称性运动神经传导阻滞,免疫球蛋白及环磷酰胺治疗有效。

一、病因及病理

一般认为,本病为自身免疫性疾病,20%～84%的患者,血中有抗神经节苷脂抗体,并且抗体的滴度与临床表现平行,病情进展在复发时升高,使用免疫抑制剂后,随该抗体的下降病情好转。神经节苷脂抗体选择性地破坏运动神经的体磷脂,导致运动神经的脱髓鞘改变,继之以施万细胞的再生,使病变部的周围神经呈"洋葱球"样改变,无炎症细胞浸润及水肿,严重的伴有轴突变性。病变呈灶性分布,可发生于脊神经根,多条周围神经干,同一神经干上多个部位,有的有脊髓前角神经元的脱失和尼氏小体的溶解,甚至有皮质脊髓束的损坏。

二、临床表现

本病多见于 20～50 岁的男性,儿童及老年人亦可见到,男女比例为 4∶1。大多数慢性起病,病情缓慢进展,中间可有不同时段的"缓解",在缓解期病情相对稳定,病程可达几年或几十年,少数人也可急性或亚急性起病,病情进展较快,但很快又进入慢性病程。临床表现以运动障碍为主,主要临床特点如下。

(一)运动障碍

运动障碍呈进行性缓慢加重的肌肉无力,并且无力的肌肉大多数伴有肌束颤动和肌肉痉挛,晚期出现肌萎缩。肌无力多从上肢远端开始,逐渐累及下肢,肌无力分布与周围神经干或其分支的支配范围一致,正中神经、桡神经、尺神经支配的肌肉最易受累,脑神经支配的肌肉及呼吸肌一般不受累。

(二)腱反射

受累的肌肉腱反射减弱,一部分正常,个别甚至亢进,无锥体束征。

(三)感觉障碍不明显

受损的神经干分布区可出现一过性疼痛或感觉异常,客观检查无感觉减退。

三、辅助检查

(一)血清学检查

血清肌酸激酶轻度增高,20%~84%的患者抗 GM_1 抗体阳性。

(二)脑脊液检查

一般正常,极少数患者蛋白有轻微的一过性升高。

(三)神经电生理检查

运动神经传导速度测定表现为节段性、非对称性、持续性的传导阻滞,复合肌肉动作电位,近端较远端波幅及面积下降>50%,时限增加<30%,感觉神经传导速度正常。

(四)神经活检

病变段神经脱髓鞘、复髓鞘,"洋葱球"样形成,施万细胞增殖,无炎症细胞浸润。

(五)MRI检查

MRI检查可发现传导阻滞段的周围神经呈灶性肿大。

四、诊断

主要根据临床特点(典型的肌无力特征、感觉大致正常)及典型的神经电生理特征(节段性、非对称性、持续性的传导阻滞等)做出诊断,抗 GM_1 抗体滴度升高,神经活检的特征性改变有助于确定诊断。

五、鉴别诊断

(一)慢性炎性脱髓鞘性多发性神经病(CIDP)

本病有客观的、持久的感觉障碍,肌无力的同时不伴有肌束震颤及肌肉痉挛,腱反射减弱或消失,脑脊液蛋白明显升高,可持续12周,免疫激素治疗效果良好。血中无抗 GM_1 抗体。

(二)运动神经元病

该病影响脊髓前角运动细胞和锥体束,临床表现为肌无力及肌萎缩,可累及脑神经,无感觉障碍,腱反射亢进,锥体束征阳性。而 MMN 无锥体束征,病灶与周围神经支配区一致,血中可出现抗 GM_1 抗体,运动神经传导阻滞特点可兹鉴别。

六、治疗

(一)静脉注射免疫球蛋白

用量 0.4 g/(kg·d)(具体用法见 GBS 的治疗),连用 5 天为 1 个疗程,用药数小时至 7 天即开始见效,90%的患者肌力在用药 2 周内明显提高,运动神经传导速度明显好转,疗效可维持 3~6 周,症状即复发,因此需要根据病情复发的规律,定期维持治疗。免疫球蛋白不能使抗 GM_1 抗体滴度降低。

(二)环磷酰胺

可先大剂量治疗,而后以 1~3 mg/(kg·d)的剂量维持治疗,85%的患者症状改善,血清抗 GM_1 抗体滴度下降。

以上两种方法同时使用,可减少静脉免疫球蛋白的用量,减少复发,但明显萎缩的肌肉对治疗反应差。因部分患者经上述治疗后,原有症状好转的同时仍有新病灶的产生,所以目前认为上述治疗只是改善症状,不能阻止新病灶的产生,病情仍处于缓慢进展状态。

(三)糖皮质激素及血浆置换

基本无效,糖皮质激素甚至会加重病情。

七、预后

本病为缓慢进行性病程,病程可达几十年,94%的患者始终能够保持工作能力。

第八节 急性炎症性脱髓鞘性多发性神经病

一、概述

急性炎症性脱髓鞘性多发性神经病(AIDP),又称吉兰-巴雷综合征(GBS),是可能与感染有关和免疫机制参与的急性特发性多发性神经病。临床上表现为四肢弛缓性瘫痪、末梢型感觉障碍和脑脊液蛋白细胞分离等。本病确切病因不清,可能与空肠弯曲菌感染有关,或是机体免疫发生紊乱,产生针对周围神经的免疫应答,引起周围神经脱髓鞘。本病年发病率为(0.6~1.9)/10万,我国尚无系统的流行病学资料。

二、诊断步骤

(一)病史采集要点

1.起病情况

以儿童或青少年多见,急性或亚急性起病,数日或2周内达高峰。需要耐心分析,争取掌握比较确切的起病时间,了解病情进展情况。

2.主要临床表现

主要临床表现为运动、感觉和自主神经损害。肢体弛缓性瘫痪,从下肢远端向上发展,至上肢并累及脑神经(首发症状也可以为双侧周围性面瘫)。感觉异常如烧灼感、麻木、疼痛等,以远端为主。自主神经紊乱症状明显,如心律失常、皮肤营养障碍等,但尿便障碍绝大多数患者不出现,严重患者可有。

3.既往病史

若发现可能致病的原因有较大意义。如起病前1~4周有无胃肠或呼吸道感染症状,有无疫苗接种史,或者外科手术史,有无明显诱因。

(二)体格检查要点

1.一般情况

精神疲乏,若感染严重者,可有不同程度的发热。窦性心动过速,血压不稳定,出汗多,皮肤红肿及营养障碍。

2.神经系统检查

神志清,高级神经活动正常。脑神经以双侧周围性面瘫、延髓性麻痹为主,四肢呈弛缓性瘫痪,末梢型感觉障碍,大、小便功能障碍多不明显。

(三)门诊资料分析

1.血常规

白细胞轻度升高或正常。

2.生化

血钾正常。

3.病史和检查

可见患者有运动、感觉和自主神经障碍,因此定位在周围神经病变。起病前有感染等病史,考虑为感染性或自身免疫性疾病,应进一步检查感染和免疫相关指标以确诊。

(四)进一步检查项目

1.腰穿

脑脊液蛋白细胞分离是本病特征性表现,蛋白增高而细胞数正常,出现在起病后2~3周,第1周正常。

2.肌电图

发现运动和感觉神经传导速度明显减慢,有失神经或轴索变性的肌电改变。脱髓鞘病变呈节段性和斑点状特点,可能某一神经感觉传导速度正常,另一神经异常,因此早期要检查多根神经。发病早期可能只有 F 波或 H 反射延迟或消失。

三、诊断对策

(一)诊断要点

根据起病前有感染史,急性或亚急性起病,四肢对称性弛缓性瘫痪,末梢型感觉减退及脑神经损害,脑脊液蛋白细胞分离,结合肌电图可以确诊。阿斯伯里(Asbury)等的诊断标准:①多有病前感染或自身免疫反应。②急性或亚急性起病,进展不超过 4 周。③四肢瘫痪常自下肢开始,近端较明显。④可有呼吸肌麻痹。⑤可有脑神经受损。⑥可有末梢型感觉障碍或疼痛。⑦脑脊液蛋白细胞分离。⑧肌电图早期 F 波或 H 反射延迟,运动神经传导速度明显减慢。

(二)鉴别诊断要点

1.低血钾型周期性瘫痪

本病一般有甲亢、低血钾病史。起病快(数小时~1 天),恢复也快(2~3 天)。四肢弛缓性瘫痪,无呼吸肌麻痹和脑神经受损,无感觉障碍。脑脊液没有蛋白细胞分离。血钾低,补钾有效。既往有发作史。

2.脊髓灰质炎

本病为脊髓前角病变,没有感觉障碍和脑神经受损。多在发热数天后,体温未恢复正常时出现瘫痪,通常只累及一个肢体。但本病起病后 3 周也可见脑脊液蛋白细胞分离。

3.重症肌无力

本病为神经肌肉接头病变,主要累及骨骼肌,因此没有感觉障碍和自主神经症状。症状呈波动性,晨轻暮重。疲劳试验和肌电图有助于诊断。

(三)变异型 AIDP

变异型 AIDP 根据临床、病理及电生理表现可分为以下类型。

1.急性运动性轴索型神经病

为纯运动型,特点是病情中多有呼吸肌受累,24~48 小时内迅速出现四肢瘫痪,肌萎缩出现早,病残率高,预后差。

2.急性运动感觉性轴索型神经病

发病与前者相似,但病情更重,预后差。

3.米勒-费希尔综合征

该综合征表现为眼外肌麻痹、共济失调和腱反射消失三联征。

4.不能分类的吉兰-巴雷综合征

该综合征包括"全自主神经功能不全"和极少数复发型吉兰-巴雷综合征。

四、治疗对策

(一)治疗原则

(1)尽早明确诊断,及时治疗。

(2)根据病情的严重情况进行分型,制定合理的治疗方案。

(3)治疗过程中应密切观察病情,注重药物副作用。

(4)积极预防和控制感染及消化道出血等。

(5)早期康复训练对功能恢复有重要意义,同时可提高患者自信心,观察效果。

(二)治疗计划

1.基础治疗(对症支持治疗)

(1)辅助呼吸:患者气促,血氧饱和度降低,动脉血氧分压下降为 70 mmHg(9.33 kPa)以下,可进行气管插管,呼吸机辅助呼吸,必要时气管切开。加强护理,保持呼吸道通畅,定时翻身、拍背、雾化吸入、吸痰,等等。

(2)重症患者持续心电监护,窦性心动过速通常无须处理。血压高时可予小剂量降压药,血压低时可予扩容,等等。

(3)穿长弹力袜预防深静脉血栓。

(4)保持床单平整,勤翻身,预防压疮。

(5)吞咽困难者可予留置胃管,鼻饲,以免误入气管窒息。

(6)尿潴留可加压按摩腹部,无效时可留置尿管。便秘可用大黄苏打片、番泻叶等。出现肠梗阻时,应禁食,并请外科协助治疗。

(7)出现疼痛,可予非阿片类镇痛药,或试用卡马西平。

(8)早期开始康复治疗,包括肢体被动和主动运动,防止挛缩,用夹板防止足下垂畸形,以及针灸、按摩、理疗和步态训练等。

2.特异治疗(病因治疗)

(1)血浆置换:按每千克体重 40 mL 或 1~1.5 倍血浆容量计算每次交换血浆量,可用 5%白蛋白复原血容量,减少使用血浆的并发症。轻、中、重度患者每周应分别做 2 次、4 次和 6 次。主要禁忌证是严重感染、心律失常、心功能不全及凝血系统疾病等。

(2)静脉注射免疫球蛋白(IVIG):成人按 0.4 g/(kg·d)剂量,连用 5 天,尽早使用或在呼吸肌麻痹之前使用。禁忌证是先天性 IgA 缺乏,因为免疫球蛋白制品含少量 IgA,此类患者使用后可导致 IgA 致敏,再次应用可发生变态反应。常见不良反应有发热、面红等,减慢输液速度即可减轻。引起肝功能损害者,停药 1 个月即可恢复。

(3)以上两种方法是治疗吉兰-巴雷综合征的首选方法,可消除外周血免疫活性细胞、细胞因子和抗体等,减轻神经损害。尽管两种治疗费用昂贵,但是严重病例或是进展快速病例,均应早期使用,可能减少辅助通气的费用和改变病程。

(4)通常认为,激素对吉兰-巴雷综合征无效,并有不良反应。但是,在无经济能力或无血浆置换和 IVIG 医疗条件时,可试用甲泼尼龙 500 mg/d,静脉滴注,连用 5～7 天,或地塞米松 10 mg/d,静脉滴注,连用 7～10 天为 1 个疗程。

五、病程观察及处理

可以按照以下分型评估患者的临床状况。

轻型:四肢肌力Ⅲ级以上,可独立行走。

中型:四肢肌力Ⅲ级以下,不能独立行走。

重型:四肢无力或瘫痪,伴第Ⅸ、Ⅹ对脑神经和其他神经麻痹,不能吞咽,活动时有轻微呼吸困难,但不需要气管切开人工辅助呼吸。

极重型:数小时或数天内发展为四肢瘫痪,吞咽不能,呼吸肌麻痹,需要气管切开人工辅助呼吸。

六、预后评估

本病为自限性,呈单相病程,多于发病后 4 周时症状和体征停止进展,经数周或数月恢复,恢复中可有短暂波动,极少复发。70%～75% 的患者完全恢复,25% 的患者遗留轻微神经功能缺损,5% 的患者死亡,通常死于呼吸衰竭。前期有空肠弯曲菌感染者预后较差,病理以轴索变性为主者病程较迁延且恢复不完全。高龄、起病急骤或辅助通气者预后不良。早期有效治疗及支持疗法可降低重症病例的病死率。

七、出院随访

(1)出院时带药。

(2)定期复诊和门诊取药。

(3)详告出院时应注意的问题。

(4)继续康复训练。

第九节　慢性炎性脱髓鞘性多发性神经病

慢性炎性脱髓鞘性多发性神经病(chronic inflammatory demyelinating polyneuropathy, CIDP)又叫"慢性吉兰-巴雷综合征",是一种慢性病程进展的,临床表现与 AIDP 相似的自身免疫性周围神经脱髓鞘疾病。CIDP 发病率较 AIDP 低。

一、病因及发病机制

本病发病机制未明,与 AIDP 相似而不相同。CIDP 体内可发现微管蛋白抗体和髓鞘结合糖蛋白抗体,却未发现与 AIDP 发病密切相关的针对空肠弯曲菌及巨细胞病毒等感染因子免疫反应的证据。

二、病理

炎症反应不如 AIDP 明显,周围神经的供血血管周围可见单核细胞浸润,神经纤维水肿,有节段性髓鞘脱失和髓鞘重新形成的存在。施万细胞再生呈"洋葱头"样改变,轴索损伤也常见。

三、临床表现

起病隐匿,男女发病率相似,各年龄组均可发病。病前少见前驱感染,起病缓慢,并逐步进展在 2 个月以上。少数患者呈亚急性起病。临床表现主要为对称性肢体远端或近端无力,大多自远端向近端发展,近端受累较重。一般不累及延髓肌致吞咽困难,呼吸困难更为少见。感觉障碍常见的主诉有麻木、刺痛、紧束、烧灼或疼痛感,客观检查可见感觉丧失,不能识别物体,不能完成协调动作,肢体远端重。查体显示四肢肌力减退,肌张力低,伴或不伴肌萎缩,四肢腱反射减低或消失,四肢末梢性感觉减退或消失,腓肠肌可有压痛,克尼格征可阳性。

四、辅助检查

(一)CSF 检查

与 AIDP 相似,可见蛋白细胞分离,蛋白含量波动于 0.75~2 g/L,病情严重程度与 CSF 蛋白含量呈正相关。少数 CIDP 患者蛋白含量正常,少数患者可出现寡克隆 IgG 区带。

(二)电生理检查

早期行 EMG 检查有神经传导速度减慢,F 波潜伏期延长,提示脱髓鞘病变,发病数月后 30% 的患者可有动作电位波幅减低提示轴索变性。

(三)腓肠神经活检

可见反复节段性脱髓鞘与再生形成的"洋葱头"样提示 CIDP。

五、诊断及鉴别诊断

根据中华医学会神经病学分会的意见,CIDP 的诊断必须具备如下条件。

(一)临床检查

(1)一个以上肢体的周围性进行性或多发性运动、感觉功能障碍,进展期超过 2 个月。

(2)四肢腱反射减弱或消失。

(二)神经传导速度(NCV)

显示近端神经节段性脱髓鞘,必须具备以下 4 条中的 3 条。

(1)2 条或多条运动神经传导速度减慢。

(2)1 条或多条运动神经部分性传导阻滞或短暂离散,如腓神经、尺神经或正中神经等。

(3)2 条或多条运动神经远端潜伏期延长。

(4)2 条或多条运动神经刺激 10~15 次后 F 波消失或最短 P 波潜伏期延长。

(三)病理学检查

神经活检示脱髓鞘与髓鞘再生并存。

(四)CSF 检查

(1)若 HIV 阴性,细胞数小于 $10×10^6/L$;若 HIV 阳性,$50×10^6/L$。

(2)性病研究实验室试验(venereal disease research laboratory text,VDRL text)阴性。

应注意与以下疾病鉴别：①多灶性运动神经病是以运动神经末端受累为主的进行性周围神经病，临床表现为慢性非对称性肢体远端无力，以上肢为主，感觉正常。②进行性脊肌萎缩也为缓慢进展病程，但运动障碍不对称分布，有肌束震颤，无感觉障碍。神经电生理检查示NCV正常，EMG可见纤颤波及巨大电位。③遗传性运动感觉性神经元病一般有遗传家族史，常合并有手足残缺、色素性视网膜炎等，确诊需依靠神经活检。④代谢性周围神经病有原发病的症状和体征。

六、治疗

许多免疫治疗方法都可以用于 CIDP，并可获得较好疗效。

(一)皮质类固醇

绝大多数 CIDP 患者对激素疗效肯定。临床应用泼尼松 100 mg/d，连用 2～4 周，再逐渐减量，大多数患者 2 个月内出现肌力改善。地塞米松 40 mg/d，静脉滴注，连续 4 天，然后 20 mg/d，共 12 天，再 10 mg/d，又 12 天。共 28 天为 1 个疗程，治疗 6 个疗程后症状可见缓解。

(二)血浆交换(PE)和静脉注射免疫球蛋白(IVIG)

PE 每周行 2～3 次，约 3 周后起效，短期疗效好。约半数以上患者大剂量 IVIG 治疗有效，一般用 IVIG 0.4 g/(kg·d)，连续 5 天，或 1.0 g/(kg·d)，连用 2 天，可重复使用。IVIG和 PE 短期疗效相近，与大剂量激素合用疗效更好。

(三)免疫抑制剂

以上治疗无效时可试用免疫抑制剂，如环磷酰胺、硫唑嘌呤、环孢素 A 等，可能有效。

第十节　POEMS 综合征

POEMS 综合征，又称克罗-深濑综合征(Crow-Fukase syndrome)。本病为多系统受累的疾病，临床上以多神经炎(polyneuropathy)、脏器肿大(organomegaly)、内分泌病(endocrinopathy)、M蛋白(M-protein)、皮肤病变(skin changes syndrome)为主要表现，这五大临床表现的每一个外文字头，组合成缩写词，命名为 POEMS 综合征。因克罗(Crow)于 1956 年首先报道骨髓瘤伴发该综合征的临床表现，深濑(Fukase)于 1968 年将其作为一个综合征提出来，故又称为Crow-Fukase syndrome，即克罗-深濑综合征。

一、病因及病理

不完全清楚，目前多认为与浆细胞瘤、自身免疫有关。浆细胞瘤分泌毒性蛋白，对周围神经及垂体和垂体-下丘脑结构产生免疫损害，从而导致周围神经损害、内分泌和皮肤的改变。自身免疫异常，导致浆细胞产生异常免疫球蛋白，从而损害多系统，形成 POEMS 综合征。

二、临床表现

青壮年男性多见，男女比例为 2∶1，起病或急或缓，从发病到典型临床表现出现的时间不一，数月至数年不等，首发临床表现不一，有时不典型，病程的不同时期表现复杂多变，病情进行性加重，主要临床表现可归纳为以下几点。

(一)慢性进行性多发性神经病

见于所有患者,大多为首发症状,表现为从远端开始的肢体对称性逐渐加重的感觉、运动障碍,感觉障碍表现为向心性发展的"手套-袜套"状感觉减退,肌无力下肢较上肢重,很快出现肌萎缩,腱反射减弱,后期消失。脑神经主要表现为视神经乳头水肿,其支配的肌肉很少瘫痪。自主神经功能障碍主要表现为多汗,个别人在疾病的后期可出现括约肌功能障碍。

(二)脏器肿大

主要表现为肝脾肿大,一般为轻中度肿大,质地中等硬度,胰腺肿大亦十分常见,个别患者可出现心脏扩大,一部分患者可出现全身淋巴结肿大。在病后期,小部分患者可出现肝硬化、门脉高压,一般不出现脾功能亢进。

(三)皮肤病变

大部分病例在病后 30 天左右即可出现明显的皮肤发黑,暴露部位明显,乳晕呈黑色,皮肤增厚、粗糙、多毛。也可出现红斑、皮疹、硬皮病样改变。皮肤病变有时可作为首发症状就诊。

(四)内分泌病

明显的改变为雄性激素降低,而雌激素减低不明显,有的患者轻微升高,血泌乳素升高,从而出现男性乳房发育,阳痿,男性女性化,女性乳房增大、溢乳、闭经。胰岛素分泌不足,可导致血糖升高,其中合并糖尿病的人数占总人数的 28%。甲状腺功能低下,三碘甲状腺原氨酸(T_3)、甲状腺素(T_4)降低,约占全部患者的 24%。

(五)血中 M 蛋白阳性

多为免疫球蛋白 G(IgG),其次为免疫球蛋白 A(IgA),国外报道可见于一半以上的患者,国内报道不足 50%。

(六)水肿

疾病的早期即可出现水肿,中期明显加重,最初眼睑及双下肢出现水肿,腹水、胸腔积液、心包积液几乎见于全部中期患者,积液量中等,有时是患者首次就诊的原因。有的患者出现腹水的同时可出现腹痛。

(七)其他

本病可引起广泛的血管病变,包括大、中、小动脉血管及微血管、静脉等,主要表现为闭塞性血管病,多发生在脑血管、腹腔的静脉,心血管偶可受累,表现为脑梗死、腹腔的静脉血栓形成及心绞痛等。疾病的中后期可出现低热、盗汗、体重下降、消瘦、杵状指等。

三、辅助检查

(一)血常规

血常规示贫血,血沉增快。

(二)尿液检查

尿液检查可有本周氏蛋白。

(三)血清学检查

血清蛋白电泳可呈现 M 蛋白,但增高不明显。

(四)脑脊液检查

脑脊液压力增高,蛋白轻、中度升高,细胞数正常,个别人可有轻微增加。

(五)内分泌检查

血 T_3、T_4 降低,血雄性激素降低,血泌乳素升高,胰岛素降低,等等。

(六)骨体检查

骨体检查可见浆细胞增生,或可出现骨髓瘤表现。

(七)肌电图

肌电图显示神经源性损害、周围神经传导速度减慢,神经活检为轴索变性及节段性脱髓鞘,间质可见淋巴细胞和浆细胞浸润。

(八)X 线检查

X 线检查可见骨硬化、溶骨病灶,骨硬化常见,主要累及盆骨、肋骨、股骨、颅骨等。

四、诊断

本病表现复杂,诊断主要依靠症状,Nakaniski 提出七个方面的诊断标准:

(1)慢性进行性多发性神经病。

(2)皮肤病变。

(3)全身水肿。

(4)内分泌紊乱。

(5)脏器肿大。

(6)M 蛋白。

(7)视[神经]盘水肿、脑脊液蛋白升高。

其他可有低热、多汗。因慢性多发性神经病见于所有患者,而 M 蛋白是该病的主要原因,所以这两项为必备条件,具备这两项后,如再加上其他一项临床表现即可确诊。

五、鉴别诊断

(一)吉兰-巴雷综合征

该病有肢体对称性的运动障碍,从下肢开始,脑脊液有蛋白细胞分离现象,但不具内脏肿大、M 蛋白、皮肤病改变等多系统的改变。

(二)肝硬化

肝硬化主要为肝脾肿大、腹水、食管静脉曲张等门脉高压表现,可有脾功能亢进,虽可并发周围神经损害,但无 M 蛋白、骨髓瘤或髓外浆细胞瘤、皮肤等多系统表现。

(三)结缔组织病

结缔组织病表现为多脏器多系统损害,可有低热、血沉快、皮肤改变、肌炎等,但同时出现周围神经病变,脏器肿大、水肿者不常见,也不出现 M 蛋白。

六、治疗

本病无特效治疗方法,治疗的远期效果很不理想,病情反复加重。常用的治疗手段如下。

(一)免疫抑制剂

(1)泼尼松 30～80 mg,每日或隔日 1 次口服,病情缓解后减量,改为维持量维持。

(2)环磷酰胺 100～200 mg,每日 1 次。

(3)硫唑嘌呤 100～200 mg,每日 1 次。

泼尼松效果差时,联合环磷酰胺或硫唑嘌呤,如联合使用效果仍差,可加服或改服他莫昔芬,一次10～20 mg,一日 3 次,可提高疗效。

(二)神经营养药物

针对末梢神经炎可使用 B 族维生素口服,维生素 B_1 30 mg,每日 3 次,维生素 B_{12} 500 μg,每日3次,也可使用神经生长因子,适量肌内注射。

（三）对症治疗

血糖升高者，可使用胰岛素，根据血糖水平及反应效果适量皮下注射。甲状腺功能低下者，口服甲状腺素片，根据 T_3、T_4 水平调整用量。水肿者，适量使用利尿剂，胸腔积液及腹水多时，穿刺抽水，改善症状。对重危患者，可应用血浆置换法，除去 M 蛋白。

（四）化疗

对有浆细胞瘤或骨髓瘤的患者，进行有效的化疗，可迅速缓解症状。

七、预后

本病经免疫抑制剂治疗，多数患者症状可暂时缓解，但停药即复发，即使维持用药，病情亦反复加重。有报告显示，5 年里，此病的生存率为 60%，个别患者可存活 10 年以上，对药物反应好的生存期长，说明生存期与药物的反应有关。

第四章　自主神经疾病

第一节　肢端血管痉挛症

肢端血管痉挛症是一种少见的肢端小动脉痉挛或功能性闭塞引起的局部（指趾）缺血征象。

常因暴露于寒冷中或情绪激动而诱发，症状表现为肢端皮肤阵发性对称性苍白、发绀和潮红并伴疼痛。分为原发性和继发性两种，前者称雷诺病（Raynaud disease，RD），后者称雷诺综合征（Raynaud syndrome，RS），它继发于各种系统疾病，如血栓闭塞性脉管炎、闭塞性动脉硬化、硬皮病、遗传性冷指病及冻疮等。

一、病因及发病机制

本症为肢端小动脉痉挛所致，引起肢端小动脉痉挛的原因可归纳如下。

(一)神经机制

中枢及周围交感神经机能紊乱。研究发现，肢端小动脉壁上肾上腺素受体的密度和敏感性增加，β突触前受体和病理生理作用，血管壁上神经末梢的反应性增高，以上均提示周围交感神经功能亢进，对正常冷刺激反应过度。一只手震动引起另一只手血管收缩，这现象可被远端周围神经阻滞控制；身体受冷肢端不冷可诱发肢端血管痉挛，这现象提示中枢交感性血管收缩机制的作用。

(二)血管壁和血细胞的相互作用

正常的微循环血流有赖于正常的血细胞成分、血浆成分及完整的（未受损伤）内膜。激活的血小板聚集可以阻塞血流，同时释放出血管收缩物质，如血栓素 A_2、5-羟色胺（5-HT），这些物质可进一步促使血小板聚集。研究发现，RD 患者血浆纤维蛋白原增加、球蛋白增高、血黏度增高、血流变慢、血小板聚集性增高、强直的红细胞和激活的白细胞及纤维蛋白降解降低。RD 的血管壁因素不清，但已知损伤的内膜产生血管收缩物质和血管扩张物质均受到影响，RD 患者血浆中前列环素（PGI_2）增加、血管收缩物质增高、一氧化氮减少及血管性血友病因子（vWF）增高。以上血液及内膜的异常改变是疾病的结果，亦是进一步引起疾病的原因。

(三)炎症及免疫反应

严重的 RS 患者常伴有免疫性疾病或炎症性疾病，如结缔组织病、硬皮病、系统性红斑狼疮、结节性多动脉炎、皮肌炎、肌炎、类风湿关节炎、混合型结缔组织病、药物性血管炎、血栓闭塞性脉管炎或动脉硬化性闭塞症，因此推测 RS 可能存在免疫或炎症基础。

二、病理及病理生理

疾病早期指趾动脉壁中无病理改变。随着病程进展，动脉壁营养紊乱，动脉内膜增生，中层纤维化，小动脉管腔变小，血流减少。少数患者由于血栓形成及机化，管腔闭塞，局部组织营养障碍。严重者可发生指趾端溃疡,偶有坏死。

根据指动脉病变状况可分为梗阻型和痉挛型,梗阻型有明显的掌指动脉梗阻,多由免疫性疾病和动脉粥样硬化伴随的慢性动脉炎所致。由于存在严重的动脉梗阻,因此对寒冷的正常血管收缩反应就足以引起症状发作。痉挛型无明显指动脉梗阻,低温刺激才引起发作。

三、临床表现

临床特征为间歇性肢端血管痉挛伴疼痛及感觉障碍,寒冷或情绪激动是主要诱因,每次发作可分为三个阶段。

(一)局部缺血期(苍白期)

指趾、鼻尖或外耳突然变白、僵冷,肢端温度降低,出冷汗,皮肤变白常伴有麻木和疼痛感,为小动脉和毛细血管收缩所致,每次发作持续时间为数分钟至数小时不等。

(二)缺氧期

缺氧期即缺血期,此时皮温仍低、疼痛、皮色呈青紫或蜡状,持续数小时或数日,然后消退或转入充血期。

(三)充血期

动脉充血,皮温上升,皮色潮红,继之恢复正常。有些患者可以无苍白期或苍白期直接转入充血期,也可在苍白青紫后恢复正常。少数病例多次发作后,指动脉闭塞,双侧指尖出现缺血、水泡、溃疡形成,甚至指尖坏疽。

四、实验室检查

(一)激发试验

(1)冷水试验。将指趾浸于 4 ℃左右的冷水中 1 分钟,可诱发上述典型发作。

(2)握拳试验。两手握拳 1.5 分钟后,松开手指,也可出现上述变化。

(3)将手浸泡在 10～13 ℃水中,全身暴露于寒冷的环境中更易激发发作。

(二)指动脉压力测定

用光电容积描记法测定指动脉压力,如指动脉压力低于肱动脉压力且大于 40 mmHg(5.33 kPa),则为梗阻。

(三)指温与指动脉压关系测定

正常时,随着温度降低只有轻度指动脉压下降;痉挛型,当温度减低到触发温度时指动脉压突然下降;梗阻型,指动脉压也随着温度下降而逐渐降低,在常温时指动脉压也明显低于正常。

(四)指温恢复时间测定

用光电容积描记法测定,浸冰水 20 秒后,指温恢复正常的平均时间为 5～10 分钟,而本症患者常延长至 20 分钟以上。

(五)指动脉造影和低温(浸冰水后)

指动脉造影,此法除能明确诊断外,还能鉴别肢端动脉是否存在器质性改变。

五、诊断及鉴别诊断

主要根据临床表现为间歇性指趾局部麻痛、皮温降低、皮肤苍白及感觉障碍,寒冷或情绪激动诱发,冷水试验阳性可以确诊。但应与雷诺综合征区别。

六、治疗

(一)一般治疗

避免或减少肢体暴露于寒冷中,保持肢端温暖,冬天戴手套,避免指趾外伤和溃疡。

(二)药物治疗

常用药物有:盐酸妥拉苏林 25 mg,每日 3 次。双氢麦角碱 1 mg,每日 1～3 次。利血平 0.25 mg,每日 2～4 次口服。氯丙嗪 25～50 mg,每日 3～4 次。上述药物效果均尚不肯定。

(三)手术治疗

交感神经切除和掌指动脉周围微交感神经切除均可选用。

第二节　红斑性肢痛症

红斑性肢痛症为一少见的阵发性血管扩张性疾病。其特征为肢端皮肤温度升高,皮肤潮红、肿胀,产生剧烈灼热痛,尤以足底、足趾为主,环境温度增高时,灼痛加剧。

一、病因

本症原因未明。多见于青年男女,是一种原发性血管疾病。可能是中枢神经、自主神经紊乱,使末梢血管运动功能失调,肢端小动脉极度扩张,造成局部血流障碍,局部充血。当血管内张力增加,压迫或刺激邻近的神经末梢时,则发生临床症状。应用 5-羟色胺受体拮抗剂治疗本病获得良效,因而认为,本症可能是一种末梢性 5-羟色胺被激活的疾病。有人认为,本症是前列腺素代谢障碍性疾病,其皮肤潮红、灼热及阿司匹林治疗有效,皆可能与之有关。营养不良与严寒气候均是主要的诱因。毛细血管血流研究显示,这些微小血管对温度的反应增强,形成毛细血管内压力增加和明显扩张。

二、临床表现

主要的症状多见于肢端,尤以双足最为常见。表现为足底与足趾的红、热、肿、痛。疼痛为阵发性,非常剧烈,如烧灼、针刺,夜晚发作次数较多,在发作之间仍有持续性钝痛。温热、行动、肢端下垂或长时站立,皆可引起或加剧发作。晚间入寝时,常因足温暖而发生剧痛,双足露在被外可减轻疼痛。若用冷水浸足、休息或将患肢抬高时,灼痛可减轻或缓解。

由于皮内小动脉及毛细血管显著的扩张,肢端的皮肤发红及充血,轻压可使红色暂时消失。患部皮肤温度增高,有灼热感,有轻微指压性水肿。皮肤感觉灵敏,患者不愿穿袜或戴手套。患处多汗。屡次发作后,可发生肢端皮肤与指甲变厚或溃破,偶见皮肤坏死,但一般无感觉及运动障碍。

三、诊断

首先,注意肢端阵发性的红、肿、热、痛四大症状;其次,病史中有受热时疼痛加剧,局部冷敷后可减轻疼痛的表现,则大多数病例的诊断并不困难。

四、鉴别诊断

应与血栓闭塞性脉管炎、红细胞增多症、糖尿病性周围神经炎、轻度蜂窝织炎等相鉴别,鉴别的要点在于动脉阻塞或周围神经炎时,受累的足部是冷的。雷诺病是功能性血管间歇性痉挛性疾病,通常有苍白或发绀的阶段,受累时的指与趾呈寒冷、麻木或感觉减退。此外,脊髓结核、脊髓亚急性联合变性、脊髓空洞症等,可发现肢端感觉异常。但它们除轻度苍白外,发作时无客观征象,各病种有感觉障碍等其他特点。

五、治疗

应注意营养,发作时将患肢抬高及施行冷敷可使症状暂时减轻。患者应穿着透气的鞋子,不要受热,避免任何足以引起血管扩张的局部刺激。

(1)对症止痛,阿司匹林小剂量口服,0.3 g/次,1～2 次/天,可使症状显著减轻,或去痛片、肾上腺素及其他止痛药物等均可服用,达到暂时止痛。近年来,多应用 5-羟色胺受体拮抗剂,如美西麦角,2 mg/次,3 次/天,或苯噻啶,0.5 mg/次,1～3 次/天服用,常可获完全缓解。

(2)维生素 B 族药物应用,也有人主张短期肾上腺皮质激素冲击治疗。

(3)患肢用1％的利多卡因和0.25％的丁卡因混合液 10 mL,另加生理盐水 10 mL 稀释后做踝上部环状封闭及穴位注射,严重者或将其液体做骶部硬膜外局封,亦有一定的效果。必要时施行交感神经阻滞术。

六、预后

本病常很顽固,往往屡次复发与缓解,经好多年而不能治愈;但也有良性类型,对治疗的反应良好。至晚期皮肤指甲变厚,甚至有溃疡形成,但决不至伴有任何致命或丧失肢体的并发症。

第三节　自发性多汗症

正常人在生理情况下排汗过多,可见于运动、高温环境、情绪激动,以及进食辛辣食物时。另一类可为自发性,也可为炎热季节加重,这种出汗多常为对称性,且以头颈部、手掌、足底等处为明显。

一、病因

自发性多汗症病因多数不明。临床常见到下列因素。

(1)特发性及全身性多汗症:常发生于神经系统的某些器质性疾病,如丘脑、内囊、纹状体或脑干等处的损害时,可见偏身多汗。某些偏头痛、脑炎后遗症亦可见之。此外,小脑、延髓、脊髓、神经节、神经干的损伤、炎症及交感神经系统的疾病,均可引起全身或局部多汗。头部一侧多汗,常由炎症、肿瘤或动脉瘤等刺激一侧颈交感神经节所引起。神经官能症患者因大脑皮质兴奋与抑制过程的平衡失调,亦可表现为自主神经系统不稳定性,而有全身或一侧性过多出汗。

(2)先天性多汗症:往往局限于腋部、手掌、足趾等处,皮肤经常处于湿冷状态,可能与遗传因素有关。见于一些遗传性综合征,如斯帕拉格-塔佩纳综合征(Spanlang-Tappeiner syndrome)、赖利-戴综合征(Riley-Day syndrome)等。

(3)多种内科疾病皆有促使全身汗液分泌过多的情况,如结核病、伤寒等传染病、甲状腺功能亢进、糖尿病、肢端肥大病、肥胖症及铅、砷的慢性中毒等。

二、临床表现

多数病例表现为阵发性、局限性多汗,亦有泛发性、全身性,或偏侧性及两侧对称性。汗液分泌量不定,常在皮肤表面结成汗珠,气候炎热、剧烈运动或情感激动时加剧。依多汗的形式可有以下几种。

(一)全身性多汗

表现周身易出汗,外界或内在因素刺激时加剧,患者皮肤因汗液多,容易发生擦破、汗疹及毛囊炎等并发症。见于甲状腺功能亢进、脑炎后遗症、下丘脑损害后等。

(二)局限性多汗

好发于头、颈、腋及肢体的远端,尤以掌、跖部最易发生,通常对称地发生于两侧,有的仅发生于一侧或身体某一小片部位。有些患者的手部及足底经常淌流冷汗,尤其是在情绪紧张时,汗珠不停渗流。有些患者手足部皮肤除湿冷以外,又呈苍白色或青紫色,偶尔发生水疱及湿疹样皮炎。有些患者仅有过多的足汗,汗液分解放出臭味,有时起泡或脱屑、角化层增厚。腋部、阴部也容易多汗,可同时发生臭汗症。多汗患者的帽子及枕头,可以经常被汗水中的油脂所污染。截瘫患者在病变水平以上常出汗过多,颈交感神经刺激产生局部如头面部多汗。

(三)偏身多汗

表现为身体一侧多汗,除临床常遇到脑卒中后遗偏瘫患者有偏瘫侧肢体多汗外,常无明显神经体征。自主神经系统检查,可见多汗侧皮温偏低,皮肤划痕试验可呈阳性。

(四)耳颞综合征

一侧脸的颞部发红,伴局限性多汗症。多汗常发生于进食酸、辛辣食物刺激味觉后,引起反射性出汗,某些病例尚伴流泪。这些刺激味觉后所致的出汗,同样见于颈交感神经丛、耳大和舌神经支配范围。颈交感性味觉性出汗常见于胸出口部位病变手术后。上肢交感神经切除后数周或数年,约1/3患者发生味觉性出汗。

三、诊断

根据临床病史、症状及客观检查,诊断并不困难。

四、治疗

以去除病因为主。有时根据患者情况,可以应用下列方法。

(一)局限性多汗

特别以四肢远端或颈部为主者,可用3‰～5‰的甲醛溶液局部擦拭,或用0.5%的醋酸铝溶液浸泡,1次/天,15～20分/次。全身性多汗者可口服抗胆碱能药物,如阿托品或颠茄合剂、溴丙胺太林等以抑制全身多汗症。对情绪紧张的患者,可给氯丙嗪、地西泮、氯氮䓬等。有人采用20%～25%的氯化铝液酊(3次/周)或5%～10%的硫酸锌等收敛剂局部外擦,亦有暂时效果。足部多汗患者,应该每天洗脚及换袜,必要时擦干皮肤后用25%的氯化铝溶液,疗效较好。

(二)物理疗法

可应用自来水电离子透入法,2～3次/周,以后每月1～2次维持,可获得疗效。有人曾提出对严重的掌、跖多汗症,可试用深部X线照射局部皮肤,1 Gy/次,1～2次/周,总量8～10 Gy。

(三)手术疗法

对经过综合内科治疗而无效的局部性顽固性多汗症,且产生工作及生活上妨碍者,可考虑交感神经切除术。术前均应先作普鲁卡因交感神经节封闭,以测试疗效。封闭后未见效果者,一般不宜手术。

第四节　神经源性直立性低血压

神经源性直立性低血压是一组原因未明的周围交感神经或中枢神经系统变性病变,直立性晕厥为其最突出表现。

一、诊断

直立性低血压是直立耐受不良的主要原因之一,临床表现主要由器官低血流灌注引起,脑血流灌注不足表现(头晕、眩晕、视物模糊、眼前发黑、无力、恶心、站立不稳、步态蹒跚、面色苍白、出冷汗、意识水平下降或丧失等)最为突出和常见,可合并肌肉灌注不足表现(枕、颈、肩、臂部疼痛或不适)、心脏灌注不足表现(心绞痛)、脊髓灌注不足表现(跛行或跌跤)、肾脏灌注不足表现(少尿)等,虚弱、嗜睡和疲倦亦为其常见表现症状,通常在患者从平卧位改为站立位后30～60秒内出现,部分患者可在站立后15秒内出现或迟至30分钟后出现。一般持续短暂时间后消失,亦可迅速发展为晕厥。一般在晨间较为严重,体位突然改变、过多摄入食物、高环境温度、洗热水澡、用力排便或排尿、饮酒、服用扩血管药物等,常可诱发或加重直立性低血压。

有关诊断直立性低血压的标准尚未完全统一,目前采用较多的直立性低血压的诊断标准是:患者从平卧位改为站立位后,动脉收缩压下降 20 mmHg(2.67 kPa)以上,或舒张压下降 10 mmHg(1.33 kPa)以上,且伴有脑血流灌注不足的表现。

如果症状提示直立性低血压,但初步检查不能确诊,应在患者早晨离床站立时或进食后测量。一次测量直立时血压没有明显下降,并不足以排除直立性低血压。

临床上对诊断直立性低血压最有帮助的检查是倾斜试验,患者平卧于电动试验床,双足固定,待一定时间心血管功能稳定后,升高床头 45°～60°或直立,适时测量患者的心率和血压,可以比较准确地反映患者对体位改变的代偿功能。

直立耐受不良,是指站立时出现脑血流灌注不足或自主神经过度活动表现(心悸、震颤、恶心、晕厥等),转为卧位后相应症状减轻或消失,血管迷走性晕厥、直立性心动过速综合征、直立性低血压等均以直立耐受不良为主要表现,因此诊断神经源性直立性低血压首先应与血管迷走性晕厥和直立性心动过速综合征等鉴别。与神经源性直立性低血压比较,直立性心动过速综合征交感神经过度活动表现(震颤、焦虑、恶心、出汗、肢端血管收缩等)突出,卧位变直立位时心率明显增加,而血压下降不明显。

神经源性直立性低血压尚需与继发性直立性低血压相鉴别,神经源性直立性低血压常见于中年男性,起病隐匿,早期患者症状较轻,直立相当时间后才出现症状,且较轻微;直立时不伴随明显心率增加和血浆去甲肾上腺素的改变;随着病情发展,症状逐渐加重以致不能连续站立 1～2 小时;严重者于直立位时立即出现晕厥,需长期卧床。直立性低血压亦可继发于糖尿病性自主神经病、血容量不足等。继发性直立性低血压除有相应原发疾病表现外,头晕、晕厥等脑供血不足症状出现较急,伴有直立时心率明显加快,随着原发疾病的好转,脑供血不足等症状亦随着好转。一种或多种继发性直立性低血压的因素可同时存在于神经源性直立性低血压患者,使低血压症状加重。

二、病理生理

人体全身静脉容纳大约 70% 的血容量,15% 的血容量在心肺,10% 的血容量在全身动脉,而毛细血管只有 5% 的血容量。因此,体内绝大部分血容量是在低压系统内,包括全身静脉、肺循环等。当人体从卧位变直立位时,由于重力的效应及循环调节作用,500~700 mL(7~10 mL/kg)的血液快速转移至盆部和双下肢。血液的重新分布通常在 2~3 分钟完成。静脉回流减少,导致心室充盈减少,可使心输出量下降约 20%,每搏输出量下降 20%~50%,导致动脉血压的下降。

在正常情况下,动脉血压的急剧改变会启动体内心血管系统的代偿机制,可分别刺激心肺的容量感受器及位于主动脉弓与颈动脉窦的压力感受器,冲动经迷走神经及舌咽神经传至延髓的血压调节中枢,经中枢整合后,提高交感神经的兴奋性并降低副交感神经的兴奋性,致效应器部位的去甲肾上腺素及肾上腺素水平提高,引起静脉及小血管收缩,心率加快,心脏收缩力提高及肾脏水钠潴留,同时激活肾上腺素-血管紧张素-醛固酮系统。当这些代偿机制健全时,一般直立后收缩压有轻度下降(0.7~1.3 kPa),而舒张压有轻微提高(0.4~0.7 kPa),心率加快可为 5~20 次/分钟。下肢的骨骼肌与单向静脉瓣的共同作用,亦阻止血液反流,驱使血液回流至心脏。下肢骨骼肌收缩可产生12.0 kPa的驱动力,在站立或运动时都是保证血液回流的重要因素。

以上代偿机制的任一环节出现功能紊乱,都可以导致直立后血压明显下降。根据引起直立性低血压的不同病理生理机制,直立性低血压可分为以下类型:①慢性、进行性、不可逆的直立性低血压,通常是中枢或外用神经系统的进行性、退化性的病变引起,这一类直立性低血压的病理主要是血管中枢的进行性、不可逆的损害,或者是部分或全部交感神经反应的损害,此型直立性低血压最常见的原因是自主神经功能紊乱或衰竭。因此,在站立时,外周血管的收缩能力明显减弱。②急性、一过性、可逆性的直立性低血压,通常是短暂的外源性因素作用,如低血容量、麻醉、外科手术、制动或药物影响等。在直立性低血压中,此类患者占大多数。此类型直立性低血压患者,尽管交感神经系统未受损害,但有功能上的失调,如下肢静脉 α-肾上腺素能受体功能下降,而β-肾上腺素能受体的功能却正常,导致被动性血管扩张。

由交感神经节后神经元病变引起者,副交感神经系统相对完整,中枢神经系统亦不受影响,临床表现性为纯自主神经功能衰竭(pure autonomic failure, FAF),其特点为直立时头昏、头晕、晕厥、视物模糊、全身无力、发音含糊及共济失调。患者卧位时血压正常,但站立时则收缩压及舒张压较快地下降为3~5 kPa(20~40 mmHg)或更多。在昏厥发作时,除早期患者偶有心率代偿性增快外,一般发作时无心率的变化,也无苍白、出汗和恶心等先兆表现。可伴有无汗、阳痿、大小便障碍。血浆去甲肾上腺素水平在患者平卧时低于正常,站立时升高不明显,注射去甲肾上腺素存在失神经支配高敏现象。

由胸段脊髓侧角细胞变性引起者,病变常波及基底核、橄榄、脑桥和小脑。其自主神经功能障碍表现与由交感神经节后神经元病变引起者无差别,但随时间推移,常有帕金森综合征、小脑症状和锥体束征等出现,此时称为多系统萎缩(MSA)。该病变患者安静时血浆去甲肾上腺素水平正常,但站立时不升高,对注射去甲肾上腺素的敏感性反应正常。

三、治疗

直立性低血压的治疗目的并非一定要使血压恢复正常,而是要减轻因血流灌注不足而出现的症状。因此,原则上只有在有症状时才有必要治疗。继发性直立性低血压通过积极病因治疗多可自行恢复。原发性直立性低血压因无明确病因,治疗以对症支持等综合治疗为主,而疾病以后的发展进程则由其存在的基础疾病来决定。通过教育让患者了解认识疾病及其治疗措施对争取患者配合,达到治疗效果最大化有重要作用。

认识和去除可加重原发性直立性低血压症状的因素是首要步骤。引起继发性直立性低血压的原因均可合并存在于原发性直立性低血压,因此对明确诊断的原发性直立性低血压患者,亦应注意搜寻和祛除这些可加重直立性低血压的因素。

物理治疗是直立性低血压的基础治疗,维持或恢复血容量、使用拟交感性药物促进血管收缩为一线治疗措施,血管升压素类似物、重组促红细胞生成素、咖啡因等为一线治疗措施的补充,α-肾上腺素受体拮抗药、β-肾上腺素受体拮抗药、生长抑素及其类似物、二羟苯基丝氨酸、双氢麦角胺、多巴胺受体拮抗剂(甲氧氯普胺、多潘立酮)、乙酰胆碱酯酶抑制剂(溴吡斯的明)等对直立性低血压可能有效,临床研究结果尚未一致。

(一)物理治疗

物理治疗的目标是提高循环血容量和防止静脉淤血,提高患者对体位改变的耐受性。常见措施有:①改善饮食习惯,应少食多餐。患者进餐后2小时以内避免进行过度活动,进餐后最好坐或躺一会儿,尤其是在早餐后(因更易诱发直立性低血压)。避免浓茶,戒酒。②加强肢体活动或锻炼。在床上进行双下肢锻炼,可防止下肢肌肉丧失适应性。当患者坐立或双下肢垂于床边时,应间歇运动双下肢。③促进静脉回流。站立时,间歇踮脚尖或双下肢交替负重,通过肌肉收缩,可促进静脉回流。采用高至腰部的下肢弹力袜,尤其是下肢静脉曲张患者,以利静脉回流。站立时使用,平卧后取下。鼓励患者进行深而慢的呼吸运动,避免过度用力,可增加胸腔压力而影响静脉回流。④从卧位到坐位和立位时缓慢变换体位使其有一个适应时间,减轻相应的症状。⑤夜间睡眠时,抬高上身(15°~30°)睡眠可激活肾素-血管紧张素-醛固酮系统,减少夜尿,保持血容量,并降低夜间高血压。⑥保持病室温度,不宜过高。避免直接日晒及洗热水澡或睡眠时用电热毯等。

独立按治疗计划训练和用生物反馈增强的行为训练,可以减少症状出现的次数和减轻症状。严重病例可以在药物治疗的同时附加倾斜训练,这样通过有规律地训练直立性适应过程,可以完善和改善自主性反射。

(二)增加血容量

适度增加血容量有助于缓解症状,但有时可促发卧位高血压,除有充血性心力衰竭外,均不应限制钠盐的摄入,此类患者在低钠饮食时,体内保留钠的能力不足,若无禁忌,高盐饮食(每日12~14 g)和增加饮水量(每日2~5 L)有一定效果。

口服肾上腺皮质激素——9α-氟氢可的松可增加水钠潴留,有一定治疗效果。开始每天

0.1～0.3 mg 口服,之后可根据血压调整剂量,每日剂量可达 1.0 mg,最佳有效作用为用药后 1～2 周。有卧位高血压、心肾功能不全者慎用。

吲哚美辛每日 75～150 mg,分 3 次口服可抑制肾上腺髓质前列腺素(PGA$_2$ 和 PGE$_2$)合成,减少血液在外周血管的积聚。使用时注意保护胃黏膜。

(三)促进血管收缩

米多君亦名甲氧胺福林,为 α 受体激动剂,每次口服 10 mg,每日 3 次可增加站立时的收缩压,明显改善起立时头昏、头晕、晕厥等症状,是目前治疗直立性低血压效果最好的药物,不良反应有立毛反应、尿潴留和卧位时高血压等。

口服盐酸麻黄碱,每次 25 mg,每日 3～4 次,或服苯异丙胺,每次 10～20 mg,每日 2～3 次,有一定效果。服用单胺氧化酶抑制剂如异烟肼、呋哺唑酮后,可促使交感神经末梢释放去甲肾上腺素,并抑制其重吸收,使血压增高,严重病例亦可同时应用酪胺治疗,但治疗期间,每日早晚测量血压。L-DOPS 为去甲肾上腺素的前体,每次口服 100 mg,每日 3 次可提高平均动脉压、舒张压及局部血流量,但忌用于有高热的患者。

对合并低血浆去甲肾上腺素的重症患者,可用肾上腺素口服,剂量从 15 mg,一日 3 次开始,逐渐增加剂量到 30～45 mg,一日 3 次。剂量大时常见不良反应有失眠、食欲缺乏、肢体震颤、快速心律失常等。

(四)其他治疗

对伴有贫血的患者,使用重组促红细胞生成素 50 U/kg,每周 3 次,连用 6～10 周,可明显改善起立时头昏、头晕、晕厥等症状和贫血。血管升压素类似物去氨加压素乙酸盐 5～40 μg 经鼻喷雾或 100～800 μg 口服可防止夜尿、体重丧失和减轻夜间直立性血压下降。咖啡因通过阻滞血管扩张性腺苷受体,减轻直立性低血压患者的餐后低血压,用量为每天 100～250 mg,口服。

原发性直立性低血压患者常伴随卧位高血压,给治疗带来困难。大多数直立性低血压患者耐受连续的卧位高血压而无不幸效应,高血压性终末器官损害亦不常见。少量饮酒或用短作用降压药物可以降低卧位高血压。

盐酸哌甲酯(利他林)10～20 mg,早晨及中午各服 1 次,可提高大脑兴奋性。复方左旋多巴可改善锥体外系症状,开始剂量为每次 125 mg,每日 2 次,逐渐增加到每次 250 mg,每日 3～4 次,随时根据患者的反应调整剂量。

第五节 血管迷走性晕厥

晕厥是指突然发作的短暂的意识丧失,同时伴有肌张力的降低或消失,持续几秒至几分钟自行恢复,其实质是脑血流量的暂时减少。晕厥可由心血管疾病、神经系统疾病及代谢性疾病等引起,但临床时根据病史、体格检查、辅助检查等还有许多患者不能找到原因。血管迷走性晕厥(VS)是多发于青少年时期不明原因晕厥中最常见的病因,据统计,有 40% 以上的晕厥属于此类。

血管迷走性晕厥是指各种刺激通过迷走神经介导反射,导致内脏和肌肉小血管扩张及心动过缓,表现为动脉低血压伴有短暂的意识丧失,能自行恢复,而无神经定位体征的一种综合征。

一、发病机制

虽然路易斯(Lewis)提出血管迷走性晕厥这一诊断已近 70 年,但至今人们对其病因及发病机制尚未完全阐明。目前,大多数学者认为,其基本病理生理机制是自主神经系统的代偿性反射受到抑制,而不能对长时间的直立体位保持心血管的代偿反应。正常人直立时,由于重力的作用,血液聚集在肢体较低的部位,头部和胸部的血液减少,静脉回流减少,使心室充盈及位于心室内的压力感受器失去负荷,向脑干中枢传入冲动减少,反射性地引起交感神经兴奋性增加和副交感神经活动减弱。通常表现为心率加快,轻微减低收缩压和增加舒张压。而血管迷走性晕厥的患者对长时间的直立体位不能维持代偿性的心血管反应。有研究报道,血管迷走性晕厥患者循环血液中儿茶酚胺水平和心脏肾上腺素能神经的张力持续增加,导致心室呈相对排空的高收缩状态,进而过度刺激左心室下后壁的机械感受器,使向脑干发出的迷走冲动突然增加,诱发与正常人相反的反射性心动过缓和外周血管扩张,导致严重的低血压和心动过缓,引起脑灌注不足、脑低氧和晕厥。

另外,人们还发现,神经内分泌调节也参与了血管迷走性晕厥的发病机制,包括肾素-血管紧张素-醛固酮系统、儿茶酚胺、5-羟色胺、内啡肽及一氧化氮等,但其确切机制还不清楚。

二、临床表现

血管迷走性晕厥多见于学龄期儿童,女孩多于男孩,通常表现为立位或坐位起立时突然发生晕厥,起病前可有短暂的头晕、注意力不集中、面色苍白、视听觉下降,恶心、呕吐、大汗、站立不稳等先兆症状,严重者可有 10~20 秒的先兆。如能警觉此先兆而及时躺下,可缓解或消失。初时心跳常加快,血压尚可维持,以后心跳减慢,血压渐下降,收缩压较舒张压下降明显,故脉压差缩小,当收缩压下降至 10.7 kPa(80 mmHg)时,可出现意识丧失数秒或数分钟,少数患者可伴有尿失禁,醒后可有乏力、头昏等不适,严重者醒后可有遗忘、精神恍惚、头痛等症状,持续1~2 天症状消失。发作时查体可见血压下降、心跳缓慢、瞳孔扩大等体征。发作期间常无阳性体征。有研究发现,血管迷走性晕厥可诱发张力性阵挛样运动,可被误诊为癫痫。高温、通风不良、劳累及各种慢性疾病可诱发本病。

三、辅助检查

长期以来,明确神经介导的血管迷走性晕厥的诊断一直是间接、费时而且昂贵的,并且常常没有明确的结果。直立倾斜试验是近年来发展起来的一种新型检查方法,对血管迷走性晕厥的诊断起到决定性的作用。其阳性反应为试验中患者由卧位改为倾斜位后发生晕厥,并伴有血压明显下降或心率下降。

直立倾斜试验对血管迷走性晕厥的诊断机制尚未完全明确。正常人在直立倾斜位时,由于回心血量减少,心室充盈不足,有效搏出量减少,主动脉窦和主动脉弓压力感受器传入血管运动中枢的抑制性冲动减弱,交感神经张力增高,引起心率加快,使血压维持在正常水平。血管迷走性晕厥的患者,此种自主神经代偿性反射受到抑制,不能维持正常的心率和血压,加上直立倾斜位时心室容量减少,交感神经张力增加,特别是在伴有异丙肾上腺素的正性肌力作用时,使充盈不足的心室收缩明显增强,此时刺激左心室后壁的感受器,激活迷走神经传入纤维,冲动传入中枢,引起缩血管中枢抑制,而舒血管中枢兴奋,导致心动过缓和(或)血压降低,使脑血流量减少,引起晕厥。有人认为,抑制性反射引起的心动过缓是迷走神经介导的,而阻力血管扩张和容量血管收缩引起的低血压是交感神经受到抑制的结果。此外,菲施(Fish)认为血管迷走性晕厥的机制是激活贝[措尔德]-雅[里施]反射(Bezold-Jarisch reflex)所致。

直立倾斜试验的方法尚无一致标准,归纳起来有以下三种常用方法。

(一)基础倾斜试验

试验前 3 天停用一切影响自主神经功能的药物,试验前 12 小时禁食。患者仰卧 5 分钟,记录动脉血压、心率及 Ⅱ 导心电图,然后站立于倾斜板床(倾斜角度 60°)上,直至出现阳性反应或完成 45 分钟全程。在试验过程中,从试验开始每五分钟测量血压、心率及 Ⅱ 导心电图 1 次,若患者有不适症状,可随时监测。对于阳性反应患者立即终止试验,并置患者于仰卧位,直至阳性反应消失,并准备好急救药物。

(二)多阶段异丙肾上腺素倾斜试验

实验前的准备及监测指标与基础倾斜试验相同。实验分三个阶段进行,每阶段先平卧 5 分钟,进行药物注射(异丙肾上腺素),待药物作用稳定后,再倾斜到 60°,持续 10 分钟或直至出现阳性反应。上一阶段若为阴性,则依次递增异丙肾上腺素的浓度,其顺序为 0.02~0.04 $\mu g/(kg \cdot min)$、0.05~0.06 $\mu g/(kg \cdot min)$ 及 0.07~0.10 $\mu g/(kg \cdot min)$。

(三)单阶段异丙肾上腺素倾斜试验

实验方法与多阶段异丙肾上腺素倾斜试验相同,但仅从第三阶段开始。

直立倾斜试验阳性结果的判断标准如下。

患者在倾斜过程中出现晕厥或晕厥先兆(头晕并经常伴有以下一种或一种以上症状:视听觉下降、恶心、呕吐、大汗、站立不稳等)的同时,伴有以下情况之一者:①舒张压<6.7 kPa(50 mmHg)和(或)收缩压<10.7 kPa(80 mmHg)或平均压下降 25% 以上。②窦性心动过缓(4~6 岁,心率<75 次/分钟;6~8 岁,心率<65 次/分钟;8 岁以上,心率<60 次/分钟)或窦性停搏>3 秒。③一过性 Ⅱ 度或 Ⅱ 度以上房室传导阻滞。④交界性心律。

四、诊断及鉴别诊断

对于反复晕厥发作的患者,详细询问病史,了解发作时的症状与体征,再通过必要的辅助检查,如心电图、脑电图、生化检查和直立倾斜试验等手段不难诊断,但要与以下疾病进行鉴别。

(一)心源性晕厥

该病是由心脏疾患引起的心排血量突然降低或排血暂停,导致脑缺血所引起的。多见于严重的主动脉瓣或肺动脉瓣狭窄、心房黏液瘤、急性心肌梗死、严重的心律失常、长 Q-T 间期综合征等疾患。通过仔细询问病史、体格检查、心电图改变等,易于鉴别。

(二)通气过度综合征

过度焦虑和癔症发作可引起过度换气,导致二氧化碳减少及肾上腺素释放,呼吸性碱中毒,脑血管阻力增加,脑血流量减少。发作之初,有胸前区压迫感、气闷、头晕、四肢麻木、发冷、手足抽搐、神志模糊等症状。症状可持续 10~15 分钟,发作与体位无关,血压稍降,心率增快,不伴有面色苍白,亦不因躺下而缓解。当患者安静后发作即终止,并可因过度换气而诱发。

(三)低血糖症晕厥

本病常有饥饿史或使用降糖药的病史,主要表现为乏力、出汗、饥饿感,进而出现晕厥和神志不清,晕厥发作缓慢,发作时血压和心率多无改变,可无意识障碍,化验血糖降低,静脉注射葡萄糖迅速缓解症状。

(四)癫痫

对于表现为惊厥样晕厥发作的血管迷走性晕厥患者,要注意与癫痫鉴别,通过做脑电图、直立倾斜试验的检查不难鉴别。

(五)直立调节障碍

该病患者表现为由卧位变为直立位的瞬间或直立时间稍长可出现头晕、眼花、胸闷不适等症状,严重者可有恶心、呕吐,甚至晕倒,不需治疗能迅速清醒,恢复正常。可通过直立试验、直立倾斜试验等加以鉴别。

(六)癔症性晕厥

该病发作前有明显的精神因素,且在人群之前。发作时神志清楚,有屏气或过度换气,四肢挣扎乱动,双目紧闭,面色潮红。脉搏、血压均正常,无病理性神经体征,发作持续数分钟至数小时不等,发作后情绪不稳,有晕倒,亦缓慢进行,不会受伤,常有类似发作史,易于对血管迷走性晕厥鉴别。

五、治疗

血管迷走性晕厥的治疗有多种方法,要因人而异。

(1)一般治疗。医务人员要耐心细致地告诉患者和家属,要正确认识本病的性质,并要求患者避免可能诱发血管迷走性晕厥的因素(如过热的环境和脱水等),告诉患者在有发作先兆时要立即坐下或躺倒,对于只有一次或少数几次发病的患者,可进行观察治疗。

(2)药物治疗。对于反复发作且发作前无任何先兆症状和症状严重的患者,可选用下列药物治疗:①β受体阻滞剂,如美托洛尔已用于预防并认为有效,因为其负性变力作用可阻缓突然的机械受体的激活,剂量$1\sim4$ mg/(kg·d),分 2 次口服。②丙吡胺,因其具有负性变力作用和抗迷走作用而常常有效,剂量一般$3\sim6$ mg/(kg·d),分 4 次口服。③东莨菪碱,氢溴酸东莨菪碱剂量为 0.006 mg/(kg·次),口服。

(3)对于心脏抑制型、混合型表现的患者,可考虑心脏起搏治疗。

第六节 间脑病变

间脑由丘脑、丘脑底、下丘脑、膝状体及第三脑室周围结构所组成,是大脑皮质与各低级部位联系的重要结构。"间脑病变"一词,一般用于包括与间脑有关的自主神经功能障碍、精神症状和躯体方面的体重变化、水分潴留、体温调节、睡眠-觉醒节律、性功能、皮肤素质等异常和反复发作性的症状群,脑电图中可有特征性变化。

一、病因和病理

引起间脑病变最主要的原因为肿瘤,如颅咽管瘤、垂体瘤或丘脑肿瘤的压迫。其次是感染、损伤、中毒和血管疾患等。据文献报告,在160例的综合性统计中,肿瘤占52%,炎症(如脑膜炎、脑炎、蛛网膜炎等)占20%,最后为血管病变、颅脑损伤等。少数病因不明。

间脑病变的症状与间脑破坏的程度不成比例。在动物实验中,破坏第三脑室的底部达1/4可不发生任何症状;破坏下丘脑后部达2/3则可引起恶病质而死亡。据对第一、二次世界大战中大量的脑损伤病例的观察,发现间脑损害患者中间脑病变的症状并不多见。有人分析了2000例脑损伤的间脑反应,认为"间脑病"的诊断应当小心。反之,某些患者有较严重的自主神经、心血管系统、水代谢、睡眠-觉醒系统的功能紊乱,但在死后的检查中并不一定有严重的间脑破坏和组织学改变,或仅见轻度脑萎缩等。

二、临床表现

间脑病变的临床表现极为复杂,基本可分为定位性症状和发作性症状两大方面。

(一)定位性症状

1.睡眠障碍

睡眠障碍是间脑病变的突出症状之一。下丘脑后部病变时,大部分患者有睡眠过多现象,即嗜睡,但少数患者失眠。当下丘脑后区大脑脚受累时,则表现为发作性睡病和猝倒等。常见的临床类型为:①发作性睡病。表现为发作性的不分场合的睡眠,持续数分钟至数小时,睡眠性质与正常人相似。这是间脑特别是下丘脑病变中最常见的一种表现形式。②异常睡眠症。发作性睡眠过多,每次发作时可持续睡眠数天至数周,但睡眠发作期常可喊醒吃饭、小便等,饭后又睡,其睡眠状态与正常相同。③发作性嗜睡强食综合症。患者不可控制地出现发作性睡眠,每次睡眠持续数小时至数天,醒后暴饮暴食,食量数倍于常量,且极易饥饿。患者多数肥胖,但无明显内分泌异常。数月至数年反复发作一次,发作间并无异常。起病多在10～20岁,男性较多,至成年后可自愈。

2.体温调节障碍

下丘脑病变产生的体温变化,可表现如下特征:①低热。一般维持于37.3～37.8 ℃,很少在39 ℃以上。如连续测量几天体温,有时可发现体温的曲线是多变性的,这种24小时体温曲线,有助于了解温度调节障碍。②体温过低。下丘脑的前部和邻近的隔区与身体的散热可能有关,主要通过皮肤血管扩张和排汗(副交感神经)调节,而下丘脑的后侧部则可能与保热和产热有关,主要通过肌肉的紧张和皮肤血管收缩(交感神经)造成。故当下丘脑前部或灰结节区病变时,散热发生故障,这时很容易使温度过高;而下丘脑后侧部病变时产热机制减弱或消失,常可引起体温过低。③高热。下丘脑视前区两侧急性病变常有体温很快升高,甚至死亡后仍然有很高体温。神经外科手术或急性颅脑损伤影响该区域时,往往在12小时内出现高热,但肢体是冰冷的,躯干温暖,甚至有些患者心率及呼吸保持正常。高热时服解热剂无效,体表冷敷及给氯丙嗪降温反应良好。但是下丘脑占位性病变,可因破坏区域极广而没有体温的明显变化;反之,亦可因下丘脑肿瘤选择性地破坏而引起体温持久升高,脑桥中脑血管性病变也可出现高热。

3.尿崩症

下丘脑的病变损害视上核、室旁核或视上垂体束,均常发生血管升压素分泌过少,可引起尿崩症。各种年龄均可得病,但以 10～20 岁为多,男性稍多于女性。起病可骤可缓。主要症状有多尿(失水)、口渴、多饮。每昼夜排尿总量常在 6 L 以上,多为 10 L 左右,尿比重低(<1.006),但不含糖。每日饮水也多,总量与尿量相接近,如限制喝水,尿量往往仍多而引起失水。患者有头痛、疲乏、肌肉疼痛、体温降低、心动过速、体重减轻等症状。久病者常因烦渴多饮,日夜不宁,发生失眠、焦虑、烦躁等神经情绪症状。若下丘脑前部核群功能亢进,或双侧视交叉上核损害,偶尔亦发生少饮及乏尿症。

4.善饥

下丘脑病变引起过分饥饿较烦渴症状为少见。善饥症发现在额叶双侧病变,包括大脑皮质弥散性疾病及双侧前额叶切除后。轻度善饥症状见于激素治疗及少数精神分裂症患者。这些患者对食欲估计不能。在强食症中,表现过分饥饿,伴周期性发作性睡眠过度等症状,常归因于下丘脑病变。双额叶病变时,偶亦发生善饥,表现贪食,吃不可食的东西,同时有视觉辨别功能丧失、攻击行为及性活动增加等症状。

5.性功能和激素代谢障碍性功能异常

表现为性欲减退,儿童病例有发育迟缓或早熟,青春期后女性月经周期改变或闭经,男性则是精子形成障碍甚至阳痿。鲍尔(Bauer)分析 60 例下丘脑病变,有 24 例发育早熟,19 例为性功能减退。此种障碍的出现,常用下丘脑脊髓纤维及下丘脑垂体纤维通过神经体液的调节紊乱来解释。若下丘脑的乳头体、灰结节部附近患有肿瘤,则来自结节漏斗核的下丘脑垂体纤维受阻,影响腺垂体的促性腺激素的释放,使内分泌发生异常。下丘脑的脊髓纤维可调节脊髓各中枢活动,改变性功能。成人脑底部肿瘤,刺激下丘脑前方或腹内侧区时,偶亦发生性欲过旺者。

溢乳-闭经综合征的主要机制是催乳素分泌过多,高催乳素血症抑制下丘脑促性腺释放激素的分泌。常由肿瘤(垂体肿瘤等)、下丘脑与垂体功能障碍或服用多巴胺受体拮抗剂(硫代二苯胺、氟哌啶醇)等各种因素所致。间脑病时激素代谢的改变以 17-酮类固醇类最明显。因 17-酮类固醇类是许多肾上腺皮质激素和性激素的中间代谢产物,正常人每昼夜排出量为 10～20 mg,某些患者可增高为 20～40 mg。17-羟皮质类固醇的测定同样也可有很大的波动性,排出量可以增高达 14 mg。

6.脂肪代谢障碍

肥胖是由下丘脑后方病变累及腹内侧核或结节附近所致,常伴有性器官发育不良症,称"肥胖性生殖无能综合征"。继发性者常为下丘脑部肿瘤或垂体腺瘤压迫下丘脑所致,其次为下丘脑部炎症。原发性者多为男性儿童,起病往往颇早,有肥胖和第二性征发育不良,但无垂体功能障碍。肥胖为逐渐进展性,后期表现极其明显,脂肪分布以面部、颈及躯干为主,其次为肢体的近端。皮肤细软,手指细尖,常伴有骨骼过长现象。

消瘦在婴儿多见,往往因下丘脑肿瘤或其他病变引起,如肿瘤破坏双侧视交叉上核、下丘脑外侧区或前方,均可发生厌食症,吞咽不能,体重减轻。成人有轻度体重下降,乏力,极端恶病质常提示有垂体损害。垂体性恶病质(Simmond 综合征)的特征为体重减轻、厌食、皮肤萎缩、毛发脱落、肌肉软弱、怕冷、心跳缓慢、基础代谢率降低等。本征亦发生于急性垂体病变,如头颅外伤、肿瘤、垂体切除术后。垂体性恶病质反映腺垂体促甲状腺素、促肾上腺皮质激素及促性腺激素的损失。近年来研究显示,下丘脑还能分泌多种释放因子(主要是由蛋白质或多肽组成)调节腺垂体各种内分泌激素的分泌功能,因此单纯下丘脑损伤时,可以出现许多代谢过程的紊乱。

7.糖、蛋白代谢及血液其他成分的改变

下丘脑受损时,血糖往往升高或降低。当下丘脑受急性损伤或刺激时,可产生高血糖,但血清及小便中酮体往往呈阴性。在动物实验中,损伤下丘脑前方近视交叉处或破坏室旁核时,能引起低血糖及增加胰岛素敏感性。蛋白质代谢障碍表现为血浆蛋白中白蛋白减低,球蛋白增高,因而 A/G 系数常常低于正常值。用电泳法观察,发现球蛋白中以 α_2 球蛋白的上升比较明显,β 球蛋白部分减低。间脑疾病时血中钠含量一般都处于较低水平,血溴测定常增高。其次也可以发生真性红细胞增多症,在无感染情况下也可出现中性粒细胞的增多。

8.胃、十二指肠溃疡和出血

在人及动物的急性下丘脑病变中,可伴有胃、十二指肠溃疡及出血。但下丘脑的前方及下行至延髓中的自主神经纤维,在其径路上的任何部位,有急性刺激性病变时,均可引起胃和十二指肠黏膜出血和溃疡。产生黏膜病变的原理有两种意见:一种认为交感神经血管收缩纤维的麻痹,可发生血管扩张,而导致黏膜出血;另一种认为是迷走神经活动过度的结果,使胃肠道肌肉发生收缩,引起局部缺血与溃疡。

消化性溃疡常发生于副交感神经过度紧张的人。颅内手术后并发胃、十二指肠溃疡的发生率不高。根据颅内病变(脑瘤、血管病变)352 例尸检病例报告,有上消化道出血及溃疡的占12.5%,内科病例(循环、呼吸系统病变等)非颅内病变的有 1 580 例,伴上消化道出血及溃疡的占 6%,显然以颅内病变合并上消化道出血的比率为高。据上海市仁济医院神经科 298 例脑出血、鞍旁及鞍内肿瘤病例的统计,有上消化道出血的仅占 6%,发病率偏低。

9.情绪改变

动物实验中见到多数双侧性下丘脑病损的动物,都有较为重要的不正常行为。研究指出,下丘脑的情绪反应不仅决定于丘脑与皮质的关系上,当皮质完整时,在刺激乳头体、破坏下丘脑的后腹外核及视前核有病变时均可引起。主要的精神症状包括兴奋、病理性哭笑、定向力障碍、幻觉及激怒等。

10.自主神经功能症状

下丘脑前部及灰结节区为副交感神经调节,下丘脑后侧部为交感神经调节。下丘脑病变时自主神经是极不稳定的,心血管方面的症状常是波动性的,血压大多偏低,或有位置性低血压,但较少有血压增高现象。一般下丘脑后方及腹内核病变或有刺激现象时,有血压升高、心率加快、呼吸加快、胃肠蠕动和分泌抑制、瞳孔扩大;下丘脑前方或灰结节区刺激性病变,则血压降低、心率减慢、胃肠蠕动及分泌增加、瞳孔缩小。但新近研究指出,在视上核及室旁核或视前区类似神经垂体,有较高浓度的血管升压素及催产素,说明下丘脑前方也可引起高血压。若整个下丘脑有病变则血压的改变更为复杂、不稳。伴有心率、脉搏减慢,有时出现冠状动脉的供血不足,呼吸浅而慢,两侧瞳孔大小不对称,偶可引起排尿障碍,常有心脏、胃肠、膀胱区不适感,因结肠功能紊乱,偶有大便溏薄、便秘与腹泻交替出现的情况。

(二)发作性症状

常以间脑癫痫为主要表现。所谓"间脑性癫痫发作",实为下丘脑疾患所引起的阵发性自主神经系统功能紊乱综合征。发作前患者多先有情绪波动、食欲改变(增高或低下)、头痛、打呵欠、恐惧不安和心前区不适。发作时面色潮红或苍白、流涎、流泪、多汗、战栗、血压骤然升高、瞳孔散大或缩小、眼球突出、体温上升或下降、脉速、呼吸变慢、尿意感及各种内脏不适感、间或有意识障碍和精神改变等。发作后全身无力、嗜睡或伴有呃逆。每次发作持续数分钟到数小时。有的则突然出现昏迷,甚至心脏停搏而猝死。总之,每个患者的发作有固定症状和刻板的顺序,而各个患者之间则很少相同。

三、检查

(一)脑脊液检查

除占位病变有压力增高及炎性病变,白细胞计数增多外,一般均属正常。

(二)X 线头颅正侧位摄片

偶有鞍上钙化点,蝶鞍扩大或后床突破坏情况,必要时进行血管造影及 CT 脑扫描。

(三)脑电图

能见到 14 Hz 的单向正相棘波或弥散性异常,阵发性发放的、左右交替的高波幅放电有助于诊断。

四、诊断

下丘脑病变的病因较多,临床症状表现不一,诊断较难,必须注意详细询问病史,并结合神经系统检查及辅助检查,细致分析考虑。时常发现下丘脑病理的改变很严重,而临床症状却不明显,亦有下丘脑病理改变不明显,而临床症状却很严重。必须指出,在亚急性或慢性的病变中,自主神经系统具有较强的代偿作用。因此不要忽略详细的自主神经系统检查,如出汗试验、皮肤划痕试验、皮肤温度测定、眼心反射、直立和卧倒试验及药物肾上腺素试验等,以测定自主神经的功能状况。脑电图的特征性改变有助于确定诊断。

五、治疗

(一)病因治疗

首先要分别肿瘤或炎症。肿瘤引起者应根据手术指征进行开颅切除或深度 X 线治疗。若为炎症,应先鉴别炎症性质为细菌性或病毒性,然后选用适当的抗生素、激素及中药等治疗。若系损伤和血管性病变所致,则应根据具体情况,采用手术、止血或一般支持治疗。非炎症性的慢性退行性的下丘脑病变,一般以对症治疗、健脑和锻炼身体为主。

(二)特殊治疗

(1)下丘脑病变,若以嗜睡现象为主者,则选用中枢兴奋药物口服,如苯丙胺、哌甲酯、甲氯芬酯等。

(2)尿崩症采用血管升压素替代治疗。神经垂体制剂常用者有下列三种:①垂体加压素以鞣酸盐油剂(又名"尿崩停注射剂")的作用时间为最长,肌内注射 0.5~1 mL/次,可维持 7~10 天。②神经垂体粉剂(尿崩停鼻烟剂),可由鼻道给药,成人 30~40 mg/次,作用时间为 6~8 小时,颇为方便。③氢氯噻嗪。若对尿崩停类药物有抗药、过敏或不能耐受注射者,可以本品代替。

（3）病变引起腺垂体功能减退者,可补偿周围内分泌腺（肾上腺、甲状腺、性腺）分泌不足,用合并激素疗法。例如,甲状腺制剂合并可的松适量,口服,丙酸睾酮25 mg,每周1～3次肌内注射,高蛋白饮食。若有电解质紊乱可考虑合用去氧皮质酮或甘草。

（4）间脑性癫痫发作,可采用苯妥英钠、地西泮或氯氮草等口服治疗。精神症状较明显的患者可应用氯丙嗪口服。但如有垂体功能低下的病例需注意出现危象。

（5）颅内压增高用脱水剂,如氨苯蝶啶50 mg,3次/天,口服;氢氯噻嗪（双氢克尿塞）25 mg,3次/天,口服;20％的甘露醇250 mL,静脉滴注;等等。

（三）对症治疗

血压偶有升高,心跳快,可给适量降压剂,必要时口服适量普萘洛尔（心得安）。发热者可用中枢退热药物（阿司匹林、氯丙嗪）、苯巴比妥、地西泮、甲丙氨酯等或物理降温。合并胃及十二指肠出血,可应用适量止血剂,如酚磺乙胺及氨甲苯酸等。神经症状明显者,应采取综合疗法,首先要增强体质锻炼,如跳广播操、打太极拳等,建立正常生活制度,配合适当的休息,适量服用吡拉西坦或健脑合剂等。对失眠者晚间用适量催眠剂,白天也可用适当镇静剂,头痛严重者也可用镇痛剂。

第五章　脑血管疾病

第一节　脑血管疾病概述

脑血管疾病(cerebrovascular disease，CVD)是一组神经系统最常见的异质性疾病。在世界范围内，脑血管疾病是第三位的死亡原因和第一位的致残原因。根据中华人民共和国国家卫生健康委员会最新的调查结果，脑血管疾病已经成为我国城乡居民第一位的致死原因。

一、脑血管疾病的定义

脑血管疾病是指各种原因引起的脑动脉系统与静脉系统发生病理改变，导致脑内任一部位出现短暂、持久的缺血或出血，从而引起神经功能紊乱。由于其脑功能障碍症状突然发生、常无预兆，因此又被称作"脑卒中""脑血管意外"或"脑中风"。脑卒中通常多指急性脑血管事件(包括脑梗死和脑出血)，一般为急性起病，患者迅速出现局限性或弥漫性脑功能缺损症状和体征，一般不包括短暂性脑缺血发作(transient ischemic attack，TIA)。

脑血管疾病分类方法很多。根据脑血管疾病进程，可分为急性脑血管疾病和慢性脑血管疾病两种。急性脑血管疾病包括短暂性脑缺血发作、脑血栓形成、脑栓塞、高血压脑病、脑出血和蛛网膜下腔出血等。慢性脑血管疾病包括脑动脉硬化症、脑血管性痴呆、脑动脉盗血综合征等。

根据基本病理学表现，急性脑血管疾病可分为出血性和缺血性两大类。前者根据出血部位可分为不同亚型，出血发生在脑表面的蛛网膜下腔或室管膜表面的脑室系统，即为蛛网膜下腔出血(subarachnoid hemorrhage，SAH)或脑室内出血，出血发生在脑实质内或破入脑实质，即为脑出血(cerebral hemorrhage，CH)。

脑出血根据出血病灶和受累血管的不同可分为幕上和幕下出血。幕上出血可进一步分为内囊外侧型、内囊内侧型或混合型。幕下出血以脑桥、小脑齿状核附近出血居多。

脑缺血则可分为颈内动脉系统和椎基底动脉系统，或称前循环和后循环缺血。

根据发病机制，脑梗死即缺血性脑卒中被分为动脉血栓形成性脑梗死(包括各种原因导致的较大血管闭塞，如动脉粥样硬化、自身免疫性血管炎、动脉内膜炎等)、脑栓塞(心源性、动脉源性、脂肪性及其他)、腔隙性脑梗死(特指脑深穿动脉闭塞引起的最大直径小于 15 mm 的小梗死灶)和脑分水岭梗死，或称为边缘带脑梗死。脑分水岭梗死是因血流动力学因素，如大动脉狭窄或闭塞、体循环血压下降、血容量不足、心排血量减少等导致脑内较大动脉供血区交界部位发生的一种缺血性梗死。

二、脑血管疾病的流行病学特征

随着我国国民经济的快速发展，生活条件的改善和生活方式的转变，加之迅速到来的人口老化,导致全民疾病谱、死亡谱发生了根本变化。目前,脑血管疾病已成为危害我国中老年人健康和生命的主要疾病。与西方发达国家相比,我国脑血管疾病的发病率和病死率明显高于心血管疾病。据卫健委统计中心发布的人群监测资料,无论是城市,还是农村,脑血管疾病在全部死亡原因中的顺位均有明显前移的趋势。脑血管疾病在城市中已上升为第一死亡原因,在农村为第二死亡原因。国内完成的 7 城市和 21 省农村神经系统疾病流行病学调查结果显示,城乡脑血管疾病发疾病率分别为 219/10 万和 185/10 万,患病率分别为 719/10 万和 394/10 万,病死率分别为 116/10 万和142/10 万。据此推算,全国每年新发脑血管疾病约 200 万人,每年死于脑血管疾病者约 150 万人,幸存者约 650 万人。全国每年用于治疗脑血管疾病的直接费用超过 200 亿元。

我国脑血管疾病的地理分布表明,除西藏自治区外,呈现北方地区高于南方地区、东部沿海地区高于西部高原地区的发病趋势。脑血管疾病的发病具有明显的季节性(尤其是出血性脑卒中),寒冷季节发病率高。

脑血管疾病因致残率高而危害严重。研究表明,3/4 的脑血管疾病幸存者有不同程度的劳动能力丧失,其中重度致残者超过 40%。幸存者往往要面对躯体功能障碍、视听力缺失、认知功能下降和情感人格改变等一系列神经、精神功能损害所带来的问题。另外,还要承受由躯体疾病所引起的沉重心理负担。

随着我国人群预期寿命的延长和人口老龄化速度的加快,脑血管疾病发病率和患病率还有逐年增高的趋势。而随着生活方式的转变(如高糖、高脂饮食)和不良生活习惯(如吸烟、酗酒)的普遍存在,我国脑血管疾病的发病有逐渐低龄化的趋势。值得注意的是,一方面,随着我国老年人口在总人群中所占比例的增加,发生脑血管疾病的危险人群还在不断扩大;另一方面,能够为脑血管疾病患者提供家庭和社会保健支持的青年劳动力人群在总人口中所占的比例却在逐年降低。这种趋势将扩大我国未来社会人力资源紧缺的矛盾。如果脑血管疾病在我国不能得到有效救治,将严重影响国民经济的可持续发展,阻碍我国建立和谐社会的进程。

三、脑血管疾病的分类

了解和探究脑缺血发生的病理生理学机制是寻求有效、合理治疗的关键。长期以来,人们一直认为,脑血栓形成是缺血性脑梗死的主要发病机制,但影像超声诊断技术的发展为栓塞机制提供了更多的证据,澄清了许多隐源性脑卒中的真正病因。虽然目前还无法确定缺血性脑梗死中血栓形成和栓塞机制的确切发生率,但针对梗死早期、卵圆孔未闭或心房颤动(atrial fibrillation, AF)(以下简称房颤)、易损性斑块、严重动脉狭窄所采取的更为积极有效的治疗正得到或将得到循证医学的支持。

从临床实践出发,能有一种既能满足对早期缺血性脑梗死患者的快速诊断评估,抢在宝贵的起病 3 小时时间窗内施行溶栓,又能有助于比较不同梗死亚型对不同药物临床疗效的脑梗死分型方法无疑是很重要的。目前,用于临床的将病因、受累血管、影像学结合在一起的脑梗死分型方法有:①瑞士洛桑脑卒中注册(Lausanne Stroke Registry, LSR)分型。②急性脑卒中 ORG 10172 试验(trial of ORG 10172 in acute stroke treatment, TOAST)分型。③牛津郡社区脑卒中规划(oxfordshire community stroke project, OCSP)分型。其他还有根据责任病灶的解剖部位、病灶大小进行影像学分类的方法。

（一）LSR 分型

1.大动脉粥样硬化

相应的颅外动脉或颅内大动脉[大脑中动脉（middle cerebral artery，MCA）、大脑后动脉（posterior cerebral artery，PCA）、基底动脉（basal artery，BA）]血管腔狭窄大于50%或闭塞，无其他病因；上述动脉无血管狭窄或狭窄小于50%，无其他病因；至少含有 5 个危险因素（年龄≥50 岁、高血压、糖尿病、吸烟、高胆固醇血症）中的 2 个。

2.心源性栓塞

有心内血栓形成或肿瘤、风湿性二尖瓣狭窄、瓣膜置换术后、心内膜炎、心房颤动、病态窦房结综合征、左心室室壁瘤或心肌梗死（myocardial infarction，MI）、室壁运动不良、急性 MI（<3 个月）、全心运动功能减弱或障碍。无其他病因。

3.脑小动脉病

高血压患者脑深穿支闭塞，排除其他病因。

4.其他

动脉夹层、纤维肌发育不良、囊状动脉瘤、动静脉畸形、脑静脉血栓形成、脉管炎、血液病、偏头痛及其他病因。

5.未能确定病因

通过系统检查和评估，尚不能明确病因的患者。

（二）TOAST 分型

目前，国际公认的第一个缺血性脑卒中病因学分型是 1993 年由美国亚当斯（Adams）等人，在一个以观察低分子肝素治疗急性缺血性脑卒中的安全性及有效性为目的的试验中制定的 TOAST 分型，这种方法侧重于从病因学角度对缺血性脑卒中进行分型研究，已逐步成为一种公认的有效分型方法。

1.经典的 TOAST 分型

最早的 TOAST 分型法将缺血性脑卒中分为五个亚型。

（1）大动脉粥样硬化：临床症状包括大脑皮质的损害，以及脑干或小脑的功能障碍；既往有同一血管支配区的 TIA 发作，如间歇性跛行、颈动脉杂音或脉搏减弱；梗死在 CT 或 MRI 上显示直径应＞1.5 cm；临床症状或脑影像学提示任一重要血管或者皮质分支血管狭窄＞50%或闭塞，该狭窄或闭塞由动脉粥样硬化引起，同时颈动脉超声或动脉造影证实有颅内外相应动脉狭窄＞50%；排除潜在的心源性栓塞的可能；颈部血管超声或动脉造影显示大动脉正常或轻度异常，则不能诊断为大动脉粥样硬化性脑卒中。

（2）心源性栓塞：临床症状及影像学表现与大动脉粥样硬化性类似；有一个很可能或可能的心源性栓子的证据，根据其引起心源性栓塞的可能性大小分为高危及中危两组；推测脑卒中可能由心源性栓子脱落导致；有超过一个血管支配区的 TIA 或脑卒中病史，或有全身性栓塞证据；排除大动脉粥样硬化血栓形成或栓塞。

（3）腔隙性脑梗死：患者具有典型的腔隙性脑梗死综合征表现，无大脑皮质损害的证据；既往有糖尿病或高血压病史支持该临床诊断；影像学检查正常或有与临床表现相符的直径＜1.5 cm 的脑干或半球皮质下梗死灶；有排除大动脉粥样硬化和心源性栓塞的证据，同侧颅外大血管无＞50％的狭窄。

（4）其他病因：临床症状或影像学改变应为急性缺血性脑卒中的表现；相关检查提示有脑卒中罕见病因之一，如非动脉粥样硬化性血管病变、高凝状态或血液疾病，并排除心源性或动脉粥样硬化性脑卒中。

（5）病因不明：无任何证据提示脑卒中病因；大量检查仍不能确定可能的病因；检查不充分、不完整而未找到明确的病因；有两种或更多种脑卒中潜在病因以至于无法确定最终诊断。

2.改良 TOAST 分型

2001 年，Hajat 等人在对伦敦南部脑卒中患者进行登记时将 1993 年版的 TOAST 分型修订为南伦敦改良 TOAST 分型：①颅外大动脉粥样硬化型；②颅内大动脉粥样硬化型；③高危险度心源性栓塞；④中危险度心源性栓塞；⑤小血管病变；⑥其他原因型；⑦多种可能因素型；⑧未定型。该分型对每一型的定义更为精确和全面，但是较经典的 TOAST 分钟并无实质的改良，所以未能避免经典 TOAST 分型的各种缺点，未被广泛采用。

3.SSS TOAST 分型

2005 年，美国哈肯（Hakan）等人基于"STOP Stroke"的研究也对经典 TOAST 分型进行改良，称为 SSS TOAST。该分型仍沿用经典 TOAST 分型的五个亚型：大动脉粥样硬化、心源性栓塞、腔隙性脑梗死、其他病因和病因不明。每一型又依据所获得的临床、影像、实验室检查及既往病史证据的多寡，将之划分为不同等级：肯定、很可能和可能。

4.韩国改良 TOAST 分型

2007 年 2 月，韩国神经病学学者 Han 提出了另一改良 TOAST 分型，被称之为"新 TOAST 分型"，其基本分型框架仍是 TOAST 分型的五个亚型：①动脉粥样硬化血栓形成，取代了以往大动脉病变，强调有无动脉粥样硬化血栓形成，不再强调狭窄程度，即有无易损斑块；②心源性脑栓塞；③小血管病变；④不明原因的脑卒中；⑤其他明确病因的脑卒中。第一亚型中将大动脉粥样硬化变更为动脉粥样硬化血栓形成。以往经典 TOAST 分型忽略了管腔狭窄程度不及 50％的部分，新的分类方法采用动脉粥样硬化血栓形成的概念，将其定义为：任意大小、任意部位梗死；与梗死相关的颅内或颅外动脉粥样硬化证据；全身动脉粥样硬化证据。

由于这两种分型方法均侧重于缺血性脑卒中的病因学，要求患者经过较全面的检查（包括临床体检、脑 CT 或 MRI、心脏影像学、颅外动脉多普勒超声、DSA 和凝血功能检查）方能确定，因此往往不能在发病急性期常规影像学显示梗死前准确分型。显然，以主要受累脑血管导致严重功能缺损的症状体征为依据的 OCSP 分型方法，更容易为国内多数专家和研究者所接受和肯定。

（三）OCSP 分型

1991 年，英国班福德（Bamford）等人在 675 例脑卒中的大规模群体调查中提出 OCSP 分型方法，OCSP 是牛津郡社区脑卒中规划（oxford shire community stroke project）的英文缩写，OCSP 以缺血性脑卒中分型患者的临床表现为依据，将缺血性脑卒中分为四个临床亚型：①全前循环脑梗死（total anterior circulation infarct，TACI）；②部分前循环梗脑死（partial anterior circulation infarct，PACI）；③后循环脑梗死（posterior circulation infarct，POCI）；④腔隙性脑梗死（lac infarct，LI）。OCSP 分型无须复杂的检查设备及大量人力、物力资源，简便易行,具有明确特征,在任何中小型医院甚至社区内即能完成,更为适合临床实践的需要,临床医师不必过分依赖影像学检查,在影像学尚未发现明确病灶时,就可根据临床表现和重要病史迅速分型,并判定闭塞血管和梗死灶的可能大小和部位,做出针对性处理。一般而言,TACI和少数较重的 PACI、POCI 是需紧急溶栓的亚型。

1.TACI

TACI 表现为大脑中动脉(middle cerebral artery,MCA)完全闭塞的三联综合征:①大脑皮质高级功能障碍(意识障碍、失语、失算、空间定向力障碍等);②同向偏盲;③对侧 3 个部位(面、上肢和下肢)较严重的运动和(或)感觉障碍。多为 MCA 近段主干、少数为颈内动脉(internal carotid artery,ICA)虹吸段闭塞引起的大面积脑梗死。

2.PACI

PACI 损害范围小于 TACI,常表现为三联症中的两个,或只有大脑皮质高级功能障碍,或感觉运动缺损较局限。可呈现出以下任何一组表现:①运动或感觉障碍加偏盲;②运动或感觉障碍加大脑皮质高级功能障碍;③大脑皮质高级功能障碍加偏盲;④单纯运动或感觉障碍,较LACI 局限(如单肢轻瘫);⑤孤立出现大脑皮质高级功能障碍。

受累血管:①MCA 近段主干闭塞,但皮质支的侧支循环良好;②MCA 远段主干、各级分支或大脑前动脉(anterior cerebral artery,ACA)及分支闭塞引起的中、小梗死。

3.POCI

POCI 表现为各种椎基底动脉综合征:①同侧脑神经瘫痪及对侧感觉和(或)运动障碍;②双侧感觉运动障碍;③双眼协同运动及小脑功能障碍,无长束征或视野缺损。椎基底动脉及分支闭塞引起大小不等的脑干、小脑梗死。

4.LI

LI 表现为腔隙综合征,即纯运动性轻偏瘫、纯感觉性卒中、共济失调性轻偏瘫综合征、构音障碍手笨拙综合征等。基底节或脑桥深穿支病变引起的小腔隙灶。

沃德洛(Wardlaw)等人的研究表明,OCSP 分型能正确预测 88% 的患者梗死部位和大小,对大面积皮质梗死的阳性预测值最佳(0.94),对小面积皮质梗死的阳性预测值最差(0.63)。评估急性脑梗死 OCSP 分型观察者间的信度,经分析,一致性为中度或良好,信度满意。关于OCSP 分型的病因研究资料显示,颈动脉狭窄为50%~99%或闭塞的发生率在 TACI 为 50%,PACI 为 37%,LI 为 27%,POCI 为 24%;颈动脉狭窄为 80%~99%或闭塞的发生率依次在TACI 不低于 43%,PACI 为 19%,另两个亚型为 5%~10%。具有潜在心源性栓子来源的频度在 TACI 为 57%,PACI 为 46%,LI 为 16% 和 POCI 为 38%,其中心房颤动(atrial fibrillation,AF)的频度在 TACI 为 48%,PACI 为 38%,LI 为 6% 和 POCI 为14%,经年龄校正的逐步逻辑回归分析,各亚型仍与 AF 独立相关。若以 OCSP 分型检测重度颈动脉狭窄,其敏感性、特异性分别可达 76% 和 70%。结果表明,同侧颈动脉病是前循环脑梗死的重要原因。

(四)A-S-C-O 分型

A-S-C-O 分型是 2009 年 2 月由阿马伦科(Amarenco)等 5 位国际脑血管疾病专家共同提出的最新缺血性脑卒中的病因分型。该分型是对患者各病因相关性的综合评定,给予动脉粥样硬化血栓形成性(A)、小血管病(S)、心源性(C)和其他病因(O)一个病因等级,1 级为本次脑卒中肯定病因,2 级为该病因与此次脑卒中的因果关系不确定,而 3 级指该病因不可能是本次脑卒中的直接原因(但疾病仍然存在),不存在某种疾病(病因)为 0 级,如果未进行相关检查则不能分级为 9 级。

(五)影像学分型

近年来,随着以磁共振成像(magnetic resonance imaging,MRI)技术为代表的影像技术的发展,神经影像学亦有了长足进步。影像学分型对于急性期脑梗死是否采用溶栓治疗及预后具有重要的指导价值。下面简要介绍脑梗死影像学分型。

1.前循环皮质脑梗死

病灶位于 MCA 或 ACA 皮质支分布区,可以是 MCA 主干闭塞,或 MCA 皮质支闭塞,或 MCA 前、后交界区(边缘带)梗死,或 ACA 分布区梗死。

2.基底节区脑梗死

基底节区梗死,即前循环深穿支分布区梗死。

3.放射冠脑梗死

MCA 皮质支和深穿支分布区的交界区即内交界区,主要位于放射冠区。

4.后循环脑梗死

椎基底动脉分布区包括脑干、丘脑、枕叶皮质等。

总之,缺血性脑梗死的各种分型方法都是从不同角度对脑梗死进行分析,每一种分型方法各有其关注的重心,临床医师应了解这些分型方法的特点,在临床研究中根据研究目的交叉使用这些分型方法,这样才可能更全面地揭示脑血管疾病的全貌。

四、脑血管疾病的危险因素

尽管随机治疗试验和病例-对照研究已显示出治疗高血压、高血脂、AF、无症状颈动脉病变、MI、糖尿病,以及戒烟和使用抗凝药在脑卒中一级预防中的价值,也支持它们用于脑卒中的二级预防,而且包括阿司匹林、噻氯匹定、氯吡格雷、潘生丁在内的抗血小板药作为脑卒中二级预防策略的有效性也在不断被证实,但是仍缺乏对这些临床资料进行系统的分析,导致证据和实践之间的巨大差距。就患者而言,不了解脑卒中的危险因素、症状和治疗方法,虽然有个体化的治疗方案,但患者的治疗并未达到目标要求。就医生而言,只对典型脑卒中病例进行治疗而未积极地、有责任地去纠正患者存在的危险因素。要想卓有成效地减少脑卒中的发生,就必须改变已往的医疗模式,采取的策略是加强对患者的教育;使患者全面认识早期治疗中存在危险因素;长期随访和监测患者;允许患者参与自身治疗计划的制订。其结果将会唤起患者的主动意识,自觉实行健康有益的生活方式和习惯,合理有序地用药,最终达到改善临床预后、减少医疗资源浪费的目的。

脑血管疾病的危险因素是指暴露在社区人群中能够导致脑血管疾病诱发和发生的相关因素,大致可分为以下几类情况:一是与生俱来不可改变的因素,如年龄、性别、种族等;二是受人体内、外环境影响的因素,是可以调节控制的,如高血压、心脏病等;三是由个人生活方式或习惯造成的因素,如吸烟、饮酒、不良的饮食习惯等。库洛(Kullo)等人还将这些危险因素按作用的强度进行细分:①传统危险因素(动脉粥样硬化形成的直接病因),包括吸烟、血压增高、血胆固醇增高、高密度脂蛋白胆固醇(HDL-Ch)降低和糖尿病。②诱发性危险因素,包括超重或肥胖、缺乏运动、有早发冠心病的家族史、社会经济因素、行为因素和胰岛素抵抗等。③条件性危险因素(虽与动脉粥样硬化形成风险有关联,但只是增强了传统危险因素的作用,尚未最后确认),包括高同型半胱氨酸血症、纤维蛋白原、脂蛋白、小颗粒低密度脂蛋白和 C 反应蛋白(CRP)。④正在显现的危险因素,包括脂蛋白结合型磷脂酶 A_2、妊娠相关性血浆磷酸酶、非对称性二甲基精氨酸、髓过氧化物酶、亚硝基酪氨酸、氧化应激标记物和候选基因多态性。流行病学研究已确立的可干预危险因素有高血压、高脂血症、糖尿病、吸烟、无症状颈动脉病变、AF、镰状细胞贫血;有待进一步证实的危险因素包括肥胖、缺乏运动、空腹血糖增高、营养不良、酗酒、高同型半胱氨酸血症、药物滥用、高凝状态、雌激素替代疗法或口服避孕药、炎症过程、睡眠呼吸暂停等。干预这些危险因素,至少减少 20％ 心脑血管疾病的发病率,控制危险因素可以减少病死率、致残率,提高生活质量。本节中,我们重点叙述可干预的血管病危险因素。

(一)高血压

在脑血管疾病的众多危险因素中,高血压是独立的、最主要的危险因素,收缩压或舒张压增高都可增高脑卒中的发生率,只要做好高血压的防治,脑血管疾病的发生率即可降低40％～50％,降低脑卒中病死率的58％。研究表明,当收缩压>160 mmHg,舒张压>95 mmHg,脑血管疾病相对风险约为血压正常者的 4 倍。血压水平应控制在 140/90 mmHg 以下。收缩压与舒张压的达标同等重要,收缩压和舒张压的升高都与脑血管疾病的发病风险呈正相关,并呈线性关系。高血压是动脉内皮细胞功能损害的重要因素之一。内皮细胞已被公认为是“一个器官”,具有许多重要功能,例如:产生血管扩张因子和生长抑制因子;参与对血管活性物质的反应;参与对大分子物质通透性的调节;维持机体的抗血栓功能和纤溶功能。血管壁应力和剪切力增加,以及去甲肾上腺素、血管紧张素 Ⅱ 等血管活性物质的增多,都使血管内皮细胞在高血压病程早期就受到损害。同时,高血压性脑血管损害是脑血管疾病发生的主要病理基础,高血压可通过不同的机制影响脑部血管:直接作用于脑基底部穿通动脉及基底动脉的旁中央支,使血管发生脂肪变性,致微梗死或动脉瘤形成,机械刺激和损伤大血管或较大血管的内皮细胞,致动脉壁粥样硬化斑形成。

根据联合国有关检查、评价和治疗,高血压会议推荐认为,当舒张压在 90～97.5 mmHg 时,仅需限盐和控制体重即可,高于这个水平则需用药物治疗。在我国,每年治疗 1 000 例老年收缩期高血压,5 年内就可减少 55 例死亡,39 例脑卒中或 59 例主要心血管事件的发生。显然,进一步降低目前的血压平均水平将会对公众健康产生重要影响。据估计,在我国收缩压降低 9 mmHg 或舒张压降低 5 mmHg 时,每年将可防止 45 万人死于脑卒中。

(二)高血脂

高血脂与脑卒中是否具有相关性存在矛盾或争议。早期一些非随机的观察性研究报道了较低水平的血胆固醇浓度可能与出血性脑卒中的高风险相关,降低血胆固醇可能会增加出血性脑梗死的危险性。提尔谢尔(Tirschell)等人发现,血总胆固醇(total cholesterol, TC)>229 mg/dL(5.92 mmol/L)时,缺血性脑卒中的风险增高,达288 mg/dL(7.45 mmol/L)时,这一风险增加了0.6～2.0 倍。TC 为 161 mg/dL(4.16 mmol/L)时,出血性脑卒中的风险增加 2 倍;但当 TC 升至 250～269 mg/dL(6.47～6.96 mmol/L)时,出血风险降至最低。一般报道认为,沉积在粥样硬化斑块内及下层的主要脂质是胆固醇,血中会有高密度脂蛋白(HDL)和低密度脂蛋白(LDL),而脂代谢紊乱的危险性主要取决于低密度脂蛋白(LDL)的含量,LDL 在血流中漂浮沉积在动脉壁形成斑块,导致血栓形成或斑块脱落造成栓塞。体内脂代谢紊乱如血浆 LDL 增高,就会使胆固醇堆积于动脉内层及下层,引起动脉粥样硬化。而高密度脂蛋白是缺血性脑卒中的保护因素,当血中 HDL 下降时,动脉硬化发生率也会升高。由此可看出,血脂异常可引起动脉粥样硬化,增加脑血管疾病的机会。同时,高甘油三酯(triglyceride,TAG)>200 mg/dL(2.26 mmol/L)时显著增加脑卒中危险(近 30%),TAG 也与缺血性脑卒中和 TIA 有关。

强化降脂治疗是心血管疾病预防的重大转变。应该看到这样的事实,虽然积极降脂治疗被认为是可行和有效的,但目前最大的问题却是许多符合降脂治疗标准的人并未能接受最基本的处理,他汀类药物没有被充分利用,而且存在使用剂量不足的问题。同时,基因的变异也可能影响患者对降胆固醇治疗的反应。

(三)同型半胱氨酸

同型半胱氨酸是一种存在于血和组织中的含硫氨基酸,为蛋氨酸的中间代谢产物。试验研究表明,血总同型半胱氨酸(tHcy)浓度增高与动脉粥样硬化和血栓形成有关。大量研究表明,高同型半胱氨酸血症在动脉粥样硬化和血栓栓塞性疾病发病机制中起重要作用,是脑血管疾病的独立危险因素之一,尤其增加了青年人(45 岁以下)脑梗死的危险性。30% 的动脉粥样硬化患者血浆同型半胱氨酸增高,氧化应激机制介导了高同型半胱氨酸血症引起的内皮功能障碍。高 tHcy 血症诱发脑卒中的可能机制是 tHcy 可促使氧自由基和过氧化氢生成,引起血管内皮细胞损伤和毒性作用,促进血管平滑肌细胞增生,并可激活血小板的黏附与聚集,使损伤的血管内皮细胞部位大量的血小板聚集及富含血小板的血栓形成,tHcy 能加强 LDL 的自身氧化,氧化的 LDL 能影响一氧化碳(NO)的合成和凝血酶调节蛋白的活性,从而使内皮功能进一步受损,导致动脉硬化和栓塞,使脑血管疾病发生率明显升高。流行病学资料证明,这些人群缺血性脑卒中的风险增加,且与其他血管性危险因素无关。血浆 tHcy 水平受遗传与环境因素的共同影响,国人 MHTFR 基因突变率较高,而膳食中摄入的叶酸、维生素 B_{12} 相对不足,故易患高 tHcy 血症,最终导致脑血管疾病的发生。虽然这种关联是显著的、剂量依赖性的,在生物学方面不容置疑,但仍然要进一步确定是否为 tHcy 引起了脑卒中,其是因为 B 族维生素(叶酸、维生素 B_{12} 和维生素 B_6)能有效、安全且花费小地降低 tHcy。由四大洲 19 个国家参与的维生素预防脑卒中(VITAmins TO Prevent Stroke, VITATOPS)对 8 164 名脑卒中或短暂性脑缺血患者进行了 12 年的随访研究,并对安慰剂与 B 族维生素(叶酸 2 mg、维生素 B_{12} 0.5 mg、维生素 B_6 25 mg)进行比较,结果发现 B 族维生素对降低脑卒中发生并无保护作用(RR=0.92;95%CI 0.81~1.06)。近期一项包含 39 005 名患者的 13 项随机对照研究的 meta 分析结果显示,联合应用叶酸、维生素 B_6、维生素 B_{12} 可以降低脑卒中的发病率(RR=0.83;95% CI 0.71~0.97),但单独应用以上药物则无此疗效。

(四)吸烟

烟草中尼古丁等多种有毒物质可刺激自主神经,使小血管痉挛,血氧含量减少,损伤动脉壁,影响全身血管和血液系统,加速动脉硬化,升高纤维蛋白原水平,促使血小板聚集,等等。吸烟促进了动脉粥样硬化,改变了凝血系统的功能(如升高纤维蛋白原、增强血小板聚集性、降低 HDL-Ch 和增加血细胞比容),使动脉内皮间隙加大,有利于大量脂蛋白和胆固醇进入动脉内膜下层沉积并形成粥样斑块。吸烟会对血液循环功能参数产生影响。脉率、心肌耗氧量、肺血管阻力、肺动脉压显著增高,并随吸烟量递增。吸烟后血中碳氧血红蛋白在 10% 以上,导致组织缺氧,同时产生的烟碱和一氧化碳刺激交感神经系统,使儿茶酚胺和加压素分泌增加,导致心肌耗氧量增加。吸烟造成的死亡中,脑卒中或心脏病各占 5%、8%。与不吸烟者相比,35~69 岁吸烟男性心血管疾病死亡率增加 15%。吸烟可使脑血流量明显降低,并可加速脑动脉硬化,使脑血管舒缩功能降低,在脑卒中的多因素作用中具有一定的影响。

经常吸烟是公认的缺血性脑血管疾病的危险因素,其危险度随吸烟量而增加。长期被动吸烟也可增加脑血管疾病的发病危险。吸烟和高血压与无症状性脑梗死(asymptomaic cerebral infarction, SCI)的关系最为密切,相当于吸烟和颈动脉粥样硬化的关系。危险因素及生活方式综合分析显示相对危险度(risk ratio, RR)为:不吸烟 1.00,被动吸烟 1.06,过去吸烟 1.16,现在吸烟 1.88,增龄 3.21,高血压 2.00,糖尿病 1.36,非白种人 1.64,女性 1.11。无论血胆固醇水平高低,当前吸烟都显著增加缺血性心脏病(ischemic heart disease, IHD)和脑血管疾病(cerebrovascular disease, CVD)的风险,RR 分别为 2.2 和 1.6。观察性研究资料表明,吸烟者戒烟后脑卒中的危险性降低 60%;戒烟 5 年,脑卒中危险才能降至不吸烟个体的水平。

吸烟和腹部肥胖是静脉血栓栓塞的危险因素。与不吸烟人群相比,每日吸烟 15 支以上者该事件 RR 为 2.82;与腰围 <100 cm 人群相比,≥100 cm 者 RR 为 3.92。吸烟是动脉瘤性 SAH 的原因(动脉瘤破裂呈吸烟剂量依赖性,男性发病年龄提前 2~6 岁,女性提前 7~10 岁)和继发性脑血管痉挛的危险因素,也是唯一最可能被改变的、引起早期残疾或死亡的危险因素。

(五)糖尿病

糖尿病是脑血管疾病的危险因素之一,血糖增高的程度对脑血管疾病的病情及预后有着显著影响。病例-对照研究和前瞻性流行病学研究发现,糖尿病患者脑卒中危险性增加 2~6 倍,首次缺血性脑卒中病死率增高 3 倍。空腹血糖受损[空腹血糖 110~125 mg/dL(6.11~6.94 mmol)]的患者脑卒中危险性增加 2 倍,这种风险随空腹血糖的增高而增加。糖尿病高血糖患者易发生动脉粥样硬化和小动脉硬化,广泛小血管内皮细胞增生致管腔狭窄、血管壁脂肪和多糖物质沉积等,这可能是引起脑血管疾病的病理基础,凝血机制异常也是糖尿病引起动脉粥样硬化的主要原因之一。故有人指出,糖尿病是脑动脉血栓性梗死和腔隙性脑梗死共同的危险因素。

(六)瘦素

随着对脑血管疾病的重要危险因素之一的胰岛素抵抗的深入研究,另一种危险因素——瘦素越来越引起人们的重视。瘦素是由肥胖基因编码的一种多肽激素,通过调节交感神经活性,参与胰岛素抵抗、脂代谢紊乱及动脉粥样硬化,参与缺血性脑卒中的发生。瘦素可能是独立于其他危险因素外的、与脑卒中发病相关的危险标志物。

(七)肥胖

肥胖者身体存在的大量脂肪组织,也需要很多血管输送营养,从而增加心脏额外负担,导致高血压和充血性心力衰竭。超过标准体重 20% 以上的肥胖者,发生高血压、糖尿病及冠心病的概率比体重正常者高 3 倍。肥胖是发生高血压的独立危险因素,腹型肥胖尤与高血压密切相关。体重每增加 4.5 kg,男性收缩压增加 4.4 mmHg(0.58 kPa),女性增加 4.2 mmHg(0.56 kPa);体重减轻 1 kg,收缩压降低 2.5 mmHg(0.33 kPa),舒张压降低 1.7 mmHg(0.23 kPa)。据近期《美国医学会杂志》报告,肥胖会增加房颤的风险,房颤引起的心律不齐可能导致缺血性脑血管疾病。肾功能异常,特别是肾小管重吸收钠增加和肾脏压力性尿钠减少,既是肥胖相关性高血压的后果,也是肥胖相关性高血压的原因,其重要病理生理过程包括交感神经活性增强和肾素-血管紧张素-醛固酮系统的激活。肥胖和血脂异常相关,体重每增加 10%,TC 相应增高 0.3 mmol/L。体重指数(body mass index,BMI)为 20～22 是中国人最佳水平,24 及 28 为超重及肥胖的诊断分割点。BMI 为 20～22 时,患高血压、2 型糖尿病、血脂异常、蛋白尿和尿毒症的风险最低;BMI 为 24～26 时,上述风险开始升高;BMI≥30 时,患病风险平均增高 14.9 倍。

(八)心脏疾病

心脏病也是公认的脑血管疾病的重要危险因素,包括冠心病、风湿性心脏病、心律失常、心脏黏液瘤等,无论血压水平如何,伴有心脏病的患者脑卒中的危险性明显增加。有学者统计,冠心病发生脑梗死的机会比无冠心病者高 5 倍。风湿性心脏病(如房颤、瓣膜病变)、冠心病及心脏黏液瘤等发生脑血管疾病的危险较正常人高 2.10 倍。心、脑损害的机制,可能是脑血管与心血管的动脉粥样硬化性改变呈平行发展,心排血量的下降导致了脑灌注不足及心脏附壁血栓脱落阻塞了脑血管等,这些均可导致脑血管疾病的发生。

非瓣膜性心房颤动(nonvalvular atrial fibrillation,NVAF)是缺血性脑梗死又一重要的独立危险因素,有房颤者脑卒中风险增加 5 倍。NVAF 随增龄发生率升高。首次缺血性脑梗死中 15%～21% 的患者存在 NVAF。有 35% 的 NVAF 患者迟早会发生缺血性脑梗死。NVAF 发生脑卒中的风险是同年龄窦性心律者的 6 倍。同时,NVAF 的脑卒中复发率亦高。首次缺血性脑梗死后 9 年内复发约占 37%,第 1 年内复发率为 17%,亦有人提出首次缺血性脑梗死后每年的复发率为 10%～20%。2003 年,我国中华医学会组织的除西藏以外的 40 家医院参与的 1999—2001 年 AF 的回顾性研究结果表明,中国人群中 AF 总患病率为 0.77%,AF 患者中脑卒中的发病率为 17.5%。其中,42.3% 恢复功能,49.7% 中、重度致残,8.0% 死亡,导致 AF 患者死亡的主要因素之一为脑卒中。有效治疗心房颤动可以预防脑卒中的发生。

美国胸科医师协会(2004 年)抗栓和溶栓治疗指南强调对 NVAF 的抗凝治疗应根据患者栓塞风险进行分层,有高危因素的患者采用华法林治疗[国际标准化比值(INR)为 2.0～3.0],无高危因素的 <65 岁、65～75 岁、>75 岁的患者可分别采用不用药物或阿司匹林 325 mg/d 及华法林治疗(INR 为 1.6～2.5)。在我国,AF 患者服用华法林抗凝治疗率仅为 1.7%,38% 的患者使用阿司匹林,60% 的患者两者均未使用。而在服用华法林的患者中多数不系统检测 INR,或 INR 保持在无效的低水平(1.3～1.5)。脑卒中发生率高和抗凝药服药低,是中国房颤患者治疗面临的困惑。

(九)无症状颈动脉狭窄

无症状颈动脉狭窄是一种常见病,仅在血管狭窄到一定程度才可能引起血流动力学改变。轻度狭窄通过远端血管扩张、降低血管阻力等血管自动调节机制使局部脑血流量(regional cerebral blood flow, rCBF)保持基本恒定,但随着狭窄的不断加剧和末梢灌注压的不断下降,最终失代偿发生脑梗死。在未经选择的＞65岁人群中,7％的男性和5％的女性颈动脉狭窄＞50％。颈动脉狭窄＞60％的患者脑卒中危险性约每年2％,MI危险性接近每年5％,血管性死亡的危险性每年可能在5％～9％。同侧脑卒中的危险性随着狭窄程度、斑块进展、斑块溃疡和(或)对侧有症状狭窄或闭塞而增高。对无症状颈动脉狭窄患者进行脑血管反应性(cerebral vasoreactivity, CVR)评估,反应减弱(乙酰唑胺1.0 g静脉注射后颈动脉狭窄侧,MCA 血流速度增加＜40％)者在随访期间(24个月±8个月)出现了 TIA 或梗死,且均发生于 ICA 病变侧,梗死年发病率为2.3％,缺血年发病率为7.9％。

扬努齐(Iannuzzi)的研究认为,动脉斑块厚度是 TIA 的独立危险因素,管腔狭窄程度是脑梗死的独立危险因素。斑块的厚度与斑块内出血、粥样溃疡、血栓形成和表面不规则性相关。近期 TIA 患者往往有同侧 ICA 低回声斑块病灶,37％的患者存在斑块的纵向运动并与最小残腔(minimum residual lumen, MRL)处斑块的厚度呈正相关。斑块纵向运动产生了对病灶基底部的切变效应,引起斑块内出血而形成不稳定斑块,斑块暴露出来的溃疡面或壁龛则是栓子的重要发源地,血管壁肌层的暴露诱导栓子生成并触发形成血栓。总之,斑块越厚,回声越低,越呈高脂肪含量的异质性,脑血管事件频率越高,越易形成较大栓塞;无回声斑块的发病频率较回声性斑块高2～4倍。将 ICA 颅外段高度狭窄(狭窄为 70％～95％)、临床有或无 TIA 患者颈动脉内膜切除术(carotid endarterectomy, CEA)前经颅多普勒超声(transcranial Doppler, TCD)微栓子发生率与 ICA 粥样斑块病理改变(表现为斑块裂隙、斑块内出血、斑块溃疡和腔内血栓)进行相关性分析,有 TIA 者微栓子检测阳性率增高(25/28 vs. 2/12),微栓子与斑块溃疡(P=0.005)和腔内血栓(P=0.003)明显相关,进一步证实 ICA 高度狭窄患者 ICA 内斑块溃疡和腔内血栓是同侧 MCA 微栓子的主要来源。

斑块回声、狭窄程度及白细胞计数是脑血管事件的独立危险因素。与无颈动脉狭窄人群相比,未经校正时,超声检查斑块呈无回声或回声的患者,发生脑血管事件的 RR 分别为 13.3 和 3.7;经校正,前组患者的 RR 为 4.6,与斑块无回声增加呈显著线性关系。

新的治疗措施强调采用他汀类药物抑制炎症、稳定斑块,目前缺乏新的药物与 CEA 疗效进行比较的资料。Amarenco 等人对2003 年8 月以前发表的所有他汀类药物用于脑卒中预防和治疗颈动脉粥样硬化的随机研究(纳入 90 000 例以上患者)进行了系统回顾和汇总分析,结果发现,他汀类药物使脑卒中的相对危险度降低 21％(OR＝0.79),致死性脑卒中减少 9％(OR＝0.91),且并未增加出血性脑卒中的发生;而且他汀类药物的疗效与低密度脂蛋白胆固醇(LDL-C)降低程度密切相关,LDL-C 每下降 10％,每年所有脑卒中的危险性降低15.6％,颈动脉内膜中膜厚度(intima-media thickness, IMT)下降 0.73％。

(十)代谢综合征

代谢综合征由一组代谢性血管危险因素构成,包括腹型肥胖、致动脉粥样硬化性血脂异常(TG 增高、HDL-Ch 降低)、高血压、胰岛素抵抗、炎症前状态和高凝状态。所谓“胰岛素抵抗”是导致高胰岛素血症的启动环节,是指机体靶组织器官对胰岛素反应性降低或丧失而产生的一系列生理病理变化。当机体对胰岛素的敏感性下降,机体代偿性产生更多胰岛素,而机体的组织器官对胰岛素的反应性不相一致,从而损害重要器官。国内外大量研究认为,无论是脑梗死还是脑出血均存在 IR,IR 与脑卒中危险性密切相关,但非独立危险因素。高胰岛素血症与高血压、肥胖和糖耐量减低(impaired glucose tolerance,IGT)相关,是产生糖尿病和冠心病的"共同土壤"。高胰岛素血症、高血压、高 TG、HDL-Ch 减低、高血糖、肥胖、冠心病和脑卒中构成了胰岛素抵抗综合征(也被称为"X 综合征""代谢综合征")的传统成分,高凝状态、高尿酸血症、微量白蛋白尿、高瘦素血症是心血管疾病的独立危险因素,构成了胰岛素抵抗综合征的非传统成分。世界卫生组织(WHO)关于代谢综合征的诊断标准是胰岛素抵抗(糖调节受损、糖尿病、高胰岛素-正常血糖钳夹试验葡萄糖摄取率处于最小四分位数以下),以及含有下列 2 个或更多成分:①动脉压增高 $\geqslant 140/90$ mmHg;②血浆 TG $\geqslant 1.7$ mmol/L;③低 HDL-Ch,男性 <0.9 mmol/L(35 mg/dL),女性 <1.0 mmol/L(39 mg/dL);④向心性肥胖,即腰臀比男性 >0.90,女性 >0.85,及(或)BMI >30;⑤微量白蛋白尿 $\geqslant 20\mu g/min$ 或清蛋白/肌酐 $\geqslant 30$ mg/g。

研究表明,过分的营养和缺乏体育锻炼导致了肥胖症和代谢综合征的流行。在肥胖患者中,20~29 岁组代谢综合征的发生率为 6.7%,60~69 岁组为 43.5%,>70 岁组为 42.0%。上海地区筛查出的糖尿病患者中,无论性别,半数以上同时存在高血压和血脂紊乱,符合代谢综合征的诊断。代谢综合征患者是心脑血管疾病的高危人群,发生脑卒中的风险是非代谢综合征患者的 3 倍,病死率增加 5~6 倍。

(十一)酗酒

研究发现,酒精摄入与脑卒中危险性之间存在"J"形曲线关系。每天喝 1~2 份酒(1 份酒相当于葡萄酒 150 mL 或啤酒 350 mL 或白酒 30 mL)可防止心血管疾病和脑卒中,而每天多于 4~5 份酒则有害。其他研究报道了不同的结果,某些结果受到饮酒者饮食的影响。美国心脏协会建议,男性每天饮酒量不超过 2 份,女性不超过 1 份。少量饮酒对脑卒中并不构成危险,但急性和慢性酒精中毒却是脑卒中的重要危险因素,饮酒与出血性脑血管疾病呈正相关,出血性脑血管疾病发病率比非饮酒者增加 2~3 倍,蛛网膜下腔出血是非饮酒者的 4 倍,也是缺血性脑血管疾病的主要危险因素。在欧美一些国家,脑出血发生率占所有脑血管疾病的 10%~15%,而我国部分地区居民脑出血的发病率却高达 40%,这与我国居民饮白酒多有关。大量饮酒引起脑卒中的可能机制:①诱发心律失常和高血压病;②刺激肝脏,促进胆固醇和甘油三酯的合成进而导致动脉硬化;③酗酒可促使血压增高,降低脑血流量,改变血小板、红细胞、纤维蛋白原成分,增强血小板凝聚作用;④激活凝血系统;⑤引起血管内皮损伤,引起动脉粥样硬化,刺激脑血管平滑肌收缩导致脑血流量减少。

(十二)阻塞性睡眠呼吸暂停低通气综合征

阻塞性睡眠呼吸暂停低通气综合征(obstructive sleep apnea hypopnea syndrome, OSAHS)是一种可治疗的呼吸障碍,表现为在睡眠过程中上气道反复闭合。研究已证实,阻塞性睡眠呼吸暂停是一种能诱发应激反应的刺激,与血管危险因素,以及心血管疾病发病率和病死率显著增加有关。在脑卒中患者中,该综合征的患病率 $>60\%$,在中年人群中患病率为 4%。呼吸障碍导致夜间持久、异常的交感神经兴奋、副交感张力减低,以及内皮素释放和反复发生低氧血症,使高血压、糖尿病、冠心病、脑卒中和充血性心衰的危险性增加,是心血管疾病和脑血管疾病独立的致病因素。呼吸暂停-低通气指数 >5 时(每小时出现 5 次以上的呼吸暂停和低通气事件),发生 IGT 或糖尿病的风险增大(OR $=2.15$);IGT 与 OSAHS 引起的动脉血氧饱和度降低程度相关。动脉血氧饱和度每下降 4%，IGT 的 OR 为 1.99。睡眠呼吸暂停低通气指数（AHI）的增加加重了与肥胖无关的胰岛素抵抗。美国耶鲁大学医学院睡眠医学中心在研究纳入的 1 022 例患者中证实，在未校正的分析中，OSAHS 与脑卒中或任何原因的死亡有关（风险比＝2.24，P＝0.004）；在对年龄、性别、种族、吸烟状况、酒精摄入状况、体质指数、有无糖尿病、高脂血症、心房纤颤和高血压进行校正后，OSAHS 与脑卒中或死亡之间仍然存在有统计学意义的相关性（OR＝1.97，P＝0.01）。

（十三）CRP 和其他炎症标记物

1.C 反应蛋白（CRP）

动脉粥样硬化是缺血性脑卒中发生和发展的直接原因。动脉粥样硬化在本质上是一种慢性炎症性增生性疾病，作为炎症标志物的 CRP 与动脉粥样硬化有着十分密切的关系。C 反应蛋白（CRP）是人体非特异性炎症的敏感性标志物之一，是由活化巨噬细胞分泌的细胞因子刺激及诱导肝细胞产生的。长期慢性炎症刺激导致局部白细胞或血小板对内皮细胞黏附性和通透性的增加，促进凝血，诱导产生血管活性因子和细胞因子等，导致 CRP 合成增加——内皮功能损害，使扩血管物质释放减少，从而增加了内皮细胞与血小板和白细胞的黏附，导致血管病变和血栓形成。目前，研究证实 C 反应蛋白与脑血管疾病的发生有关，认为 CRP 浓度增加与心脑血管疾病发生的危险程度呈正相关。对 CRP 的有关研究显示，其对心脑血管疾病的发生有预报作用。多项队列研究显示，在校正经典的动脉粥样硬化危险因素后，高敏感性 CRP 是发生血管事件的独立危险因素。体外试验中，CRP 能够以时间和剂量依赖的方式诱导人脐静脉内皮细胞分泌单核细胞趋化蛋白-1（monocyte chemoattractant protein-1，MCP-1），100 μg/mL 重组人 CRP 孵育可使 MCP-1 分泌量增高7 倍。MCP-1 在单核细胞进入动脉粥样斑块形成部位的过程中发挥关键作用，免疫组化染色发现，CRP 弥漫沉积在早期粥样硬化动脉壁内膜与中膜连接处的弹性纤维层和纤维肌层，在这些部位经常同时见到终末补体复合物沉积；内皮下的大部分泡沫细胞呈 CRP 阳性染色，但在这些区域未见到终末补体复合物。CRP 可能通过不经典激活途径激活补体系统、泡沫细胞形成、促凝引起血管内膜的损伤共同参与动脉粥样硬化性损伤。

Cao 等人进一步对老年人缺血性脑卒中、颈动脉 IMT 和血浆 CRP 浓度的关系进行了分析。结果表明，CRP 增高是缺血性脑卒中的独立危险因素，与代表动脉粥样硬化严重程度的颈动脉 IMT 无关；但在颈动脉 IMT 明显增加的患者中，CRP 与脑卒中的相关性更为明显。因此，CRP 和颈动脉 IMT 可能是缺血性脑卒中风险的独立预告因素。CRP 还可能反映了斑块的成分，CRP 浓度较高者其颈动脉粥样硬化斑块的稳定性可能较差，将缺血性脑卒中发病24 小时内、48～72 小时和出院 3 个阶段的 CRP 浓度与 1 年时转归（复发或死亡）的关系进行研究，应用 COX 比例风险模型对潜在的混杂因素进行校正。结果表明，入院时（风险比＝2.78，95% CI 为1.45～5.33，P＝0.0021）和出院时（风险比＝9.42，95% CI 为4.27～19.05，P＜0.000 1）的 CRP 浓度是 1 年时新发血管性事件或死亡联合终点指标的预测因素。出院时的 CRP 浓度是转归不良最强的独立危险因素（P＜0.000 1），且出院时 CRP ≥1.5 mg/dL 对转归不良的敏感性和特异性最高。CRP 增高可能不仅与脑卒中的急性过程有性关，也与存活者体内持续存在的炎症反应性有关。正常人 CRP 水平越高，发生脑血管事件的危险越大；脑血管疾病患者 CRP 水平升高越明显,脑血管疾病的病情越严重,并发症越多,病死率越高;反之,CRP 水平可随着病情的稳定和恢复而下降。总之,在一级预防中,CRP 可用于危险患者的分层;在二级预防中,它是否能继续作为一个有特异性的预测指标尚不明确。

2.溶血磷脂酸

溶血磷脂酸(LPA)是在血液凝集的早期由凝血酶活化的血小板迅速产生的,是细胞内和细胞外信号转导的重要磷脂信号分子,并且从多个方面促进动脉硬化和血栓形成。LPA 存在于动脉粥样硬化损害内膜内,早期可诱导屏障功能障碍,促进内皮细胞与单核细胞的黏附。同时,LPA 可刺激成纤维细胞增生,促进炎症细胞存活,诱导血管平滑肌细胞迁移,由中层向内膜移行,并促使大量增殖,在动脉粥样硬化进展期的血管损害中起核心作用。LPA 主要来源于活化的血小板并进一步导致血小板呈瀑布样激活,这是 LPA 促进血栓形成的基础。因此,LPA 增高在致动脉粥样硬化过程中至关重要,它促进斑块的发生发展,成为脑血管疾病的危险因素之一,它又称为"预警因子",具有预示脑血管疾病危险度的指标。但并非所有脑卒中都有 LPA 升高,卵巢癌及前列腺癌同样有 LPA 的显著升高,需要加以鉴别。

(十四)病原微生物

1.肺炎衣原体(Cpn)

现在脑血管疾病中仍认为是动脉粥样硬化的因素占主要地位,但病原微生物感染引起的炎症反应导致动脉粥样硬化疾病的观点日益受到重视。肺炎衣原体是一种革兰氏阴性病原微生物,可通过免疫炎症机制损伤血管壁,导致动脉粥样硬化形成。Kawamoto 等人发现 87.0% 的动脉粥样硬化性脑血栓形成、66.7% 的腔隙性脑梗死及 50.0% 的其他类型脑梗死患者血清,肺炎衣原体(Cpn)IgG 为阳性,而对照组的阳性率为 61.2%。多重回归分析显示,血清 Cpn 阳性是脑卒中独立的危险因素($P < 0.05$),与动脉粥样硬化血栓性脑梗死相关。但也有学者认为,肺炎衣原体感染的血清学标记与急性脑血管事件无关。老年人的免疫功能低下,常易导致肺炎衣原体及其他病原菌的感染,在多重因素共同作用下提高了脑血管疾病的发生率。

2.人巨细胞病毒(HCMV)

国内外越来越多的证据表明,HCMV 感染与动脉粥样硬化(AS)及 AS 相关性的缺血性脑血管疾病的发生、发展密切相关。HCMV 可通过各种途径和机制导致血管内皮细胞、平滑肌细胞和巨噬细胞的形态、代谢及功能发生改变,从而参与动脉粥样硬化斑块的形成及进展。

近年,越来越多的研究表明脑血管疾病的发生可能与更多的因素相关,如血流动力学紊乱、血尿酸水平、左心室肥厚、雌激素、职业习惯、血型等,但临床资料尚不足,目前难以证实它们在脑卒中发病中的角色,是否存在真正因果关系需要我们进一步深入研究探讨。

五、脑血管疾病的遗传因素

脑血管疾病的危险因素多而复杂,多是几种危险因素共同作用的结果,因此脑血管疾病的遗传学研究受到限制。但脑血管疾病主要危险因素的遗传性决定了脑血管疾病的发生必有其遗传学背景。目前认为,高血压性脑出血、动脉血栓性脑梗死是一类多基因遗传病,而且有的脑血管疾病本身尚有特定的遗传方式。

脑血管疾病是多基因及多环境因素疾病,多基因遗传病的形成受遗传基础和环境因素的双重影响,其遗传学,尤其是分子遗传学研究相当困难,其遗传度受环境等各种因素的影响较大。因为脑卒中的发生多在老年,很难找到代数较多的家系,也很难找到单纯致病原因的家族,这导致各家系之间的结果无法相互印证。最近多方面的研究结果表明,家庭中有直系亲属为本病患者或死于该病者,发病率和危险性显著高于非脑血管疾病对照组亲属。有一部分遗传病是单基因遗传病,如常染色体显性遗传脑动脉病伴皮质下脑梗死和白质脑病(CADASIL)的基因定位在19q12,该基因的异常可导致一家系数代发生皮质下脑梗死,表现为中年人复发性脑卒中、假性延髓性麻痹及皮质下痴呆。同时,脑血管疾病的许多危险因素也与遗传因素相关,如高血压、糖尿病等都存在不同程度的遗传性和家族性。除单基因遗传性脑血管疾病的基因位点外,以下一些基因在脑卒中的发病中可能具有重要作用。

(一)肾素血管紧张素系统相关基因

肾素血管紧张素系统与血管的张力和内皮细胞的功能密切相关,对其相关基因的研究较为深入。

1.血管紧张素转换酶(ACE)基因

ACE基因多态性通常被认为与高压密切相关,其具有插入型(I)和缺失型(D)两种等位基因。ACE基因定位在17q23,人群中可表现有II、ID和DD 3种基因型。有试验证实,在日本的高血压性缺血性脑血管疾病患者中D等位基因频率高于单纯高血压组或正常对照组患者,由此认为其可能是高血压性缺血性脑血管疾病的危险因素。沙玛(Sharma)等人对以往文章进行了meta分析,表明了ACE的DD基因型是缺血性脑血管疾病发病的轻度相关的独立危险因素。同时,ACE的基因型可能也与脑卒中的发生有关,DD基因型个体易患脑梗死,尤其是腔隙性脑梗死。目前对ACE基因多态性与脑卒中的关系还存在争论,而且脑卒中时肾素-血管紧张素-醛固酮系统的遗传特性还不十分清楚。

2.血管紧张素原(AGT)基因

AGT基因定位在1q42-43。Takami等人研究发现,AGT/M235T与脑干、基底节及全脑部位的腔隙性脑梗死数量存在明显的正相关。颈内动脉供血不足(TIA或脑卒中)的白种人与AGT/M235T多态性相关关系分析显示,病例组与对照组突变率无明显差别,该位点的突变与颈内动脉狭窄和平均内膜-中膜厚度(intimamedia thickness, IMT)也无明显差异,血管紧张素原基因多态性(AGNTT)可能与ACE基因有协同作用,但与血管性疾病无关。可见,目前这方面研究结果还存在矛盾。

(二)凝血和纤溶相关基因

由于凝血及纤溶两大系统在脑卒中的发病机制中有不容忽视的作用,其相关基因已成为研究缺血性脑血疾管病的热点。流行病学资料表明,血浆纤维蛋白原增高是缺血性心脑血管疾病发生和发展的一个独立危险因素。

(1)纤维蛋白原基因G455A多态性与非腔隙性脑梗死有关,同时与高血压患者发生脑血管疾病有显著关联,是缺血性脑血管疾病的独立危险因素;而Fg基因的C148T多态性同中老年人的颈动脉粥样硬化相关。

(2)血小板膜糖蛋白受体被激活后能促进血小板聚集和血栓形成,其基因多态性是导致50岁前发生脑血管疾病的重要危险因子。

(3)纤溶酶原激活物抑制物-1(PAI-1)基因的水平反映了纤溶系统的功能状态,在一定程度上也反映了血管内皮细胞的功能水平及机体清除血栓、缓解慢性血管痉挛等的能力。它是通过影响血浆纤溶水平而参与脑梗死的发病过程。班(Bang)等人认为,PAI-1 基因 4G 型与脑梗死密切相关,但目前仍有争论。

(三)内皮型一氧化氮合酶(eNOS)基因

eNOS 基因是血管内皮功能的一个重要调节因子,动物及人类试验均证明,其活动性受基因调节。埃尔巴兹(Elbaz)等人研究表明,eNOS 基因的 Glu298Asp 多态性与脑梗死,尤其是腔隙性脑梗死相关;2001 年,霍(Hou)等人认为,eNOS 基因的内含子 4 的重复序列多态性,可能是中国人患缺血性脑血管疾病的独立危险因素。可见,eNOS 基因可能通过影响脑血流及动脉粥样硬化的形成参与脑卒中发病的调控。

(四)半胱氨酸代谢相关基因

N5、N10-亚甲基四氢叶酸还原酶基因的缺陷,是引起高半胱氨酸血症的主要遗传因素,最常见的是 C677T 碱基突变。高半胱氨酸血症通过损伤血管内皮细胞、促进血小板凝集等机制导致动脉粥样硬化,还是高血压病、糖尿病的危险因素之一。国内外研究均表明,MTHFR 的 C677T 多态性增加了脑血管疾病的发病风险。

(五)脂代谢相关基因

脂代谢相关基因中研究最多的是载脂蛋白 E(ApoE)基因,ApoE 是血浆的主要载脂蛋白之一,对血浆胆固醇的代谢、组织修复及抑制血小板凝集都有影响,是早老性痴呆症、动脉粥样硬化及缺血性心脏病的危险因子。ApoE 有三种等位基因型(2、3、4),研究发现 ApoE 基因与血脂水平有关,但不同的研究结果存在差异。ApoE4 等位基因均与非腔隙性脑梗死有关,是缺血性脑血管疾病的危险因素。

(六)心钠素(ANP)基因

研究发现,心钠素(atrial natriuretic peptide,ANP)在脑卒中的病理发生过程中可能起重要作用,但它们与缺血性脑血管疾病的相关性尚无明确结论。

(七)磷酸二酯酶 PDE 的基因(PDE_4D)

PDE_4D 与大脑主干血管闭塞或心源性缺血性脑血管疾病有极大的相关性。cAMP 在信息传递及生理应答的调节方面有关键作用,PDE_4D 可以选择性降低第二信使 cAMP 的浓度,并在参与动脉硬化形成的绝大多数细胞中均有表达。

总之,脑血管疾病是由多个基因和多个环境因素共同作用的结果,但脑血管疾病的发病率与遗传存在相分离的现象。从流行病学推测,可能是多种环境因素在遗传基础上协同作用的结果。研究脑血管疾病的遗传学问题,将为本病的发病机制研究,以及寻找真正有效的防治措施提供依据。如果分离到脑血管疾病的相关基因,将有助于脑血管疾病高危人群的早期检测,并可为脑血管疾病的预防、分型和治疗等奠定新的基础,对探索诊断和治疗多基因病的方法,也具有深远的意义。

第二节　脑出血

脑出血(intracerebral hemorrhage，ICH)也称"脑溢血"，系指原发性非外伤性脑实质内出血，故又称"原发性或自发性脑出血"。脑出血系脑内的血管病变破裂而引起的出血，绝大多数是高血压伴发小动脉微动脉瘤在血压骤升时破裂所致，称为高血压性脑出血。主要病理特点为局部脑血流变化、炎症反应，以及脑出血后脑血肿的形成和血肿周边组织受压、水肿、神经细胞凋亡。80％的脑出血发生在大脑半球，20％发生在脑干和小脑。脑出血起病急骤，临床表现为头痛、呕吐、意识障碍、偏瘫、偏身感觉障碍等。在所有脑血管疾病患者中，脑出血占 20％～30％，年发病率为 60/10 万～80/10 万，急性期病死率为30％～40％，是病死率和致残率很高的常见疾病。该病常发生于 40～70 岁，其中>50 岁的人群发病率最高，达93.6％，但近年来发病年龄有愈来愈年轻的趋势。

一、病因与发病机制

(一)病因

高血压及高血压合并小动脉硬化是 ICH 最常见的病因，约 95％的 ICH 患者患有高血压。其他病因有先天性肺动静脉畸形或动脉瘤破裂、脑动脉炎血管壁坏死、脑瘤出血、血液病并发脑内出血、烟雾病、脑淀粉样血管病变、梗死性脑出血、药物滥用、抗凝或溶栓治疗等。

(二)发病机制

尚不完全清楚，与下列因素相关。

1.高血压

持续性高血压引起脑内小动脉或深穿支动脉壁脂质透明样变性和纤维蛋白样坏死，使小动脉变脆，血压持续升高引起动脉壁疝或内膜破裂，导致微小动脉瘤或微夹层动脉瘤。血压骤然升高时血液自血管壁渗出或动脉瘤壁破裂，血液进入脑组织形成血肿。此外，高血压引起远端血管痉挛，导致小血管缺氧坏死、血栓形成、斑点状出血及脑水肿，继发脑出血，可能是子痫式高血压脑出血的主要机制。脑动脉壁中层肌细胞薄弱，外膜结缔组织少且缺乏外层弹力层，豆纹动脉等穿动脉自大脑中动脉近端呈直角分出，受高血压血流冲击易发生粟粒状动脉瘤，使深穿支动脉成为脑出血的主要好发部位，故豆纹动脉外侧支称为出血动脉。

2.淀粉样脑血管病

它是老年人原发性非高血压性脑出血的常见病因，好发于脑叶，易反复发生，常表现为多发性脑出血。发病机制不清，可能为血管内皮异常导致渗透性增加，血浆成分包括蛋白酶侵入血管壁，形成纤维蛋白样坏死或变性，导致内膜透明样增厚，淀粉样蛋白沉积，使血管中膜、外膜被淀粉样蛋白取代，弹性膜及中膜平滑肌消失，形成蜘蛛状微血管瘤扩张，当情绪激动或活动诱发血压升高时血管瘤破裂引起出血。

3.其他因素

血液病，如血友病、白血病、血小板减少性紫癜、红细胞增多症、镰状细胞病等，可因凝血功能障碍引起大片状脑出血。肿瘤内异常新生血管破裂或侵蚀正常脑血管也可导致脑出血。维生素 B₁、维生素 C 缺乏或毒素(如砷)可引起脑血管内皮细胞坏死,导致脑出血,出血灶特点通常为斑点状而非融合成片。结节性多动脉炎、病毒性和立克次体性疾病等可引起血管床炎症,炎症致血管内皮细胞坏死、血管破裂发生脑出血。脑内小动、静脉畸形破裂可引起血肿,脑内静脉循环障碍和静脉破裂亦可导致出血。血液病、肿瘤、血管炎或静脉窦闭塞性疾病等所致脑出血亦常表现为多发性脑出血。

(三)脑出血后脑水肿的发生机制

脑出血后机体和脑组织局部发生一系列病理生理反应,其中自发性脑出血后最重要的继发性病理变化之一就是脑水肿。由于血肿周围脑组织形成水肿带,继而引起神经细胞及其轴突的变性和坏死,成为患者病情恶化和死亡的主要原因之一。目前认为,ICH 后脑水肿与占位效应、血肿内血浆蛋白渗出和血凝块回缩、血肿周围继发缺血、血肿周围组织炎症反应、水通道蛋白-4(AQP-4)与脑水肿及自由基级联反应等有关。

1.占位效应

占位效应主要由机械性压力和颅内压增高引起。巨大血肿可立即产生占位效应,造成周围脑组织损害,并引起颅内压持续增高。早期主要为局灶性颅内压增高,随后发展为弥漫性颅内压增高,而颅内压的持续增高可引起血肿周围组织广泛性缺血,并加速缺血组织的血管通透性改变,引发脑水肿形成。同时,脑血流量降低、局部组织压力增加可促发血管活性物质从受损的脑组织中释放,破坏血脑屏障,引发脑水肿形成。因此,血肿占位效应虽不是脑水肿形成的直接原因,但可通过影响脑血流量、周围组织压力及颅内压等因素,间接地在脑出血后脑水肿形成机制中发挥作用。

2.血肿内血浆蛋白渗出和血凝块回缩

血肿内血液凝结是脑出血超急性期血肿周围组织脑水肿形成的首要条件。在正常情况下,脑组织细胞间隙中的血浆蛋白含量非常低,但在血肿周围组织细胞间隙中,却可见血浆蛋白和纤维蛋白聚积,这可导致细胞间隙胶体渗透压增高,使水分渗透到脑组织内形成水肿。此外,血肿形成后血凝块回缩,使血肿腔静水压降低,这也导致血液中的水分渗透到脑组织间隙形成水肿。凝血连锁反应激活、血凝块回缩(血肿形成后血块分离成 1 个红细胞中央块和 1 个血清包绕区)及纤维蛋白沉积等,在脑出血后血肿周围组织脑水肿形成中发挥着重要作用。血凝块形成是脑出血血肿周围组织脑水肿形成的必经阶段,而血浆蛋白(特别是凝血酶)则是脑水肿形成的关键因素。

3.血肿周围继发缺血

脑出血后血肿周围局部脑血流量显著降低,而脑血流量的异常降低可引起血肿周围组织缺血。一般脑出血后 6～8 小时,血红蛋白和凝血酶释出细胞毒性物质,兴奋性氨基酸增多,细胞内钠聚集,引起细胞毒性水肿;出血后 4～12 小时,血脑屏障开始破坏,血浆成分进入细胞间液,引起血管源性水肿。同时,脑出血后形成的血肿在降解过程中,产生的渗透性物质和缺血的代谢产物也使组织间渗透压增高,促进或加重脑水肿,从而形成血肿周围半暗带。

4.血肿周围组织炎症反应

脑出血后血肿周围中性粒细胞、巨噬细胞和小胶质细胞活化,血凝块周围活化的小胶质细胞和神经元中白细胞介素-1(IL-1)、白细胞介素-6(IL-6)、细胞间黏附因子-1(ICAM-1)和肿瘤坏死因子-α（TNF-α）表达增加。临床研究采用酶联免疫双抗夹心吸附试验检测41例脑出血患者脑脊液 IL-1 和 S100 蛋白含量发现,急性患者脑脊液 IL-1 水平显著高于对照组,提示 IL-1 可能促进了脑水肿和脑损伤的发展。ICAM-1在中枢神经系统中分布广泛。贡（Gong）等的研究证明,脑出血后 12 小时神经细胞开始表达ICAM-1,3 天到达高峰,持续 10 天后逐渐下降;脑出血后 1 天血管内皮开始表达 ICAM-1,7 天达高峰,持续 2 周。表达ICAM-1的白细胞活化后能产生大量蛋白水解酶,特别是基质金属蛋白酶（MMP）,促使血脑屏障通透性增加,血管源性脑水肿形成。

5.水通道蛋白-4（AQP-4）与脑水肿

过去一直认为水的跨膜转运是通过被动扩散实现的,而水通道蛋白（aquaporin,AQP）的发现完全改变了这种认识。现在认为,水的跨膜转运实际上是一个耗能的主动过程,是通过 AQP 实现的。AQP 在脑组织中广泛存在,可能是脑脊液重吸收、渗透压调节、脑水肿形成等生理、病理过程的分子生物学基础。迄今已发现的 AQP 至少存在十种亚型,其中 AQP-4 和 AQP-9 可能参与血肿周围脑组织水肿的形成。试验研究脑出血后不同时间点大鼠脑组织 AQP-4 的表达分布发现,对照组和实验组未出血侧 AQP-4 在各时间点的表达均为弱阳性,而水肿区从脑出血后 6 小时开始表达增强,3 天时达高峰,此后逐渐回落,1 周后仍明显高于正常组。另外,随着出血时间的推移,出血侧 AQP-4 表达范围不断扩大,表达强度不断增强,并且与脑水肿严重程度呈正相关。以上结果提示,脑出血能导致细胞内外水和电解质失衡,细胞内外渗透压发生改变,激活位于细胞膜上的 AQP-4,进而促进水和电解质通过 AQP-4 进入细胞内导致细胞水肿。

6.自由基级联反应

脑出血后脑组织缺血缺氧发生一系列级联反应造成自由基浓度增加。自由基通过攻击脑内细胞膜磷脂中多聚不饱和脂肪酸和脂肪酸的不饱和双键,直接造成脑损伤发生脑水肿;同时引起脑血管通透性增加,亦加重脑水肿从而加重病情。

二、病理

肉眼所见:脑出血病例尸检时脑外观可见到明显动脉粥样硬化,出血侧半球膨隆肿胀,脑回宽、脑沟窄,有时可见少量蛛网膜下腔积血,颞叶海马与小脑扁桃体处常可见脑疝痕迹,出血灶一般在2～8 cm,绝大多数为单灶,仅 1.8%～2.7%为多灶。常见的出血部位为壳核出血,出血向内发展可损伤内囊,出血量大时可破入侧脑室。丘脑出血时,血液常穿破第三脑室或侧脑室,向外可损伤内囊。脑桥和小脑出血时,血液可穿破第四脑室,甚至可经中脑导水管逆行进入侧脑室。原发性脑室出血,出血量小时只侵及单个脑室或多个脑室的一部分;大量出血时全部脑室均可被血液充满,脑室扩张积血形成铸型。脑出血血肿周围脑组织受压,水肿明显,颅内压增高,脑组织可移位。幕上半球出血,血肿向下破坏或挤压丘脑下部和脑干,使其变形、移位和继发出血,并常出现小脑幕疝;如中线部位下移可形成中心疝;颅内压增高明显或小脑出血较重时均易发生枕骨大孔疝,这些都是导致患者死亡的直接原因。急性期后,血块溶解,含铁血黄素和破坏的脑组织被吞噬细胞清除,胶质增生,小出血灶形成胶质瘢痕,大者形成囊腔,称为"中风囊",腔内可见黄色液体。

显微镜观察可分为三期。①出血期:可见大片出血,红细胞多新鲜。出血灶边缘多出现坏死。软化的脑组织、神经细胞消失或呈局部缺血改变,常有多形核白细胞浸润。②吸收期:出血24～36小时即可出现胶质细胞增生,小胶质细胞及来自血管外膜的细胞形成格子细胞,少数格子细胞含铁血黄素。星形胶质细胞增生及肥胖变性。③修复期:血液及坏死组织逐渐被清除,组织缺损部分由胶质细胞、胶质纤维及胶原纤维代替,形成瘢痕。出血灶较小可完全修复,较大则遗留囊腔。血红蛋白代谢产物长久残存于瘢痕组织中,呈现棕黄色。

三、临床表现

(一)症状与体征

1.意识障碍

多数患者发病时很快出现不同程度的意识障碍,轻者可呈嗜睡,重者可昏迷。

2.高颅压征

高颅压征表现为头痛、呕吐。头痛以病灶侧为重,意识朦胧或浅昏迷者可见患者用健侧手触摸病灶侧头部;呕吐多为喷射性,呕吐物为胃内容物,如合并消化道出血可为咖啡样物。

3.偏瘫

病灶对侧肢体瘫痪。

4.偏身感觉障碍

病灶对侧肢体感觉障碍,主要是痛觉、温度觉减退。

5.脑膜刺激征

见于脑出血已破入脑室、蛛网膜下腔,以及脑室原发性出血之时,可有颈项强直或强迫头位,克尼格征呈阳性。

6.失语症

优势半球出血者多伴有运动性失语症。

7.瞳孔与眼底异常

瞳孔可不等大、双瞳孔缩小或散大。眼底可有视网膜出血和视盘水肿。

8.其他症状

如心律不齐、呃逆、呕吐咖啡样胃内容物、呼吸节律紊乱、体温迅速上升及心电图异常等变化。脉搏常有力或缓慢,血压多升高,可出现肢端发绀,偏瘫侧多汗,面色苍白或潮红。

(二)不同部位脑出血的临床表现

1.基底节区出血

为脑出血中最多见者,占60%～70%。其中,壳核出血最多,约占脑出血的60%,主要是豆纹动脉,尤其是其外侧支破裂引起;丘脑出血较少,约占10%,主要是丘脑穿动脉或丘脑膝状体动脉破裂引起;尾状核及屏状核等出血少见。虽然各核出血有其特点,但出血较多时均可侵及内囊,出现一些共同症状。现将常见的症状分轻、重两型叙述如下。

(1)轻型:多属壳核出血,出血量一般为数毫升至30 mL,或为丘脑小量出血,出血量仅数毫升,出血限于丘脑或侵及内囊后肢。患者突然头痛、头晕、恶心呕吐、意识清楚或轻度障碍,出血灶对侧出现不同程度的偏瘫,亦可出现偏身感觉障碍及偏盲(三偏征),两眼可向病灶侧凝视,优势半球出血可有失语。

(2)重型:多属壳核大量出血,向内扩展或穿破脑室,出血量可为30～160 mL,或丘脑较大量出血,血肿侵及内囊或破入脑室。发病突然,意识障碍重,鼾声明显,呕吐频繁,可吐咖啡样胃内容物(由胃部应激性溃疡所致)。丘脑出血病灶对侧常有偏身感觉障碍或偏瘫,肌张力低,可引出病理反射,平卧位时,患侧下肢呈外旋位。但感觉障碍常先于或重于运动障碍,部分病例病灶对侧可出现自发性疼痛,常有眼球运动障碍(眼球向上注视麻痹,呈下视内收状态)。瞳孔缩小或不等大,一般为出血侧散大,提示已有小脑幕疝形成;部分病例有丘脑性失语(言语缓慢而不清、重复言语、发音困难、复述差、朗读正常)或丘脑性痴呆(记忆力减退、计算力下降、情感障碍、人格改变等)。如病情发展,血液大量破入脑室或损伤丘脑下部及脑干,昏迷加深,出现去大脑强直或四肢弛缓,面色潮红或苍白,出冷汗,鼾声大作,中枢性高热或体温过低,甚至出现肺水肿、上消化道出血等内脏并发症,最后多发生枕骨大孔疝死亡。

2.脑叶出血

脑叶出血又称"皮质下白质出血"。应用CT以后,发现脑叶出血约占脑出血的15%,发病年龄11~80岁,40岁以下占30%,年轻人多由血管畸形(包括隐匿性血管畸形)、烟雾病(moyamoya病)引起,老年人常见于高血压动脉硬化及淀粉样血管病等。脑叶出血以顶叶最多见,然后依次为颞叶、枕叶、额叶,40%为跨叶出血。脑叶出血除意识障碍、颅内高压和抽搐等常见症状外,还有各脑叶的特异表现。

(1)额叶出血:常有一侧或双侧的前额痛、病灶对侧偏瘫。部分病例有精神行为异常、凝视麻痹、言语障碍和癫痫发作。

(2)顶叶出血:常有病灶侧颞部疼痛;病灶对侧的轻偏瘫或单瘫、深浅感觉障碍和复合感觉障碍;体象障碍、手指失认和结构失用症;少数病例可出现下象限盲。

(3)颞叶出血:常有耳部或耳前部疼痛,病灶对侧偏瘫,但上肢瘫重于下肢,中枢性面、舌瘫可有对侧上象限盲;优势半球出血可出现感觉性失语或混合性失语;可有颞叶癫痫、幻嗅、幻视、兴奋躁动等精神症状。

(4)枕叶出血:可出现同侧眼部疼痛,同向性偏盲和黄斑回避现象,可有一过性黑矇和视物变形。

3.脑干出血

(1)中脑出血:中脑出血少见,自CT应用于临床后,临床已可诊断。轻症患者表现为突然出现复视、眼睑下垂、一侧或两侧瞳孔扩大、眼球不同轴、水平或垂直眼震、同侧肢体共济失调,也可表现为韦伯综合征(大脑脚综合征)或红核综合征(贝内迪克综合征)。重者出现昏迷、四肢弛缓性瘫痪、去大脑强直,常迅速死亡。

(2)脑桥出血:占脑出血的10%左右。病灶多位于脑桥中部的基底部与被盖部之间。患者表现突然头痛,同侧第Ⅵ、Ⅶ、Ⅷ对脑神经麻痹,对侧偏瘫(交叉性瘫痪),出血量大或病情重者常有四肢瘫,很快进入意识障碍、针尖样瞳孔、去大脑强直、呼吸障碍,多迅速死亡。可伴中枢性高热、大汗和应激性溃疡等。一侧脑桥小量出血可表现为脑桥腹内侧综合征(福维尔综合征)、闭锁综合征和脑桥腹外侧综合征(米亚尔-居布勒综合征)。

(3)延髓出血:延髓出血更为少见,表现为突然意识障碍,血压下降,呼吸节律不规则,心律失常,轻症病例可呈瓦伦贝格综合征(延髓背外侧综合征),重症病例常因呼吸心跳停止而死亡。

4.小脑出血

小脑出血约占脑出血的10%,多见于一侧半球的齿状核部位,小脑蚓部也可发生。发病突然,眩晕明显,频繁呕吐,枕部疼痛,病灶侧共济失调,可见眼球震颤,同侧周围性面瘫,颈项强直,如不仔细检查,易误诊为蛛网膜下腔出血。当出血量不大时,主要表现为小脑症状,如病灶侧共济失调、眼球震颤、构音障碍和吟诗样语言,无偏瘫。出血量增加时,还可表现有脑桥受压体征,如展神经麻痹、侧视麻痹,以及肢体偏瘫和(或)锥体束征。病情如继续加重,颅内压增高明显,昏迷加深,极易发生枕骨大孔疝死亡。

5.脑室出血

脑室出血分原发性与继发性两种,继发性是指脑实质出血破入脑室者;原发性指脉络丛血管出血及室管膜下动脉破裂出血,血液直流入脑室者。以前认为脑室出血罕见,现已证实占脑出血的3%~5%。55%的患者出血量较少,仅部分脑室有血,脑脊液呈血性,类似蛛网膜下腔出血。临床常表现为头痛、呕吐、项强、克尼格征阳性、意识清楚或一过性意识障碍,但常无偏瘫体征,脑脊液血性,酷似蛛网膜下腔出血,预后良好,可以完全恢复正常;出血量大、全部脑室均被血液充满者,其临床表现符合既往所谓脑室出血的症状,即发病后突然头痛、呕吐、昏迷、瞳孔缩小或时大时小、眼球浮动或分离性斜视、四肢肌张力增高、病理反射阳性,早期出现去大脑强直,严重者双侧瞳孔散大,呼吸深,鼾声明显,体温明显升高,面部充血多汗,预后极差,多迅速死亡。

四、辅助检查

(一)头颅 CT

发病后CT平扫可显示近圆形或卵圆形均匀高密度的血肿病灶,边界清楚,可确定血肿部位、大小、形态及是否破入脑室,血肿周围有无低密度水肿带及占位效应(脑室受压、脑组织移位)和梗阻性脑积水等。早期可发现边界清楚、均匀的高度密度灶,CT值为60~80 Hu,周围环绕低密度水肿带。血肿范围大时可见占位效应。根据CT影像估算出血量可采用简单易行的多田计算公式:出血量(mL)=0.5×最大面积长轴(cm)×最大面积短轴(mL)×层面数。出血后3~7天,血红蛋白破坏,纤维蛋白溶解,高密度区向心性缩小,边缘模糊,周围低密度区扩大。病后2~4周,形成等密度或低密度灶。病后2个月左右,血肿区形成囊腔,其密度与脑脊液近乎相等,两侧脑室扩大;增强扫描,可见血肿周围有环状高密度强化影,其大小、形状与原血肿相近。

(二)头颅 MRI/MRA

MRI的表现主要取决于血肿所含血红蛋白量的变化。发病1天内,血肿T1呈等信号或低信号,T2呈高信号或混合信号;第2日至1周内,T1为等信号或稍低信号,T2为低信号;第2~4周,T1和T2均为高信号;4周后,T1呈低信号,T2为高信号。此外,MRA可帮助发现脑血管畸形、肿瘤及血管瘤等病变。

(三)数字减影血管造影(DSA)

对脑叶出血、原因不明或怀疑脑血管畸形、血管瘤、烟雾病和血管炎等患者有意义,尤其血压正常的年轻患者,应通过DSA查明病因。

(四)腰椎穿刺检查

在无条件做 CT 且患者病情不重,无明显颅内高压者可进行腰椎穿刺检查。脑出血者脑脊液压力常增高,若出血破入脑室或蛛网膜下腔者脑脊液多呈均匀血性。有脑疝及小脑出血者,应禁做腰椎穿刺检查。

(五)经颅多普勒超声(TCD)

由于简单及无创性、可在床边进行检查,TCD 已成为监测脑出血患者脑血流动力学变化的重要方法。①通过检测脑动脉血流速度,间接监测脑出血的脑血管痉挛范围及程度,脑血管痉挛时其血流速度增高。②测定血流速度、血流量和血管外周阻力可反映颅内压增高时脑血流灌注情况,如颅内压超过动脉压时收缩期及舒张期血流信号消失,无血流灌注。③提供脑动静脉畸形、动脉瘤等病因诊断的线索。

(六)脑电图(EEG)

脑电图可反映脑出血患者脑功能状态。意识障碍时可见两侧弥漫性慢活动,病灶侧明显;无意识障碍时,基底节和脑叶出血出现局灶性慢波,脑叶出血靠近皮质时,可有局灶性棘波或尖波发放;小脑出血无意识障碍时脑电图多正常,部分患者同侧枕颞部出现慢活动;中脑出血多见两侧阵发性同步高波幅慢活动;脑桥出血患者昏迷时,可见 $8\sim12$ Hz α 波、低波幅 β 波、纺锤波或弥漫性慢波等。

(七)心电图

心电图可及时发现脑出血合并心律失常或心肌缺血,甚至心肌梗死。

(八)血液检查

重症脑出血急性期白细胞数可增为$(10\sim20)\times10^9$/L,并可出现血糖含量升高蛋白尿、尿糖、血尿素氮含量增加,以及血清肌酶含量升高等。但均为一过性,可随病情缓解而消退。

五、诊断与鉴别诊断

(一)诊断要点

1.一般性诊断要点

(1)急性起病,常有头痛、呕吐、意识障碍、血压增高和局灶性神经功能缺损症状,部分病例有眩晕或抽搐发作。饮酒、情绪激动、过度劳累等是常见的发病诱因。

(2)常见的局灶性神经功能缺损症状和体征包括偏瘫、偏身感觉障碍、偏盲等,多于数分钟至数小时内达到高峰。

(3)头颅 CT 扫描可见病灶中心呈高密度改变,病灶周边常有低密度水肿带。头颅 MRI/MRA 有助于脑出血的病因学诊断和观察血肿的演变过程。

2.各部位脑出血的临床诊断要点

(1)壳核出血。①对侧肢体偏瘫,优势半球出血常出现失语。②对侧肢体感觉障碍,主要是痛觉、温度觉减退。③对侧偏盲。④凝视麻痹,呈双眼持续性向出血侧凝视。⑤尚可出现失用、体象障碍、记忆力和计算力障碍、意识障碍等。

(2)丘脑出血。①丘脑型感觉障碍:对侧半身深浅感觉减退、感觉过敏或自发性疼痛。②运动障碍:出血侵及内囊可出现对侧肢体瘫痪,多为下肢重于上肢。③丘脑性失语:言语缓慢而不清、重复言语、发音困难、复述差、朗读正常。④丘脑性痴呆:记忆力减退、计算力下降、情感障碍、人格改变。⑤眼球运动障碍:眼球向上注视麻痹,常向内下方凝视。

(3)脑干出血。①中脑出血:突然出现复视,眼睑下垂,一侧或两侧瞳孔扩大,眼球不同轴,水平或垂直眼震,同侧肢体共济失调,也可表现 Weber 综合征或 Benedikt 综合征;严重者很快出现意识障碍,去大脑强直。②脑桥出血:突然头痛、呕吐、眩晕、复视、眼球不同轴、交叉性瘫痪或偏瘫、四肢瘫等。出血量较大时,患者很快进入意识障碍,针尖样瞳孔,去大脑强直,呼吸障碍,并可伴有高热、大汗、应激性溃疡等,多迅速死亡;出血量较少时可表现为一些典型的综合征,如福维尔综合征、米亚尔-居布勒综合征和闭锁综合征等。③延髓出血:突然意识障碍,血压下降,呼吸节律不规则,心律失常,继而死亡。轻者可表现为不典型的瓦伦贝格综合征。

(4)小脑出血。①突发眩晕、呕吐、后头部疼痛、无偏瘫。②有眼震、站立和步态不稳、肢体共济失调、肌张力降低及颈项强直。③头颅 CT 扫描示小脑半球或小脑蚓高密度影及第四脑室、脑干受压。

(5)脑叶出血。①额叶出血:前额痛、呕吐、痫性发作较多见;对侧偏瘫、共同偏视、精神障碍;优势半球出血时可出现运动性失语。②顶叶出血:偏瘫较轻,而偏侧感觉障碍显著;对侧下象限盲,优势半球出血时可出现混合性失语。③颞叶出血:表现为对侧中枢性面、舌瘫及上肢为主的瘫痪;对侧上象限盲;优势半球出血时可有感觉性或混合性失语;可有颞叶癫痫、幻嗅、幻视。④枕叶出血:对侧同向性偏盲,并有黄斑回避现象,可有一过性黑矇和视物变形;多无肢体瘫痪。

(6)脑室出血。①突然头痛、呕吐,迅速进入昏迷或昏迷逐渐加深。②双侧瞳孔缩小,四肢肌张力增高,病理反射阳性,早期出现去大脑强直,脑膜刺激征阳性。③常出现丘脑下部受损的症状及体征,如上消化道出血、中枢性高热、大汗、应激性溃疡、急性肺水肿、血糖增高、尿崩症等。④脑脊液压力增高,呈血性。⑤轻者仅表现为头痛、呕吐、脑膜刺激征阳性,无局限性神经体征。临床上易误诊为蛛网膜下腔出血,需通过头颅 CT 检查来确定诊断。

(二)鉴别诊断

1.脑梗死

发病较缓或病情呈进行性加重;头痛、呕吐等颅内压增高症状不明显;典型病例一般不难鉴别;但脑出血与大面积脑梗死、少量脑出血与脑梗死临床症状相似,鉴别较困难,常需头颅 CT 鉴别。

2.脑栓塞

起病急骤,一般缺血范围较广,症状常较重,常伴有风湿性心脏病、心房颤动、细菌性心内膜炎、心肌梗死或其他容易产生栓子来源的疾病。

3.蛛网膜下腔出血

好发于年轻人,突发剧烈头痛或呈爆裂样头痛,以颈枕部明显,有的可痛牵颈背、双下肢。呕吐较频繁,少数严重患者呈喷射状呕吐。约50%的患者可出现短暂、不同程度的意识障碍,尤以老年患者多见。常见一侧动眼神经麻痹,其次为视神经、三叉神经和展神经麻痹,脑膜刺激征常见,无偏瘫等脑实质损害的体征,头颅 CT 可帮助鉴别。

4.外伤性脑出血

外伤性脑出血是闭合性头部外伤所致,发生于受冲击颅骨下或对冲部位,常见于额极和颞极,外伤史可提供诊断线索,CT可显示血肿外形不整。

5.内科疾病导致的昏迷

(1)糖尿病昏迷。①糖尿病酮症酸中毒:多数患者在发生意识障碍前数天有多尿、烦渴多饮和乏力症状,随后出现食欲缺乏、恶心、呕吐,常伴头痛、嗜睡、烦躁、呼吸深快、呼气中有烂苹果味(丙酮)。随着病情进一步发展,出现严重失水、尿量减少、皮肤弹性差、眼球下陷、脉细速、血压下降,至晚期时各种反射迟钝甚至消失,嗜睡甚至昏迷。尿糖、尿酮体呈强阳性,血糖和血酮体均有升高。头部CT结果阴性。②糖尿病非酮症高渗性昏迷:起病时常先有多尿、多饮,但多食不明显,或反而食欲缺乏,以致常被忽视。失水随病程进展逐渐加重,出现神经精神症状,表现为嗜睡、幻觉、定向障碍、偏盲、上肢拍击样粗震颤、痫性发作(多为局限性发作)等,最后陷入昏迷。尿糖强阳性,但无酮症或较轻,血尿素氮及肌酐升高。突出的表现为血糖常在33.3 mmol/L(600 mg/dL)以上,一般为33.3~66.6 mmol/L(600~1 200 mg/dL);血钠升高可达155 mmol/L;血浆渗透压显著增高,为330~460 mmol/L,一般在350 mmol/L以上。头部CT结果阴性。

(2)肝性昏迷:有严重肝病和(或)广泛门体侧支循环、精神紊乱、昏睡或昏迷、明显肝功能损害或血氨升高、扑翼(击)样震颤和典型的脑电图改变(高波幅的δ波,每秒少于4次)等,有助于诊断与鉴别诊断。

(3)尿毒症昏迷:少尿(<400 mL/d)或无尿(<50 mL/d),血尿,蛋白尿,管型尿,氮质血症,水电解质紊乱和酸碱失衡,等等。

(4)急性酒精中毒。①兴奋期:血乙醇浓度达到11 mmol/L(50 mg/dL),即感头痛、欣快、兴奋。血乙醇浓度超过16 mmol/L(75 mg/dL),健谈、饶舌、情绪不稳定、自负、易激怒,可有粗鲁行为或攻击行动,也可能沉默、孤僻;浓度达到22 mmol/L(100 mg/dL)时,驾车易发生车祸。②共济失调期:血乙醇浓度达到33 mmol/L(150 mg/dL)时,肌肉运动不协调,行动笨拙,言语含糊不清,眼球震颤,视力模糊,复视,步态不稳,出现明显共济失调。浓度达到43 mmol/L(200 mg/dL)时,出现恶心、呕吐、困倦。③昏迷期:血乙醇浓度升至54 mmol/L(250 mg/dL)时,患者进入昏迷期,表现昏睡、瞳孔散大、体温降低。血乙醇浓度超过87 mmol/L(400 mg/dL)时,患者陷入深昏迷,心率快、血压下降,呼吸慢而有鼾音,可出现呼吸、循环麻痹而危及生命。实验室检查可见血清乙醇浓度升高,呼出气中乙醇浓度与血清乙醇浓度相当;动脉血气分析可见轻度代谢性酸中毒;电解质失衡,可见低血钾、低血镁和低血钙;血糖可降低。

(5)低血糖昏迷:低血糖昏迷是指各种原因引起的重症的低血糖症。患者突然昏迷、抽搐,表现为局灶神经系统症状的低血糖,易被误诊为脑出血。化验血糖低于2.8 mmol/L,推注葡萄糖后症状迅速缓解,发病后72小时复查头部CT结果为阴性。

(6)药物中毒。①镇静催眠药中毒:有服用大量镇静催眠药史,出现意识障碍和呼吸抑制及血压下降。胃液、血液、尿液中检出镇静催眠药。②阿片类药物中毒:有服用大量吗啡或哌替啶的阿片类药物史,或有吸毒史,除了出现昏迷、针尖样瞳孔(哌替啶的急性中毒,瞳孔反而扩大)、呼吸抑制"三联征"等特点外,还可出现发绀、面色苍白、肌肉无力、惊厥、牙关禁闭、角弓反张等,呼吸先浅而慢,然后叹息样或潮式呼吸、肺水肿、休克、瞳孔对光反射消失,死于呼吸衰竭。血、尿阿片类毒物成分定性试验呈阳性。使用纳洛酮可迅速逆转阿片类药物所致的昏迷、呼吸抑制、缩瞳等毒性作用。

(7)CO 中毒。①轻度中毒:血液碳氧血红蛋白(COHb)可高于 10%～20%。患者有剧烈头痛、头晕、心悸、口唇黏膜呈樱桃红色、四肢无力、恶心、呕吐、嗜睡、意识模糊、视物不清、感觉迟钝、谵妄、幻觉、抽搐等症状。②中度中毒:血液 COHb 浓度可高为 30%～40%。患者出现呼吸困难、意识丧失、昏迷,对疼痛刺激可有反应,瞳孔对光反射和角膜反射可迟钝,腱反射减弱,呼吸、血压和脉搏可有改变。经治疗可恢复且无明显并发症。③重度中毒:血液 COHb 浓度可高于 50%。深昏迷,各种反射消失。患者可呈去大脑皮质状态(患者可以睁眼,但无意识,不语,不动,不主动进食或大小便,呼之不应,推之不动,肌张力增强),常有脑水肿、惊厥、呼吸衰竭、肺水肿、上消化道出血、休克和严重的心肌损害,出现心律失常,偶可发生心肌梗死。有时并发脑局灶损害,出现锥体系或锥体外系损害体征。监测血中 COHb 浓度可明确诊断。

应详细询问病史,内科疾病导致昏迷者有相应的内科疾病病史,仔细查体,局灶体征不明显;脑出血者则同向偏视、一侧瞳孔散大、一侧面部船帆现象、一侧上肢出现扬鞭现象、一侧下肢呈外旋位,血压升高。CT 检查可有助鉴别。

六、治疗

急性期的主要治疗原则:保持安静,防止继续出血;积极抗脑水肿,降低颅内压;调整血压;改善循环;促进神经功能恢复;加强护理,防治并发症。

(一)一般治疗

1.保持安静

(1)卧床休息 3～4 周,脑出血发病后 24 小时内,特别是 6 小时内可有活动性出血或血肿继续扩大,应尽量减少搬运,就近治疗。重症需严密观察体温、脉搏、呼吸、血压、瞳孔和意识状态等生命体征变化。

(2)保持呼吸道通畅,头部抬高 15°～30°,切忌无枕仰卧;疑有脑疝时应床脚抬高 45°,意识障碍患者应将头歪向一侧,以利于口腔、气道分泌物及呕吐物流出;痰稠不易吸出,则要进行气管切开,必要时吸氧,以使动脉血氧饱和度维持在 90% 以上。

(3)意识障碍或消化道出血者宜禁食 24～48 小时,发病后 3 天,仍不能进食者,应鼻饲以确保营养。过度烦躁不安的患者可适量用镇静药。

(4)注意口腔护理,保持大便通畅,留置尿管的患者应做膀胱冲洗以预防尿路感染。加强护理,经常翻身,预防压疮,保持肢体功能位置。

(5)注意水、电解质平衡,加强营养。注意补钾,液体量应控制在 2 000 mL/d 左右,或以尿量加 500 mL 来估算,不能进食者鼻饲各种营养品。对于频繁呕吐、胃肠道功能减弱或有严重的应激性溃疡者,应考虑给予肠外营养。如有高热、多汗、呕吐或腹泻者,可适当增加入液量,或 10% 脂肪乳 500 mL 静脉滴注,每日 1 次。如需长期采用鼻饲,应考虑胃造瘘术。

(6)脑出血急性期血糖含量增高可以是原有糖尿病的表现或是应激反应。高血糖和低血糖都能加重脑损伤。当患者血糖含量增高超过 11.1 mmol/L 时,应立即给予胰岛素治疗,将血糖控制在 8.3 mmol/L 以下。同时,应监测血糖,若发生低血糖,可用葡萄糖口服或注射纠正低血糖。

2.亚低温治疗

能够减轻脑水肿,减少自由基的产生,促进神经功能缺损恢复,改善患者预后。降温方法:立即进行气管切开,静脉滴注冬眠合剂(0.9%氯化钠注射液 500 mL+氯丙嗪 100 mg+异丙嗪 100 mg),同时冰毯机降温。行床旁监护仪连续监测体温(T)、心率(HR)、血压(BP)、呼吸(R)、脉搏(P)、血氧饱和度(SPO_2)、颅内压(ICP)。直肠温度(RT)维持在 34～36 ℃,持续3～5 天。冬眠肌松合剂用量和速度,根据患者 T、HR、BP、肌张力等调节。保留自主呼吸,必要时应用同步呼吸机辅助呼吸,维持 SPO_2 在 95%以上,10～12 小时将 RT 降至 34～36 ℃。当 ICP 降至正常后 72 小时,停止亚低温治疗。采用每日恢复 1～2 ℃,复温速度不超过 0.1 ℃/h。在 24～48 小时内,将患者 RT 复温为 36.5～37 ℃。局部亚低温治疗实施越早,效果越好,建议在脑出血发病 6 小时内使用,治疗时间最好持续 48～72 小时。

(二)调控血压和防止再出血

脑出血患者一般血压都高,甚至比平时更高,这是因为颅内压增高时,机体保证脑组织供血的代偿性反应,当颅内压下降时血压亦随之下降,因此一般不应使用降血压药物,尤其是注射利血平等强有力降压剂。目前,理想的血压控制水平还未确定,主张采取个体化原则,应根据患者年龄、病前有无高血压、病后血压情况等确定适宜血压水平。但血压过高时,容易增加再出血的危险性,则应及时控制高血压。一般来说,收缩压≥200 mmHg,舒张压≥115 mmHg 时,应进行降血压治疗,使血压控制于治疗前原有血压水平或略高水平。收缩压≤180 mmHg,或舒张压≤115 mmHg,或平均动脉压≤130 mmHg 时可暂不使用降压药,但需密切观察。收缩压在 180～230 mmHg 或舒张压在 105～140 mmHg 宜口服卡托普利、美托洛尔等降压药,收缩压 180 mmHg 以内或舒张压 105 mmHg 以内,可观察而不用降压药。急性期过后(约 2 周),血压仍持续过高时可系统使用降压药,急性期血压急骤下降表明病情严重,应给予升压药物以保证足够的脑供血量。

止血剂及凝血剂对脑出血并无效果,但如合并消化道出血或有凝血障碍时仍可使用。消化道出血时,还可经胃管鼻饲或口服云南白药、三七粉、氢氧化铝凝胶和(或)冰牛奶、冰盐水等。

(三)控制脑水肿

脑出血后 48 小时水肿达到高峰,维持 3～5 天或更长时间后逐渐消退。脑水肿可使 ICP 增高,导致脑疝,是影响功能恢复的主要因素和导致早期死亡的主要死因。积极控制脑水肿、降低 ICP 是脑出血急性期治疗的重要环节,必要时可行 ICP 监测。治疗目标是使 ICP 降为 20 mmHg 以下,脑灌注压大于 70 mmHg,应首先控制可加重脑水肿的因素,保持呼吸道通畅,适当给氧,维持有效脑灌注,限制液体和盐的入量,等等。应用皮质类固醇减轻脑出血后脑水肿和降低 ICP,其有效证据不充分;脱水药只有短暂作用,常用 20%的甘露醇、利尿药如呋塞米等。

1.20%甘露醇

其为渗透性脱水药,可在短时间内使血浆渗透压明显升高,形成血与脑组织间渗透压差,使脑组织间液水分向血管内转移,经肾脏排出,每 8 g 甘露醇可由尿带出水分 100 mL,用药后 20～30 分钟开始起效,2～3 小时作用达峰。常用剂量 125～250 mL,1 次/6～8 小时,疗程 7～10 天。如患者出现脑疝征象可快速加压经静脉或颈动脉推注,可暂时缓解症状,为术前准备赢得时间。冠心病、心肌梗死、心力衰竭和肾功能不全者慎用,注意用药不当可诱发肾衰竭和水盐及电解质失衡。因此,在应用甘露醇脱水时,一定要严密观察患者尿量、血钾和心肾功能,一旦出现尿少、血尿、无尿时,应立即停用。

2.利尿剂

呋塞米注射液较常用,脱水作用不如甘露醇,但可抑制脑脊液产生,用于心肾功能不全,不能用甘露醇的患者,常与甘露醇合用,减少甘露醇用量。每次 20～40 mg,每日 2～4 次,静脉注射。

3.甘油果糖氯化钠注射液

该药为高渗制剂,通过高渗透性脱水,能使脑水分含量减少,降低颅内压。其降低颅内压作用起效较缓,持续时间较长,可与甘露醇交替使用。推荐剂量为每次 250～500 mL,每日 1～2 次,静脉滴注,连用 7 天左右。

4.10％人血清蛋白

通过提高血浆胶体渗透压发挥对脑组织脱水降颅压作用,改善病灶局部脑组织水肿,作用持久,适用于低蛋白血症的脑水肿伴高颅压的患者。推荐剂量每次 10～20 g,每日 1～2 次,静脉滴注。该药可增加心脏负担,心功能不全者慎用。

5.地塞米松

地塞米松可防止脑组织内星形胶质细胞肿胀,降低毛细血管通透性,维持血脑屏障功能。抗脑水肿作用起效慢,用药后 12～36 小时起效。剂量每日 10～20 mg,静脉滴注。由于易并发感染或使感染扩散,可促进或加重应激性上消化道出血,影响血压和血糖控制等,临床不主张常规使用,病情危重、不伴上消化道出血者可早期短时间应用。

若药物脱水、降颅压效果不明显,出现颅高压危象时,可考虑转外科手术开颅减压。

(四)控制感染

发病早期或病情较轻时,通常不需使用抗生素,老年患者合并意识障碍易并发肺部感染,合并吞咽困难易发生吸入性肺炎,尿潴留或导尿易合并尿路感染,可根据痰液或尿液培养、药物敏感试验等选用抗生素治疗。

(五)维持水电解质平衡

患者液体的输入量最好根据其中心静脉压(CVP)和肺毛细血管楔压(PCWP)来调整,CVP 保持在5～12 mmHg或者 PCWP 维持在 10～14 mmHg。无此条件时每日液体输入量可按前 1 天尿量＋500 mL 估算。每日补钠 50～70 mmol/L,补钾 40～50 mmol/L,糖类 13.5～18 g。使用液体种类应以 0.9％的氯化钠注射液或复方氯化钠注射液(林格液)为主,避免用高渗糖水,若用糖时可按每 4 g 糖加 1 U 胰岛素后再使用。患者因使用大量脱水药、进食少、合并感染等原因,极易出现电解质紊乱和酸碱失衡,应加强监护和及时纠正,意识障碍患者可通过鼻饲管补充足够热量的营养和液体。

(六)对症治疗

1.中枢性高热

中枢性高热宜先进行物理降温,如头部、腋下及腹股沟区放置冰袋,戴冰帽或睡冰毯等。效果不佳者可用多巴胺受体激动剂如溴隐亭 3.75 mg/d,逐渐加量为 7.5～15.0 mg/d,分次服用。

2.痫性发作

痫性发作可静脉缓慢推注(注意患者呼吸)地西泮 10～20 mg,控制发作后可予卡马西平片,每次 100 mg,每日 2 次。

3.应激性溃疡

应激性溃疡丘脑、脑干出血患者,常合并应激性溃疡和引起消化道出血,机制不明,可能是出血影响边缘系统、丘脑、丘脑下部及下行自主神经纤维,使肾上腺皮质激素和胃酸分泌大量增加,黏液分泌减少及屏障功能削弱。常在病后第 2～14 天突然发生,可反复出现,表现呕血及黑便,出血量大时常见烦躁不安、口渴、皮肤苍白、湿冷、脉搏细速、血压下降、尿量减少等外周循环衰竭表现。可采取抑制胃酸分泌和加强胃黏膜保护的治疗方式,用 H_2 受体阻滞剂如:①雷尼替丁,每次 150 mg,每日 2 次,口服。②西咪替丁,0.4～0.8 g/d,加入0.9%氯化钠注射液,静脉滴注。③注射用奥美拉唑钠,每次 40 mg,每 12 小时静脉注射 1 次,连用 3 天。还可用硫糖铝,每次 1 g,每日 4 次,口服;或氢氧化铝凝胶,每次 40～60 mL,每日 4 次,口服。若发生上消化道出血可用去甲肾上腺素 4～8 mg 加冰盐水 80～100 mL,每日4～6 次,口服;云南白药,每次 0.5 g,每日 4 次,口服。保守治疗无效时可在胃镜下止血,需注意呕血引起窒息,并补液或输血维持血容量。

4.心律失常

心房颤动常见,多见于病后前 3 天。心电图复极改变常导致易损期延长,易损期出现的期前收缩可导致室性心动过速或心室颤动。这可能是脑出血患者易发生猝死的主要原因。心律失常影响心排血量,降低脑灌注压,可加重原发脑病变,影响预后。应注意改善冠心病患者的心肌供血,给予常规抗心律失常治疗,及时纠正电解质紊乱,可试用 β 受体阻滞剂和钙通道阻滞剂治疗,维护心脏功能。

5.大便秘结

脑出血患者,由于卧床等原因,常会出现便秘。用力排便时腹压增高,从而使颅内压升高,可加重脑出血症状。便秘时腹胀不适,使患者烦躁不安,血压升高,亦可使病情加重,故脑出血患者便秘的护理十分重要。便秘可用甘油灌肠剂(支),患者侧卧位插入肛门内 6～10 cm,将药液缓慢注入直肠内 60 mL,5～10 分钟即可排便;缓泻剂如酚酞 2 片,每晚口服,亦可用中药番泻叶 3～9 g 泡服。

6.高容量性低钠血症

高容量性低钠血症又称"血管升压素分泌异常综合征",10%的脑出血患者可发生。因血管升压素分泌减少,尿排钠增多,血钠降低,可加重脑水肿,每日应限制水摄入量在 800～1 000 mL,补钠9～12 g;宜缓慢纠正,以免导致脑桥中央髓鞘溶解症。另有脑耗盐综合征,是因心钠素分泌过高导致低钠血症,应输液补钠治疗。

7.下肢深静脉血栓形成

急性脑卒中患者易并发下肢和瘫痪肢体深静脉血栓形成,患肢进行性水肿和发硬,肢体静脉血流图检查可确诊。勤翻身、被动活动或抬高瘫痪肢体可预防;治疗可用肝素钠 5 000 U,静脉滴注,每日 1 次,或低分子量肝素,每次 4 000 U,皮下注射,每日 2 次。

(七)外科治疗

可挽救重症患者的生命及促进神经功能恢复,手术宜在发病后 6~24 小时内进行,预后直接与术前意识水平有关,昏迷患者通常手术效果不佳。

1.手术指征

(1)脑叶出血:患者清醒、无神经障碍和小血肿(<20 mL)者,不必手术,可密切观察和随访。患者意识障碍、大血肿和在 CT 片上有占位征,应手术。

(2)基底节和丘脑出血:大血肿、神经障碍者应手术。

(3)脑桥出血:原则上内科治疗。但对非高血压性脑桥出血如海绵状血管瘤,可手术治疗。

(4)小脑出血:血肿直径≥2 cm 者应手术,特别是合并脑积水、意识障碍、神经功能缺失和占位征者。

2.手术禁忌证

(1)深昏迷患者(GCS 3~5 级)或去大脑强直。

(2)生命体征不稳定,如血压过高、高热、呼吸不规则或有严重系统器质病变者。

(3)脑干出血。

(4)基底节或丘脑出血影响到脑干。

(5)病情发展急骤,发病数小时即深昏迷者。

3.常用手术方法

(1)小脑减压术:高血压性小脑出血最重要的外科治疗,可挽救生命和逆转神经功能缺损,病程早期患者处于清醒状态时手术效果好。

(2)开颅血肿清除术:占位效应引起中线结构移位和初期脑疝时外科治疗可能有效。

(3)钻孔扩大骨窗血肿清除术。

(4)钻孔微创颅内血肿清除术。

(5)脑室出血脑室引流术。

(八)早期康复治疗

原则上应尽早开始。在神经系统症状不再进展,没有严重精神、行为异常,生命体征稳定,没有严重的并发症、合并症时,即可开始康复治疗的介入,但需注意康复方法的选择。早期康复治疗对恢复患者的神经功能,提高生活质量是十分有利的。早期对瘫痪肢体进行按摩及被动运动,开始有主动运动时,即应根据康复要求按阶段进行训练,以促进神经功能恢复,避免出现关节挛缩、肌肉萎缩和骨质疏松,对失语患者,需加强言语康复训练。

(九)加强护理,防治并发症

常见的并发症有肺部感染、上消化道出血、吞咽困难和水电解质紊乱、下肢静脉血栓形成、肺栓塞、肺水肿、冠状动脉性疾病和心肌梗死、心脏损伤、痫性发作等。脑出血预后与急性期护理有直接关系,合理的护理措施十分重要。

1.体位

头部抬高 15°~30°,既能保持脑血流量,又能保持呼吸道通畅。切忌无枕仰卧。凡意识障碍患者,宜采用侧卧位,头稍前屈,以利口腔分泌物流出。

2.饮食与营养

营养不良是脑出血患者常见的易被忽视的并发症,应充分重视。重症意识障碍患者急性期应禁食1～2天,静脉补给足够能量与维生素,发病 48 小时后若无活动性消化道出血,可鼻饲流质饮食,应考虑营养合理搭配与平衡。患者意识转清、咳嗽反射良好、能吞咽时可停止鼻饲,应注意喂食时宜取 45°角半卧位,食物宜做成糊状,流质饮料均应选用茶匙喂食,喂食出现呛咳可拍背。

3.呼吸道护理

脑出血患者应保持呼吸道通畅和足够通气量,意识障碍或脑干功能障碍患者应行气管插管,指征是血氧分压(PaO_2)＜60 mmHg、动脉血二氧化碳分压($PaCO_2$)＞50 mmHg 或有误吸危险者。鼓励勤翻身、拍背,鼓励患者尽量咳嗽,咳嗽无力痰多时可超声雾化治疗,呼吸困难、呼吸道痰液多、经鼻抽吸困难者可考虑气管切开。

4.压疮防治与护理

昏迷或完全性瘫痪患者易发生压疮,预防措施包括定时翻身,保持皮肤干燥清洁,在骶部、足跟及骨隆起处加垫气圈,经常按摩皮肤及活动瘫痪肢体促进血液循环,皮肤发红时可用70%乙醇溶液或温水轻柔,涂以 3.5%的安息香酊。

七、预后与预防

(一)预后

脑出血的预后与出血量、部位、病因及全身状况等有关。脑干、丘脑及大量脑室出血预后差。脑水肿、颅内压增高及脑疝、并发症及脑-内脏(脑-心、脑-肺、脑-肾、脑-胃肠)综合征是致死的主要原因。早期多死于脑疝,晚期多死于中枢性衰竭、肺炎和再出血等继发性并发症。影响本病的预后因素:①年龄较大;②昏迷时间长和程度深;③颅内压高和脑水肿重;④反复多次出血和出血量大;⑤小脑、脑干出血;⑥神经体征严重;⑦出血灶多和生命体征不稳定;⑧伴癫痫发作、去大脑皮质强直或去大脑强直;⑨伴有脑-内脏联合损害;⑩合并代谢性酸中毒、代谢障碍或电解质紊乱者,预后差。及时给予正确的中西医结合治疗和内外科治疗,可大大改善预后,减少病死率和致残率。

(二)预防

总的原则是定期体检,早发现、早预防、早治疗。脑出血是多危险因素所致的疾病。研究证明,高血压是最重要的独立危险因素,心脏病、糖尿病是肯定的危险因素。多种危险因素之间存在错综复杂的相关性,它们互相渗透、互相作用、互为因果,从而增加了脑出血的危险性,也给预防和治疗带来了困难。目前,我国仍存在对高血压知晓率低、用药治疗率低和控制率低等"三低"现象,与我国脑卒中患病率高、致残率高和病死率高等"三高"现象形成鲜明对比。因此,加强高血压的防治宣传教育是非常必要的。在高血压治疗中,轻型高血压可选用尼群地平和吲达帕胺,对其他类型的高血压则应根据病情选用钙通道阻滞剂、β受体阻滞剂、血管紧张素转化酶抑制剂(ACEI)、利尿剂等联合治疗。

有些危险因素是先天决定的,而且是难以改变,甚至不能改变的(如年龄、性别);有些危险因素是环境造成的,很容易预防(如感染);有些是人们生活行为的方式,是完全可以控制的(如抽烟、酗酒);还有些疾病常常是可治疗的(如高血压)。虽然大部分高血压患者都接受过降压治疗,但规范性、持续性差,这样非但没有起到降低血压、预防脑出血的作用,反而使血压忽高忽低,易于引发脑出血。所以,控制血压除进一步普及治疗外,重点应放在正确的治疗方法上。预防工作不可简单、单一化,要采取突出重点、顾及全面的综合性预防措施,才能有效地降低脑出血的发病率、病死率和复发率。

除针对危险因素进行预防外,日常生活中需注意经常锻炼,戒烟酒,合理饮食,调理情绪。饮食上提倡"五高三低",即高蛋白质、高钾、高钙、高纤维素、高维生素及低盐、低糖、低脂。锻炼要因人而异,方法灵活多样,强度不宜过大,避免激烈运动。

第三节　蛛网膜下腔出血

蛛网膜下腔出血(subarachnoid hemorrhage, SAH)是指脑表面或脑底部的血管自发破裂,血液流入蛛网膜下腔,伴或不伴颅内其他部位出血的一种急性脑血管疾病。本病可分为原发性、继发性和外伤性。原发性 SAH 是指脑表面或脑底部的血管破裂出血,血液直接或基本直接流入蛛网膜下腔所致,称特发性蛛网膜下腔出血或自发性蛛网膜下腔出血(idiopathic subarachnoid hemorrhage, ISAH),占急性脑血管疾病的 15% 左右,是神经科常见急症之一;继发性 SAH 则为脑实质内、脑室、硬脑膜外或硬脑膜下的血管破裂出血,血液穿破脑组织进入脑室或蛛网膜下腔者;外伤引起的概称外伤性 SAH,常伴发于脑挫裂伤。SAH 临床表现为急骤起病的剧烈头痛、呕吐、精神或意识障碍、脑膜刺激征和血性脑脊液。SAH 的年发病率世界各国各不相同,中国约为 5/10 万,美国为6/10 万~16/10 万,德国约为 10/10 万,芬兰约为 25/10 万,日本约为25/10 万。

一、病因与发病机制

(一)病因

SAH 的病因很多,以动脉瘤最为常见,包括先天性动脉瘤、高血压动脉硬化性动脉瘤、夹层动脉瘤和感染性动脉瘤等,其他如脑血管畸形、脑底异常血管网、结缔组织病、脑血管炎等。75%~85% 的非外伤性 SAH 患者为颅内动脉瘤破裂出血,其中先天性动脉瘤发病多见于中青年;高血压动脉硬化性动脉瘤为梭形动脉瘤,约占 13%,多见于老年人。脑血管畸形占第二位,以动静脉畸形最常见,约占 15%,常见于青壮年。其他如烟雾病、感染性动脉瘤、颅内肿瘤、结缔组织病、垂体卒中、脑血管炎、血液病及凝血障碍性疾病、妊娠并发症等,均可引起SAH。近年发现约 15% 的 ISAH 患者病因不清,即使 DSA 检查也未能发现 ISAH 的病因。

1.动脉瘤

近年来,对先天性动脉瘤与分子遗传学的多个研究支持 Ⅰ 型胶原蛋白 α_2 链基因(COLIA$_2$)和弹力蛋白基因(FLN)是先天性动脉瘤最大的候补基因。颅内动脉瘤好发于大脑动脉环及其主要分支的血管分叉处,其中位于前循环颈内动脉系统者约占 85%,位于后循环基底动脉系统者约占 15%。对此类动脉瘤的研究证实,血管壁的最大压力来自沿血流方向上的血管分叉处的尖部。随着年龄增长,在血压增高、动脉瘤增大,更由于血流涡流冲击和各种危险因素的综合因素作用下,出血的可能性也随之增大。颅内动脉瘤体积的大小与有无蛛网膜下腔出血相关,直径<3 mm 的动脉瘤,SAH 的风险小;直径>5～7 mm 的动脉瘤,SAH 的风险高。对于未破裂的动脉瘤,每年发生动脉瘤破裂出血的危险性介于 1‰～2‰。曾经破裂过的动脉瘤有更高的再出血率。

2.脑血管畸形

以动静脉畸形最常见,且 90%以上位于小脑幕上。脑血管畸形是胚胎发育异常形成的畸形血管团,血管壁薄,在有危险因素的条件下易诱发出血。

3.高血压动脉硬化性动脉瘤

长期高血压动脉粥样硬化导致脑血管弯曲多,侧支循环多,管径粗细不均,且脑内动脉缺乏外弹力层,在血压增高、血流涡流冲击等因素影响下,管壁薄弱的部分逐渐向外膨胀形成囊状动脉瘤,极易破裂出血。

4.其他病因

动脉炎或颅内炎症可引起血管破裂出血,肿瘤可直接侵袭血管导致出血。脑底异常血管网形成后可并发动脉瘤,一旦破裂出血可导致反复发生的脑实质内出血或 SAH。

(二)发病机制

蛛网膜下腔出血后,血液流入蛛网膜下腔淤积在血管破裂相应的脑沟和脑池中,并可下流至脊髓蛛网膜下腔,甚至逆流至第四脑室和侧脑室,引起一系列变化,主要包括:①颅内容积增加。血液流入蛛网膜下腔使颅内容积增加,引起颅内压增高,血液流入量大者可诱发脑疝。②化学性脑膜炎。血液流入蛛网膜下腔后直接刺激血管,使白细胞崩解释放各种炎症介质。③血管活性物质释放。血液流入蛛网膜下腔后,血细胞破坏产生各种血管活性物质(氧合血红蛋白、5-羟色胺、血栓烷 A_2、肾上腺素、去甲肾上腺素)刺激血管和脑膜,使脑血管发生痉挛和蛛网膜颗粒粘连。④脑积水。血液流入蛛网膜下腔在颅底或逆流入脑室发生凝固,造成脑脊液回流受阻引起急性阻塞性脑积水和颅内压增高;部分红细胞随脑脊液流入蛛网膜颗粒并溶解,使其阻塞,引起脑脊液吸收减慢,最后产生交通性脑积水。⑤下丘脑功能紊乱。血液及其代谢产物直接刺激下丘脑引起神经内分泌紊乱,引起发热、血糖含量增高、应激性溃疡、肺水肿等。⑥脑心综合征。急性高颅压或血液直接刺激下丘脑、脑干,导致自主神经功能亢进,引起急性心肌缺血、心律失常等。

二、病理

肉眼可见脑表面呈紫红色,覆盖有薄层血凝块;脑底部的脑池、脑桥小脑三角及小脑延髓池等处可见更明显的血块沉积,甚至可将颅底的血管、神经埋没。血液可穿破脑底面进入第三脑室和侧脑室。脑底大量积血或脑室内积血可影响脑脊液循环出现脑积水,约 5%的患者,由于部分红细胞随脑脊液流入蛛网膜颗粒并使其堵塞,引起脑脊液吸收减慢而产生交通性脑积水。蛛网膜及软膜增厚、色素沉着,脑与神经、血管间发生粘连。脑脊液呈血性。血液在蛛网膜下腔的分布,以出血量和范围分为弥散型和局限型。前者出血量较多,穹隆面与基底面蛛网膜下腔均有血液沉积;后者血液则仅存于脑底池。40%～60%的脑标本并发脑内出血。出血的次数越多,并发脑内出血的比例越大。并发脑内出血的发生率第 1 次约39.6%,第 2 次约55%,第 3 次达 100%。出血部位随动脉瘤的部位而定。动脉瘤好发于 Willis 环的血管上,尤其是动脉分叉处,可单发或多发。

三、临床表现

SAH 发生于任何年龄,发病高峰多在 30～60 岁;50 岁后,ISAH 的危险性有随年龄的增加而升高的趋势。男女在不同的年龄段发病不同,10 岁前男性的发病率较高,男女比为 4 : 1;40～50 岁时,男女发病相等;70～80 岁时,男女发病率之比高达 1 : 10。临床主要表现为剧烈头痛、脑膜刺激征阳性、血性脑脊液。在严重病例中,患者可出现意识障碍,从嗜睡至昏迷不等。

(一)症状与体征

1.先兆及诱因

先兆通常是不典型头痛或颈部僵硬,部分患者有病侧眼眶痛、轻微头痛、动眼神经麻痹等表现,主要由少量出血造成;70% 的患者存在上述症状数日或数周后出现严重出血,但绝大部分患者起病急骤,无明显先兆。常见诱因有过量饮酒、情绪激动、精神紧张、剧烈活动、用力状态等,这些诱因均能增加 ISAH 的风险性。

2.一般表现

出血量大者,当日体温即可升高,可能与下丘脑受影响有关;多数患者于 2～3 天后体温升高,多属于吸收热;SAH 后患者血压增高,1～2 周病情趋于稳定后逐渐恢复病前血压。

3.神经系统表现

绝大部分患者有突发持续性剧烈头痛。头痛位于前额、枕部或全头,可扩散至颈部、腰背部,常伴有恶心、呕吐。呕吐可反复出现,系由颅内压急骤升高和血液直接刺激呕吐中枢所致。如呕吐物为咖啡样胃内容物则提示上消化道出血,预后不良。头痛部位各异,轻重不等,部分患者类似眼肌麻痹型偏头痛。有 48%～81% 的患者可出现不同程度的意识障碍,轻者嗜睡,重者昏迷,多逐渐加深。意识障碍的程度、持续时间及意识恢复的可能性,均与出血量、出血部位及有无再出血有关。

部分患者以精神症状为首发或主要的临床症状,常表现为兴奋、躁动不安、定向障碍,甚至谵妄和错乱;少数可出现迟钝、淡漠、抗拒等。精神症状可由大脑前动脉或前交通动脉附近的动脉瘤破裂引起,大多在病后 1～5 天出现,但多数在数周内自行恢复。癫痫发作较少见,多发生在出血时或出血后的急性期,国外发生率为 6%～26.1%,国内为 10%～18.3%。在一项 SAH 的大宗病例报道中,大约有 15% 的动脉瘤性 SAH 表现为癫痫。癫痫可为局限性抽搐或全面强直-阵挛性发作,多见脑血管畸形引起者,出血部位多在天幕上,多由血液刺激大脑皮质所致,患者有反复发作倾向。部分患者由于血液流入脊髓蛛网膜下腔,可出现神经根刺激症状,如腰背痛。

4.神经系统体征

(1)脑膜刺激征:为 SAH 的特征性体征,包括头痛、颈强直、克尼格征和布鲁津斯基征阳性。常于起病后数小时至 6 天内出现,持续 3～4 周。颈强直发生率最高(6%～100%)。另外,应当注意临床上有少数患者可无脑膜刺激征,如老年患者,可能因蛛网膜下腔扩大等老年性改变和痛觉不敏感等因素,往往使脑膜刺激征不明显,但意识障碍仍可较明显,老年人的意识障碍可达 90%。

(2)脑神经损害:以第Ⅱ、Ⅲ对脑神经最常见,其次为第Ⅴ、Ⅵ、Ⅶ、Ⅷ对脑神经,主要由于未破裂的动脉瘤压迫或破裂后的渗血、颅内压增高等直接或间接损害引起。少数患者有一过性肢体单瘫、偏瘫、失语,早期出现者多因出血破入脑实质和脑水肿所致,晚期多由迟发性脑血管痉挛引起。

(3)眼症状:SAH 的患者中,17%有玻璃体膜下出血,7%~35%有视盘水肿。视网膜下出血及玻璃体膜下出血是诊断 SAH 特征性的体征。

(4)局灶性神经功能缺失:如局灶性神经功能缺失有助于判断病变部位,如突发头痛伴眼睑下垂者,应考虑载瘤动脉可能是后交通动脉或小脑上动脉。

(二)SAH 并发症

1.再出血

在脑血管疾病中,最易发生再出血的疾病是 SAH,国内文献报道再出血率为 24%左右。再出血临床表现严重,病死率远远高于第 1 次出血,一般发生在第 1 次出血后 10~14 天,2 周内再发生率占再发病例的 54%~80%。近期再出血病死率为 41%~46%,甚至更高。再发出血多因动脉瘤破裂所致,通常在病情稳定的情况下,突然头痛加剧、呕吐、癫痫发作,并迅速陷入深昏迷,瞳孔散大,对光反射消失,呼吸困难甚至停止。神经定位体征加重或脑膜刺激征明显加重。

2.脑血管痉挛

脑血管痉挛(CVS)是 SAH 发生后出现的迟发性大、小动脉的痉挛狭窄,以后者更多见。典型的血管痉挛发生在出血后 3~5 天,于 5~10 天达高峰,2~3 周逐渐缓解。在大多数研究中,脑血管痉挛发生率在 25%~30%。早期可逆性 CVS 多在蛛网膜下腔出血后30 分钟内发生,表现为短暂的意识障碍和神经功能缺失。70%的 CVS 在蛛网膜下腔出血后 1~2 周内发生,尽管及时干预治疗,但仍有约 50%有症状的 CVS 患者会进一步发展为脑梗死。因此,CVS 的治疗关键在预防。血管痉挛发作的临床表现通常是头痛加重或意识状态下降,除发热和脑膜刺激征外,也可表现局灶性的神经功能损害体征,但不常见。尽管导致脑血管痉挛的许多潜在危险因素已经确定,但 CT 扫描所见的蛛网膜下腔出血的数量和部位是最主要的危险因素。基底池内有厚层血块的患者比仅有少量出血的患者更容易发展为脑血管痉挛。虽然国内外均有大量的临床观察和实验数据,但是 CVS 的机制仍不确定。蛛网膜下腔出血本身或其降解产物中的一种或多种成分可能是导致 CVS 的原因。

CVS 的检查常选择经颅多普勒超声(TCD)和数字减影血管造影(DSA)检查。TCD 有助于血管痉挛的诊断。TCD 血液流速峰值大于 200 cm/s 和(或)平均流速大于 120 cm/s 时能很好地与血管造影显示的严重血管痉挛相符。值得提出的是,TCD 只能测定颅内血管系统中特定深度的血管段。测得数值的准确性在一定程度上依赖于超声检查者的经验。动脉插管血管造影诊断 CVS 较 TCD 更为敏感。CVS 患者进行血管造影的价值不仅用于诊断,更重要的目的是血管内治疗。动脉插管血管造影为有创检查,价格较昂贵。

3.脑积水

大约 25%的动脉瘤性蛛网膜下腔出血患者由于出血量大、速度快,血液大量涌入第三脑室、第四脑室并凝固,使第四脑室的外侧孔和正中孔受阻,可引起急性梗阻性脑积水,导致颅内压急剧升高,甚至出现脑疝而死亡。急性脑积水常发生于起病数小时至 2 周内,多数患者在

1～2天意识障碍呈进行性加重,神经症状迅速恶化,生命体征不稳定,瞳孔散大。颅脑CT检查可发现阻塞上方的脑室明显扩大等脑室系统有梗阻的现象,此类患者应迅速进行脑室引流术。慢性脑积水是SAH后3周至1年内发生的脑积水,原因可能为蛛网膜下腔出血刺激脑膜,引起无菌性炎症反应形成粘连,阻塞蛛网膜下腔及蛛网膜绒毛而影响脑脊液的吸收与回流,以脑脊液吸收障碍为主,病理切片可见蛛网膜增厚纤维变性、室管膜破坏及脑室周围脱髓鞘改变。约翰斯顿(Johnston)认为,脑脊液的吸收与蛛网膜下腔和上矢状窦的压力差,以及蛛网膜绒毛颗粒的阻力有关。当脑外伤后颅内压增高时,上矢状窦的压力随之升高,使蛛网膜下腔和上矢状窦的压力差变小,从而使蛛网膜绒毛微小管系统受压甚至关闭,直接影响脑脊液的吸收。脑脊液的积蓄造成脑室内静水压升高,致使脑室进行性扩大。因此,慢性脑积水的初期,患者的颅内压是高于正常的,及至脑室扩大到一定程度之后,由于加大了吸收面,才渐使颅内压下降至正常范围,故临床上称之为"正常颅压脑积水"。但脑脊液的静水压已超过脑室壁所能承受的压力,使脑室不断继续扩大、脑萎缩加重而致进行性痴呆。

4.自主神经及内脏功能障碍

自主神经及内脏功能障碍常因下丘脑受出血、脑血管痉挛和颅内压增高的损伤所致,临床可并发心肌缺血或心肌梗死、急性肺水肿、应激性溃疡。这些并发症被认为是由交感神经过度活跃或迷走神经张力过高所致。

5.低钠血症

尤其是重症SAH常影响下丘脑功能,而导致有关水盐代谢激素的分泌异常。目前,关于低钠血症发生的病因有两种机制,即抗利尿激素分泌失调综合征(syndrome of inappropriate antidiuretic hormone,SIADH)和脑性耗盐综合征(cerebral salt-wasting syndrome,CSWS)。

SIADH理论是1957年由巴特(Bartter)等提出的,该理论认为,低钠血症产生的原因是由于各种创伤性刺激作用于下丘脑,引起血管升压素(ADH)分泌过多,或血管升压素渗透性调节异常,丧失了低渗对ADH分泌的抑制作用,而出现持续性ADH分泌。肾脏远曲小管和集合管重吸收水分的作用增强,引起水潴留、血钠被稀释及细胞外液增加等一系列病理生理变化。同时,促肾上腺皮质激素(ACTH)相对分泌不足,血浆ACTH降低,醛固酮分泌减少,肾小管排钾保钠功能下降,尿钠排出增多。细胞外液增加和尿钠丢失的后果是血浆渗透压下降和稀释性低血钠,尿渗透压高于血渗透压,低钠而无脱水,中心静脉压增高的一种综合征。若进一步发展,将导致水分从细胞外向细胞内转移、细胞水肿及代谢功能异常。当血钠<120 mmol/L时,可出现恶心、呕吐、头痛;当血钠<110 mmol/L时,可发生嗜睡、躁动、谵语、肌张力低下、腱反射减弱或消失,甚至昏迷。

但20世纪70年代末以来,越来越多的学者发现,患者发生低钠血症时,多伴有尿量增多和尿钠排泄量增多,而血中ADH并无明显增加。这使得脑性耗盐综合征的概念逐渐被接受。SAH时,CSWS的发生可能与脑钠肽(BNP)的作用有关。下丘脑受损时可释放出BNP,脑血管痉挛也可使BNP升高。BNP的生物效应类似心房钠尿肽(ANP),有较强的利钠和利尿反应。CSWS时可出现厌食、恶心、呕吐、无力、直立性低血压、皮肤无弹性、眼球内陷、心率增快等症状。诊断依据:细胞外液减少,负钠平衡,水摄入与排出率<1,肺动脉楔压<8 mmHg,中央静脉压<6 mmHg,体重减轻。Ogawasara提出,每日对CSWS患者定时测体重和中央静脉

压是诊断 CSWS 和鉴别 SIADH 最简单和实用的方法。

四、辅助检查

(一)脑脊液检查

目前,脑脊液(CSF)检查尚不能被 CT 检查所完全取代。由于腰椎穿刺(LP)有诱发再出血和脑疝的风险,在无条件行 CT 检查和病情允许的情况下,或颅脑 CT 所见可疑时才可考虑谨慎施行 LP 检查。均匀一致的血性脑脊液是诊断 SAH 的金标准,脑脊液压力增高,蛋白含量增高,糖和氯化物水平正常。起初脑脊液中红、白细胞比例与外周血基本一致(700∶1),12小时后脑脊液开始变黄,2～3 天后因出现无菌性炎症反应,白细胞计数可增加,初为中性粒细胞,后为单核细胞和淋巴细胞。LP 阳性结果与穿刺损伤出血的鉴别很重要。通常是通过连续观察试管内红细胞计数逐渐减少的三管试验来证实,但采用脑脊液离心检查上清液黄变及匿血反应是更灵敏的诊断方法。脑脊液细胞学检查可见巨噬细胞内吞噬红细胞及碎片,有助于鉴别。

(二)颅脑 CT 检查

CT 检查是诊断蛛网膜下腔出血的首选常规检查方法。急性期颅脑 CT 检查快速、敏感,不但可早期确诊,还可判定出血部位、出血量、血液分布范围及动态观察病情进展和有无再出血迹象。急性期 CT 表现为脑池、脑沟及蛛网膜下腔呈高密度改变,尤以脑池局部积血有定位价值,但确定出血动脉及病变性质仍需借助于数字减影血管造影(DSA)检查。发病距 CT 检查的时间越短,显示蛛网膜下腔出血病灶部位的积血越清楚。亚当斯(Adams)观察到发病当日 CT 检查显示阳性率为 95%,1 天后降至 90%,5 天后降至 80%,7 天后降至 50%。CT 显示蛛网膜下腔高密度出血征象,多见于大脑外侧裂池、前纵裂池、后纵裂池、鞍上池和环池等。CT 增强扫描可能显示大的动脉瘤和血管畸形。需注意 CT 阴性并不能绝对排除 SAH。

部分学者依据 CT 扫描并结合动脉瘤好发部位推测动脉瘤的发生部位,如蛛网膜下腔出血以鞍上池为中心呈不对称向外扩展,提示颈内动脉瘤;外侧裂池基底部积血提示大脑中动脉瘤;前纵裂池基底部积血提示前交通动脉瘤;出血以脚间池为中心向前纵裂池和后纵裂池基底部扩散,提示基底动脉瘤。CT 显示弥漫性出血或局限于前部的出血发生再出血的风险较大,应尽早进行 DSA 检查确定动脉瘤部位并早期手术。MRA 作为初筛工具具有无创、无风险的特点,但敏感性不如 DSA 检查高。

(三)数字减影血管造影

确诊 SAH 后应尽早行数字减影血管造影(DSA)检查,以确定动脉瘤的部位、大小、形状、数量、侧支循环和脑血管痉挛等情况,并可协助除外其他病因如动静脉畸形、烟雾病和炎性血管瘤等。大且不规则、分成小腔(为责任动脉瘤典型的特点)的动脉瘤可能是出血的动脉瘤。如发病之初脑血管造影未发现病灶,应在发病 1 个月后复查脑血管造影,可能会有新发现。DSA 可显示 80% 的动脉瘤及几乎 100% 的血管畸形,而且对发现继发性脑血管痉挛有帮助。脑动脉瘤大多数在 2～3 周再次破裂出血,尤以病后 6～8 天为高峰,因此对动脉瘤应早检查、早手术治疗,如在发病后 2～3 天,脑水肿尚未达到高峰时进行手术则手术并发症少。

(四)MRI 检查

MRI 对蛛网膜下腔出血的敏感性不及 CT。急性期 MRI 检查还可能诱发再出血。但 MRI 可检出脑干隐匿性血管畸形,对直径3~5 mm的动脉瘤检出率可为84%~100%,而由于空间分辨率较差,不能清晰显示动脉瘤颈和载瘤动脉,仍需进行 DSA 检查。

(五)其他检查

心电图可显示 T 波倒置、QT 间期延长、出现高大 U 波等异常;血常规、凝血功能和肝功能检查可排除凝血功能异常方面的出血原因。

五、诊断与鉴别诊断

(一)诊断

根据以下临床特点,诊断 SAH 一般并不困难,如突然起病,主要症状为剧烈头痛伴呕吐;可有不同程度的意识障碍和精神症状,脑膜刺激征明显,少数伴有脑神经及轻偏瘫等局灶症状;辅助检查 LP 为血性脑脊液,脑 CT 所显示的出血部位有助于判断动脉瘤。

临床分级:一般采用亨特-赫斯(Hunt-Hess)分级法(表 5-1)或世界神经外科联盟(WFNS)分级(表 5-2)。前者主要用于动脉瘤引起 SAH 的手术适应证及预后判断的参考,Ⅰ~Ⅲ级应尽早行 DSA,积极术前准备,争取尽早手术;对Ⅳ~Ⅴ级先行血块清除术,待症状改善后再行动脉瘤手术。后者根据格拉斯哥昏迷评分(Glasgow coma scale, GCS)和有无运动障碍进行分级,即Ⅰ级的 SAH 患者很少发生局灶性神经功能缺损;GCS≤12 分(Ⅳ~Ⅴ级)的患者,不论是否存在局灶性神经功能缺损,并不影响其预后判断;对于 GCS 为 13~14 分(Ⅱ~Ⅲ级)的患者,局灶性神经功能缺损是判断预后的补充条件。

表 5-1　Hunt-Hess 分级法(1968 年)

分类	标准
0 级	未破裂动脉瘤
Ⅰ级	无症状或轻微头痛
Ⅱ级	中重度头痛、脑膜刺激征、脑神经麻痹
Ⅲ级	嗜睡、意识混浊、轻度局灶性神经体征
Ⅳ级	昏迷、中或重度偏瘫,有早期去大脑强直或自主神经功能紊乱
Ⅴ级	深昏迷、去大脑强直、濒死状态

注:凡有高血压、糖尿病、高度动脉粥样硬化、慢性肺部疾病等全身性疾病,或 DSA 呈现高度脑血管痉挛的病例,则向恶化阶段提高 1 级。

表 5-2　WFNS 的 SAH 分级(1988 年)

分类	GCS	运动障碍
Ⅰ级	15	无
Ⅱ级	14~13	无
Ⅲ级	14~13	有局灶性体征
Ⅳ级	12~7	有或无
Ⅴ级	6~3	有或无

(二)鉴别诊断

1.脑出血

脑出血深昏迷时与 SAH 不易鉴别,但脑出血多有局灶性神经功能缺损体征,如偏瘫、失语等,患者多有高血压病史。仔细的神经系统检查及脑 CT 检查有助于鉴别诊断。

2.颅内感染

发病较 SAH 缓慢。各类脑膜炎起病初均先有高热,脑脊液呈炎性改变而有别于 SAH。进一步脑影像学检查,脑沟、脑池无高密度增高影改变。脑炎临床表现为发热、精神症状、抽搐和意识障碍,且脑脊液多正常或只有轻度白细胞数增高,只有脑膜出血时才表现为血性脑脊液,脑 CT 检查有助于鉴别诊断。

3.瘤卒中

依靠详细病史(如有无慢性头痛、恶心、呕吐等)、体征和脑 CT 检查可以鉴别。

六、治疗

主要治疗原则:①控制继续出血,预防及解除血管痉挛,去除病因,防治再出血,尽早采取措施预防、控制各种并发症;②掌握时机尽早进行 DSA 检查,如发现动脉瘤及动静脉畸形,应尽早进行血管介入、手术治疗。

(一)一般处理

绝对卧床护理 4～6 周,避免情绪激动和用力排便,防治剧烈咳嗽,烦躁不安时适当应用止咳剂、镇静剂;稳定血压,控制癫痫发作。对于血性脑脊液伴脑室扩大者,必要时可行脑室穿刺和体外引流,但应掌握引流速度要缓慢。发病后应密切观察 GCS 评分,注意心电图变化,动态观察局灶性神经体征变化和进行脑功能监测。

(二)防止再出血

二次出血是本病的常见现象,故积极进行药物干预对防治再出血十分必要。蛛网膜下腔出血急性期脑脊液纤维素溶解系统活性增高,第 2 周开始下降,第 3 周后恢复正常。因此,选用抗纤维蛋白溶解药物抑制纤溶酶原的形成,具有防治再出血的作用。

1.6-氨基己酸

其为纤维蛋白溶解抑制剂,可阻止动脉瘤破裂处凝血块的溶解,又可预防再破裂和缓解脑血管痉挛。每次8～12 g加入 10％的葡萄糖盐水 500 mL 中静脉滴注,每日 2 次。

2.氨甲苯酸

氨甲苯酸又称"抗血纤溶芳酸",能抑制纤溶酶原的激活因子,每次200～400 mg,溶于葡萄糖注射液或 0.9％氯化钠注射液 20 mL 中缓慢静脉注射,每日 2 次。

3.氨甲环酸

为氨甲苯酸的衍化物,抗血纤维蛋白溶酶的效价强于前两种药物,每次 250～500 mg 加入 5％的葡萄糖注射液 250～500 mL 中静脉滴注,每日 1～2 次。

但近年的一些研究显示,抗纤溶药虽有一定的防止再出血作用,但同时增加了缺血事件的发生,因此不推荐常规使用此类药物,除非凝血障碍所致出血时可考虑应用。

(三)降颅压治疗

蛛网膜下腔出血可引起颅内压升高、脑水肿,严重者可出现脑疝,应积极进行脱水降颅压治疗，主要选用 20％甘露醇静脉滴注，每次 125～250 mL，2～4 次/d；呋塞米入小壶，每次 20～80 mg，2～4 次/d；清蛋白 10～20 g/d，静脉滴注。药物治疗效果不佳或疑有早期脑疝时，可考虑脑室引流或颞肌下减压术。

(四)防治脑血管痉挛及迟发性缺血性神经功能缺损

目前认为，脑血管痉挛引起迟发性缺血性神经功能缺损(delayed ischemic neurologic deficit, DIND)是动脉瘤性 SAH 最常见的死亡和致残原因。钙通道拮抗剂可选择性作用于脑血管平滑肌，减轻脑血管痉挛和 DIND。常用尼莫地平，每日 10 mg(50 mL)，以每小时 2.5～5.0 mL速度泵入或缓慢静脉滴注，5～14 天为 1 个疗程；也可选择尼莫地平，每次 40 mg，每日 3 次，口服。国外报道高血压-高血容量-血液稀释(hypertension-hypervolemia-hemodilution, 3H)疗法可使大约 70％的患者临床症状得到改善。有数个报道认为与以往相比，"3H"疗法能够明显改善患者预后。增加循环血容量，提高平均动脉压(MAP)，降低血细胞比容(Hct)至 30％～50％，被认为能够使脑灌注达到最优化。3H 疗法必须排除已存在脑梗死、高颅压，并已夹闭动脉瘤后才能应用。

(五)防治急性脑积水

急性脑积水常发生于病后 1 周内，发生率为 9％～27％。急性阻塞性脑积水患者脑 CT 显示脑室急速进行性扩大，意识障碍加重，有效的疗法是行脑室穿刺引流和冲洗。但应注意防止脑脊液引流过度，维持颅内压在 15～30 mmHg，因过度引流会突然发生再出血。长期脑室引流要注意继发感染(脑炎、脑膜炎)，感染率为 5％～10％。同时常规应用抗生素防治感染。

(六)低钠血症的治疗

SIADH 的治疗原则主要是纠正低血钠和防止体液容量过多。可限制液体摄入量，1 天<500～1 000 mL，使体内水分处于负平衡以减少体液过多与尿钠丢失。注意应用利尿剂和高渗盐水，纠正低血钠与低渗血症。当血浆渗透压恢复，可给予 5％葡萄糖注射液维持，也可用抑制 ADH 药物，去甲金霉素 1～2 g/d，口服。

CSWS 的治疗主要是维持正常水盐平衡，给予补液治疗。可静脉或口服等渗或高渗盐液，根据低钠血症的严重程度和患者耐受程度单独或联合应用。高渗盐液补液速度以每小时 0.7 mmol/L，24 小时<20 mmol/L为宜。如果纠正低钠血症速度过快可导致脑桥脱髓鞘病，应予特别注意。

(七)外科治疗

经造影证实有动脉瘤或动静脉畸形者，应争取手术或介入治疗，根除病因防止再出血。

1.显微外科

夹闭颅内破裂的动脉瘤是消除病变并防止再出血的最好方法，而且动脉瘤被夹闭，继发性血管痉挛就能得到积极有效的治疗。一般认为，Hunt-Hess 分级Ⅰ～Ⅱ级的患者应在发病后 48～72 小时进行早期手术，应用现代技术，早期手术已经不再难以克服。一些神经血管中心富有经验的医师已经建议给低评分的患者早期手术，只要患者的血流动力学稳定，颅内压得以控制即可。对于神经状况分级很差和(或)伴有其他内科情况的患者，手术应该延期。对于病情不太稳定、不能承受早期手术的患者，可选择血管内治疗。

2．血管内治疗

选择适合的患者进行血管内放置 Guglielmi 可脱式弹簧圈（Guglielmi detachable coils，GDCs），已经被证实是一种安全的治疗手段。近年来，一般认为治疗指征为手术风险大或手术治疗困难的动脉瘤。

七、预后与预防

（一）预后

临床常采用亨特（Hunt）和科斯尼克（Kosnik）（1974 年）修改的博特雷尔（Botterell）的分级方案，对预后判断有帮助。Ⅰ～Ⅱ级患者预后佳，Ⅳ～Ⅴ级患者预后差，Ⅲ级患者介于两者之间。

首次蛛网膜下腔出血的病死率为 10％～25％。病死率随着再出血递增。再出血和脑血管痉挛是导致死亡和致残的主要原因。蛛网膜下腔出血的预后与病因、年龄、动脉瘤的部位、瘤体大小、出血量、有无并发症、手术时机选择及处置是否及时、得当有关。

（二）预防

蛛网膜下腔出血病情常较危重，病死率较高，尽管不能从根本上达到预防目的，但对已知的病因应及早积极对因治疗，如控制血压、戒烟、限酒，以及尽量避免剧烈运动、情绪激动、过劳、用力排便、剧烈咳嗽等；对于长期便秘的个体，应采取辨证论治思路长期用药（如麻仁润肠丸、芪蓉润肠口服液、香砂枳术丸、越鞠保和丸等）；情志因素常为本病的诱发因素，对于已经存在脑动脉瘤、动脉血管夹层或烟雾病的患者，保持情绪稳定至关重要。

不少尸检材料证实，患者生前曾患动脉瘤但未曾破裂出血，说明存在危险因素并不一定完全会出血，预防动脉瘤破裂有着非常重要的意义。应当强调的是，蛛网膜下腔出血常在首次出血后 2 周内再次发生出血且常常危及生命，故对已出血患者积极采取有效措施进行整体调节，并及时给予恰当的对症治疗，对预防再次出血至关重要。

第四节　短暂性脑缺血发作

短暂性脑缺血发作（transient ischemic attack，TIA）是指因脑血管病变引起的短暂性、局限性脑功能缺失或视网膜功能障碍。临床症状一般持续 10～20 分钟，多在 1 小时内缓解，最长不超过 24 小时，不遗留神经功能缺失症状，结构性影像学（CT、MRI）检查无责任病灶。凡临床症状持续超过 1 小时且神经影像学检查有明确病灶者不宜称为 TIA。

1975 年，曾将 TIA 定义限定为 24 小时，这是基于时间（time-based）的定义。2002 年，美国 TIA 工作组提出了新的定义，即由局部脑或视网膜缺血引起的短暂性神经功能缺损发作，典型临床症状持续不超过 1 小时，且无急性脑梗死的证据。TIA 新的基于组织学（tissue-based）的定义以脑组织有无损伤为基础，更有利于临床医师及时进行评价，使急性脑缺血能得到迅速干预。

流行病学统计表明，15％的脑卒中患者曾发生过 TIA。不包括未就诊的患者，美国每年

TIA 发作人数估计为 20 万～50 万人。TIA 发生脑卒中率明显高于一般人群,TIA 后第 1 个月内发生脑梗死者占 4％～8％,1 年内 12％～13％,5 年内增为 24％～29％。TIA 患者发生脑卒中在第 1 年内较一般人群高 13～16 倍,是最严重的"卒中预警"事件,也是治疗干预的最佳时机,频发 TIA 更应以急诊处理。

一、病因与发病机制

(一)病因

TIA 病因各有不同,主要是动脉粥样硬化和心源性栓子。多数学者认为,微栓塞或血流动力学障碍是 TIA 发病的主要原因,90％左右的微栓子来源于心脏和动脉系统,动脉粥样硬化是 50 岁以上患者 TIA 的最常见原因。

(二)发病机制

TIA 的真正发病机制至今尚未完全阐明,主要有血流动力学改变学说和微栓子学说。

1.血流动力学改变学说

TIA 的主要原因是血管本身病变。动脉粥样硬化造成大血管的严重狭窄,由于病变血管自身调节能力下降,当一些因素引起灌注压降低时,病变血管支配区域的血流就会显著下降,同时又可能存在全血黏度增高、红细胞变形能力下降和血小板功能亢进等血液流变学改变,促进微循环障碍的发生,使局部血管无法保持血流量的恒定,导致相应供血区域 TIA 的发生。血流动力学型 TIA 在大动脉严重狭窄基础上合并血压下降,导致远端一过性脑供血不足症状,当血压回升时症状可缓解。

2.微栓子学说

大动脉的不稳定粥样硬化斑块破裂,脱落的栓子随血流移动,阻塞远端动脉,随后栓子很快发生自溶,临床表现为一过性缺血发作。动脉的微栓子来源最常见的部位是颈内动脉系统。心源性栓子为微栓子的另一来源,多见于心房颤动、心瓣膜疾病及左心室血栓形成。

3.其他学说

脑动脉痉挛、受压学说,如脑血管受到各种刺激造成的痉挛或由于颈椎骨质增生压迫椎动脉造成缺血;颅外血管盗血学说,如锁骨下动脉严重狭窄,椎动脉脑血流逆行,导致颅内灌注不足等。

TIA 常见的危险因素包括高龄、高血压、抽烟、心脏病(冠心病、心律失常、充血性心力衰竭、心脏瓣膜病)、高血脂、糖尿病和糖耐量异常、肥胖、不健康饮食、体力活动过少、过度饮酒、口服避孕药或绝经后雌激素的应用、高同型半胱氨酸血症、抗心磷脂抗体综合征、蛋白 C/蛋白 S 缺乏症等。

二、病理

发生缺血部位的脑组织常无病理改变,但部分患者可见脑深部小动脉发生闭塞而形成的微小梗死灶,其直径常小于 1.5 mm。主动脉弓发出的大动脉、颈动脉可见动脉粥样硬化性改变、狭窄或闭塞。颅内动脉也可有动脉粥样硬化性改变或可见动脉炎性浸润。另外,可有颈动脉或椎动脉过长或扭曲。

三、临床表现

TIA 多发于老年人,男性多于女性。发病突然,恢复完全,不遗留神经功能缺损的症状和体征,多有反复发作的病史。持续时间短暂,一般为 10～15 分钟,颈内动脉系统平均为 14 分钟,椎-基底动脉系统平均为 8 分钟,每日可有数次发作,发作间期无神经系统症状及阳性体征。颈内动脉系统 TIA 与椎-基底动脉系统 TIA 相比,发作频率较少,但更容易进展为脑梗死。

TIA 神经功能缺损的临床表现依据受累的血管供血范围而不同,临床常见的神经功能缺损有以下两种。

(一)颈内动脉系统 TIA

最常见的症状为对侧面部或肢体的一过性无力和感觉障碍、偏盲,偏侧肢体或单肢的发作性轻瘫最常见,通常以上肢和面部较重,优势半球受累可出现语言障碍。单眼视力障碍为颈内动脉系统 TIA 所特有,短暂的单眼黑矇是颈内动脉分支——眼动脉缺血的特征性症状,表现为短暂性视物模糊、眼前灰暗感或云雾状。

(二)椎-基底动脉系统 TIA

常见症状为眩晕、头晕、平衡障碍、复视、构音障碍、吞咽困难、皮质性盲和视野缺损、共济失调、交叉性肢体瘫痪或感觉障碍。脑干网状结构缺血可能由双下肢突然失张力,造成跌倒发作。颞叶、海马、边缘系统等部位缺血可能出现短暂性全面性遗忘症,表现为突发的一过性记忆丧失,时间、空间定向力障碍,患者有自知力,无意识障碍,对话、书写、计算能力保留,症状可持续数分钟至数小时。

血流动力学型 TIA 与微栓塞型 TIA 在临床表现上也有所区别(表 5-3)。

表 5-3 血流动力学型 TIA 与微栓塞型 TIA 的临床鉴别要点

临床表现	血流动力学型	微栓塞型
发作频率	密集	稀疏
持续时间	短暂	较长
临床特点	刻板	多变

四、辅助检查

治疗的结果与确定病因直接相关,辅助检查的目的就在于确定病因及危险因素。

(一)TIA 的神经影像学表现

普通 CT 和 MRI 扫描正常。MRI 灌注成像(PWI)表现可有局部脑血流减低,但不出现 DWI 的影像异常。TIA 作为临床常见的脑缺血急症,要进行快速的综合评估,尤其是 MRI 检查(包括 DWI 和 PWI),以便鉴别脑卒中、确定半暗带、制定治疗方案和判断预后。CT 检查可以排除脑出血、硬膜下血肿、脑肿瘤、动静脉畸形和动脉瘤等临床表现与 TIA 相似的疾病,必要时需进行腰椎穿刺以排除蛛网膜下腔出血。CT 血管成像(CTA)、磁共振血管成像(MRA)有助于了解血管情况。梗死型 TIA 的概念是指临床表现为 TIA,但神经影像学上有脑梗死的证据,早期的 MRI 弥散成像(DWI)检查发现,20%～40%临床上表现为 TIA 的患者存在梗死灶。但实际上根据 TIA 的新概念,只要出现了梗死灶就不能诊断为 TIA。

(二)血浆同型半胱氨酸检查

血浆同型半胱氨酸(Hcy)浓度与动脉粥样硬化程度密切相关,血浆 Hcy 水平升高是全身性动脉硬化的独立危险因素。

(三)其他检查

TCD 检查可发现颅内动脉狭窄,并且可进行血流状况评估和微栓子检测。血常规和生化检查也是必要的,神经心理学检查可能发现轻微的脑功能损害。双侧肱动脉压、桡动脉搏动、双侧颈动脉及心脏有无杂音、全血和血小板检查、血脂、空腹血糖及糖耐量、纤维蛋白原、凝血功能、抗心磷脂抗体、心电图、心脏及颈动脉超声、TCD、DSA 等,有助于发现 TIA 的病因和危险因素、评判动脉狭窄程度、评估侧支循环建立程度和进行微栓子的检测,有条件时应考虑经食管超声心动图检查,可能发现卵圆孔未闭等心源性栓子的来源。

五、诊断与鉴别诊断

(一)诊断

诊断只能依靠病史,根据血管分布区内急性短暂神经功能障碍与可逆性发作特点,结合CT 排除出血性疾病后可考虑 TIA。确立 TIA 诊断后应进一步进行病因、发病机制的诊断和危险因素分析。TIA 和脑梗死之间并没有截然的区别,两者应被视为一个疾病动态演变过程的不同阶段,应尽可能采用"组织学损害"的标准界定两者。

(二)鉴别诊断

鉴别需要考虑其他可以导致短暂性神经功能障碍发作的疾病。

1.局灶性癫痫后出现的 Todd 麻痹

局限性癫痫发作后可能遗留短暂的肢体无力或轻偏瘫,持续 0.5～36 小时后可消除。患者有明确的癫痫病史,EEG 可见局限性异常,CT 或 MRI 可能发现脑内病灶。

2.偏瘫型偏头痛

多于青年期发病,女性多见,可有家族史,头痛发作的同时或过后出现同侧或对侧肢体不同程度瘫痪,并可在头痛消退后持续一段时间。

3.晕厥

晕厥为短暂性弥漫性脑缺血、缺氧所致,表现为短暂性意识丧失,常伴有面色苍白、大汗、血压下降,EEG 多数正常。

4.梅尼埃病

发病年龄较轻,发作性眩晕、恶心、呕吐与椎-基底动脉系统 TIA 相似,反复发作常合并耳鸣及听力减退,症状可持续数小时至数天,但缺乏中枢神经系统定位体征。

5.其他

血糖异常、血压异常、颅内结构性损伤(如肿瘤、血管畸形、硬膜下血肿、动脉瘤等)、多发性硬化等,也可能出现类似 TIA 的临床症状。临床上可以依靠影像学资料和实验室检查,进行鉴别诊断。

六、治疗

TIA 是缺血性血管病变的重要部分。TIA 既是急症,也是预防缺血性血管病变的最佳和最重要时机。TIA 的治疗与二级预防密切结合,可减少脑卒中及其他缺血性血管事件发生。TIA 症状持续 1 小时以上,应按照急性脑卒中流程进行处理。根据 TIA 病因和发病机制的不同,应采取不同的治疗策略。

(一)控制危险因素

TIA 需要严格控制危险因素,包括调整血压、血糖、血脂、同型半胱氨酸,以及戒烟、治疗心脏疾病、避免大量饮酒、有规律的体育锻炼、控制体重等。已经发生 TIA 的患者或高危人群可长期服用抗血小板药物。肠溶阿司匹林为目前最主要的预防性用药之一。

(二)药物治疗

1.抗血小板聚集药物

阻止血小板活化、黏附和聚集,防止血栓形成,减少动脉-动脉微栓子。常用药物为以下几种。

(1)阿司匹林肠溶片:通过抑制环氧化酶减少血小板内花生四烯酸转化为血栓烷 A_2(TXA$_2$),防止血小板聚集,各国指南推荐的标准剂量不同,我国指南的推荐剂量为 $75\sim150$ mg/d。

(2)氯吡格雷(75 mg/d):也是被广泛采用的抗血小板药,通过抑制血小板表面的二磷酸腺苷(ADP)受体阻止血小板积聚。

(3)双嘧达莫:为血小板磷酸二酯酶抑制剂,缓释剂可与阿司匹林联合使用,效果优于单用阿司匹林。

2.抗凝治疗

考虑存在心源性栓子的患者应予抗凝治疗。抗凝剂种类很多,肝素、低分子量肝素、口服抗凝剂(如华法林、香豆素)等均可选用,但除低分子量肝素外,其他抗凝剂,如肝素、华法林等应用过程中应注意检测凝血功能,以避免发生出血不良反应。低分子量肝素,每次 $4\,000\sim5\,000$ U,腹部皮下注射,每日 2 次,连用 $7\sim10$ 天,与普通肝素比较,生物利用度好,使用安全。口服华法林 $6\sim12$ mg/d,$3\sim5$d 后改为 $2\sim6$ mg/d 维持,目标国际标准化比值(INR)范围为 $2.0\sim3.0$。

3.降压治疗

血流动力学型 TIA 的治疗以改善脑供血为主,慎用血管扩张药物,除抗血小板聚集、降脂治疗外,需慎重管理血压,避免降压过度,必要时可给予扩容治疗。在大动脉狭窄解除后,可考虑将血压控制在目标值以下。

4.生化治疗

防治动脉硬化及其引起的动脉狭窄和痉挛,以及斑块脱落的微栓子栓塞造成 TIA。主要用药:维生素 B_1,每次 10 mg,3 次/天;维生素 B_2,每次 5 mg,3 次/天;维生素 B_6,每次10 mg,3次/天;复合维生素 B,每次 10 mg,3 次/天;维生素 C,每次 100 mg,3 次/天;叶酸片,每次 5 mg,3 次/天。

(三)手术治疗

颈动脉剥脱术(CEA)和颈动脉支架治疗(CAS)适用于症状性颈动脉狭窄 70% 以上的患者,实际操作上应从严掌握适应证。仅为预防脑卒中而让无症状的颈动脉狭窄患者冒险手术,不是正确的选择。

七、预后与预防

(一)预后

TIA 可使缺血性脑卒中的危险性增加。传统观点认为,未经治疗的 TIA 患者约 1/3 发展成脑梗死,1/3可反复发作,另外1/3可自行缓解。但如果经过认真细致的中西医结合治疗应会减少脑梗死的发生比例。一般第一次 TIA 后,10%~20%的患者在其后90天出现缺血性脑卒中,其中50%发生在第1次 TIA 发作后24~28小时。预示脑卒中发生率增高的危险因素包括高龄、糖尿病、发作时间超过10分钟、颈内动脉系统 TIA 症状(如无力和语言障碍);椎-基底动脉系统 TIA 发生脑梗死的比例较少。

(二)预防

近年来,以中西医结合治疗本病的临床研究证明,在注重整体调节的前提下,病证结合,中医学辨证论治疗能有效减少 TIA 发作的频率及程度,并降低形成脑梗死的危险因素,从而起到预防脑血管疾病事件发生的作用。

第五节 颈动脉粥样硬化

颈动脉粥样硬化是指双侧颈总动脉、颈总动脉分叉处及颈内动脉颅外段的管壁僵硬,内膜-中层增厚(IMT),内膜下脂质沉积,斑块形成及管腔狭窄,最终可导致脑缺血性损害。

颈动脉粥样硬化与种族有关,白种男性老年人颈动脉粥样硬化的发病率最高,在美国约35%的缺血性脑血管疾病由颈动脉粥样硬化引起,因此对颈动脉粥样硬化的防治一直是西方国家研究的热点,如北美症状性颈动脉内膜切除试验(NASCET)和欧洲颈动脉外科试验(ECST)。我国对颈动脉粥样硬化的研究起步较晚,目前尚缺乏像 NASCET 和 ECST 等的大宗试验数据,但随着诊断技术的发展,如高分辨率颈部双功超声、磁共振血管造影、TCD 等的应用,人们对颈动脉粥样硬化在脑血管疾病中重要性的认识已明显提高,我国现已开展颈动脉内膜剥脱术及经皮血管内支架形成等治疗。

颈动脉粥样硬化的危险因素与一般动脉粥样硬化相似,如高血压、糖尿病、高血脂、吸烟、肥胖等。颈动脉粥样硬化引起脑缺血的机制有两点:①动脉-动脉栓塞,栓子可以是粥样斑块基础上形成的附壁血栓脱落或斑块本身破裂脱落。②血流动力学障碍。人们一直以为血流动力学障碍是颈动脉粥样硬化引起脑缺血的主要发病机制,因此把高度颈动脉狭窄(>70%)作为防治的重点,如采用颅外-颅内分流术以改善远端供血,但结果并未能降低同侧脑卒中的发病率,原因是颅外-颅内分流术并未能消除栓子源,仅仅是绕道而不是消除颈动脉斑,因此不能预防栓塞性脑卒中。现已认为脑缺血的产生与斑块本身的结构和功能状态密切相关,斑块的稳定性较之斑块的体积有更大的临床意义。动脉-动脉栓塞可能是缺血性脑血管疾病最主要的病因,颈动脉粥样硬化斑块是脑循环动脉源性栓子的重要来源。因此,有必要提高对颈动脉粥样硬化的认识,并在临床工作中加强对颈动脉粥样硬化的防治。

一、临床表现

颈动脉粥样硬化引起的临床症状,主要为短暂性脑缺血发作(TIA)及脑梗死。

(一)TIA

脑缺血症状多在2分钟(<5分钟)内达高峰,多持续2~15分钟,仅数秒的发作一般不是 TIA。TIA 持续时间越长(<24小时),遗留梗死灶的可能性越大,称为伴一过性体征的脑梗

死,不过在治疗上与传统 TIA 并无区别。

1.运动和感觉症状

运动症状包括单侧肢体无力,动作笨拙或瘫痪。感觉症状为对侧肢体麻木和感觉减退。运动和感觉症状往往同时出现,但也可以是纯运动或纯感觉障碍。肢体瘫痪的程度从肌力轻度减退至完全性瘫痪,肢体麻木可无客观的浅感觉减退。如果出现一过性失语,提示优势半球 TIA。

2.视觉症状

一过性单眼黑矇是同侧颈内动脉狭窄较特异的症状,患者常描述为"垂直下沉的阴影"或像"窗帘拉拢"。典型发作持续仅数秒或数分钟,并可反复、刻板发作。若患者有一过性单眼黑矇伴对侧肢体 TIA,则高度提示黑矇侧颈动脉粥样硬化狭窄。

严重颈动脉狭窄可引起一种少见的视觉障碍,当患者暴露在阳光下时,病变同侧单眼失明,在回到较暗环境后数分钟或数小时视力才能逐渐恢复。其发生的机制尚未明确。

3.震颤

颈动脉粥样硬化可引起肢体震颤,往往在姿势改变、行走或颈部过伸时出现。这种震颤常发生在肢体远端,单侧,较粗大,无节律性(3~12 Hz),持续数秒至数分钟,发作时不伴意识改变。脑缺血产生肢体震颤的原因也未明确。

4.颈部杂音

颈动脉粥样硬化使动脉部分狭窄,血液出现涡流,用听诊器可听到杂音。下颌角处舒张期杂音高度提示颈动脉狭窄。颈内动脉虹吸段狭窄可出现同侧眼部杂音。但杂音对颈动脉粥样硬化无定性及定位意义,仅 50%～60% 的颈部杂音与颈动脉粥样硬化有关,在 45 岁以上人群中,3%～4% 的患者有无症状颈部杂音。过轻或过重的狭窄由于不能形成涡流,因此常无杂音。当一侧颈动脉高度狭窄或闭塞时,病变对侧也可出现杂音。

(二)脑梗死

颈动脉粥样硬化可引起脑梗死,出现持久性的神经功能缺失,在头颅 CT、MRI 扫描中可显示大脑中动脉和大脑前动脉供血区基底节及皮质下梗死灶,梗死灶部位与临床表现相符。与其他病因所致的脑梗死不同,颈动脉粥样硬化引起的脑梗死常先有 TIA,可呈阶梯状发病。

二、诊断

(一)超声检查

超声检查可评价早期颈动脉粥样硬化及病变的进展程度,是一种方便、常用的方法。国外近 70% 的颈动脉粥样硬化患者,经超声检查即可确诊。在超声检查中应用较多的是双功能超声(DUS)。DUS 是多普勒血流超声与显像超声相结合,能反映颈动脉血管壁、斑块形态及血流动力学变化。其测定参数包括颈动脉内膜、内膜-中层厚度(IMT)、斑块大小及斑块形态、测量管壁内径并计算狭窄程度及颈动脉血流速度。IMT 是反映早期颈动脉硬化的指标,若 IMT ≥1 mm,即提示有早期颈动脉硬化。斑块常发生在颈总动脉分叉处及颈内动脉起始段,根据形态分为扁平斑块、软斑块、硬斑块和溃疡斑块四型。斑块的形态较斑块的体积有更重要的临床意义,不稳定的斑块如软斑块,特别是溃疡斑块,更易合并脑血管疾病。目前有四种方法来计算颈动脉狭窄程度:NASCET 法、ECST 法、CC 法和 CSI 法。采用较多的是 NASCET 法:狭窄率=[1-最小残存管径(MRI)/狭窄远端管径(DL)]×100%。依据血流速度增高的程度,可粗略判断管腔的狭窄程度。

随着超声检查分辨率的提高,特别是其对斑块形态和溃疡的准确评价,使 DUS 在颈动脉粥样硬化的诊断和治疗方法的选择上,具有越来越重要的临床实用价值。但 DUS 也有一定的局限性,超声检查与操作者的经验密切相关,其结果的准确性易受人为因素影响。另外,DUS 不易区别高度狭窄与完全性闭塞,而两者的治疗方法截然不同。因此,当 DUS 提示动脉闭塞时,应做血管造影证实。

(二)磁共振血管造影

磁共振血管造影(MRA)是 20 世纪 80 年代出现的一项无创性新技术,检查时无须注射对比剂,对人体无损害。MRA 对颈动脉粥样硬化评价的准确性在 85% 以上,若与 DUS 相结合,则可大大提高无创性检查的精确度。只有当 DUS 与 MRA 检查结果不一致时,才需做血管造影。MRA 的局限性在于费用昂贵,对狭窄程度的评价有偏大倾向。

(三)血管造影

血管造影,特别是数字减影血管造影(DSA),仍然是判断颈动脉狭窄的金标准。在选择是否采用手术治疗和手术治疗方案时,相当多患者仍需做 DSA。血管造影的特点在于对血管狭窄的判断有很高的准确性,缺点是不易判断斑块的形态。

(四)鉴别诊断

1.椎-基底动脉系统 TIA

当患者表现为双侧运动或感觉障碍、眩晕、复视、构音障碍、同向视野缺失时,应考虑是后循环病变而非颈动脉粥样硬化。一些交替性的神经症状,如先左侧然后右侧的偏瘫,往往提示后循环病变、心源性栓塞或弥散性血管病变。

2.偏头痛

25%～35% 的缺血性脑血管疾病伴有头痛,且典型偏头痛发作也可伴发神经系统定位体征,易与 TIA 混淆。两者的区别在于偏头痛引起的定位体征为兴奋性的,如感觉过敏、视幻觉、不自主运动等。偏头痛患者常有类似的反复发作史和家族史。

三、治疗

治疗动脉粥样硬化的方法亦适用于颈动脉粥样硬化,如戒烟、加强体育活动、减轻肥胖、控制高血压及降低血脂等。

(一)内科治疗

内科治疗的目的在于阻止颈动脉粥样硬化的进展,预防脑缺血的发生,以及预防手术后病变的复发。目前尚未完全证实内科治疗可逆转和消退颈动脉粥样硬化。

1.抗血小板聚集药治疗

抗血小板聚集药治疗的目的是阻止颈动脉粥样硬化斑块表面生成血栓,预防脑缺血的发作。阿司匹林是目前使用最广泛的抗血小板药,长期服用可较显著地降低心脑血管疾病发生的危险性。阿司匹林的剂量 30～1 300 mg/d 均有效。目前还没有证据说明大剂量阿司匹林较小剂量更有效,因此对绝大多数患者而言,50～325 mg/d 是推荐剂量。

对阿司匹林治疗无效的患者,一般不主张用加大剂量来增强疗效。此时可选择替换其他抗血小板聚集药,如抵克得力等,或改用口服抗凝剂。抵克得力的作用较阿司匹林强,但不良反应也大。

2.抗凝治疗

当颈动脉粥样硬化患者抗血小板聚集药治疗无效或不能耐受抗血小板聚集药治疗时,可采用抗凝治疗,最常用的口服抗凝剂是华法林。

(二)颈动脉内膜剥脱术

对高度狭窄(70%～99%)的症状性颈动脉粥样硬化患者,首选的治疗方法是动脉内膜剥脱术(CEA)。国外自20世纪50年代开展CEA,其术式已有极大的改良,在美国每年有10万人因颈动脉狭窄接受CEA治疗,CEA不仅减少了脑血管疾病的发病率,也降低了因反复发作脑缺血而增加的医疗费用。

四、康复

对于无症状性颈动脉粥样硬化,年龄与颈动脉粥样硬化密切相关,被认为是颈动脉粥样硬化的主要危险因素之一。国内一组1 095例无症状人群的DUS普查发现:60岁以下、60～70岁和70岁以上人群,颈动脉粥样硬化的发病率分别是3.7%、24.2%及54.8%。若患者有冠心病或周围血管病,则约1/3的患者一侧颈动脉粥样硬化狭窄程度超过50%。因此,对高龄,特别是具有颈动脉粥样硬化危险因素的患者,应考虑无症状性颈动脉粥样硬化的可能,查体时注意有无颈部血管杂音,必要时选做相应的辅助检查。

有报道显示,无症状性颈动脉狭窄的3年脑卒中危险率为2.1%。从理论上讲,无症状性颈动脉粥样硬化随着病情的发展,特别是狭窄程度超过50%的患者,产生TIA、脑梗死等临床症状的可能性增大。欧洲一项针对无症状性颈动脉粥样硬化的研究表明,颈动脉狭窄程度越高,3年脑卒中危险率越高。

由于无症状性颈动脉粥样硬化3年脑卒中危险率仅2.1%,因此对狭窄程度超过70%的无症状患者,是否采用颈动脉内膜剥脱术,目前尚无定论。由于手术本身的危险性,目前对无症状性颈动脉粥样硬化仍以内科治疗为主,同时密切随访。

第六节 腔隙性脑梗死

腔隙性脑梗死是指大脑半球深部白质和脑干等中线部位,由直径为100～400 μm 的穿支动脉血管闭塞导致的脑梗死。所引起的病灶为0.5～15.0 mm³ 的梗死灶。大多由大脑前动脉、大脑中动脉、前脉络膜动脉和基底动脉的穿支动脉闭塞所引起。脑深部穿动脉闭塞导致相应灌注区脑组织缺血、坏死、液化,由吞噬细胞将该处组织移走而形成小腔隙。好发于基底节、丘脑、内囊、脑桥的大脑皮质贯通动脉供血区。反复发生多个腔隙性脑梗死,称多发性腔隙性脑梗死。临床引起相应的综合征,常见的有纯运动性轻偏瘫、纯感觉性卒中、构音障碍手笨拙综合征、共济失调性轻偏瘫和感觉运动性卒中。高血压和糖尿病是主要原因,特别是高血压尤为重要。腔隙性脑梗死占脑梗死的20%～30%。

一、病因与发病机制

(一)病因

真正的病因和发病机制尚未完全清楚,但与下列因素有关。

1.高血压

长期高血压作用于小动脉及微小动脉壁,致脂质透明变性,管腔闭塞,产生腔隙性病变。舒张压增高是多发性腔隙性脑梗死的常见原因。

2.糖尿病

糖尿病时血浆低密度脂蛋白及极低密度脂蛋白的浓度增高,引起脂质代谢障碍,促进胆固醇合成,从而加速、加重动脉硬化的形成。

3.微栓子(无动脉病变)

各种类型小栓子阻塞小动脉导致腔隙性脑梗死,如胆固醇、红细胞增多症、纤维蛋白等。

4.血液成分异常

如红细胞增多症、血小板增多症和高凝状态,也可导致发病。

(二)发病机制

腔隙性脑梗死的发病机制还不完全清楚。微小动脉粥样硬化被认为是症状性腔隙性脑梗死常见的发病机制。在慢性高血压患者中,在粥样硬化斑为 $100\sim400~\mu m$ 的小动脉中,也能发现动脉狭窄和闭塞。颈动脉粥样斑块,尤其是多发性斑块,可能会导致腔隙性脑梗死;脑深部穿动脉闭塞,导致相应灌注区脑组织缺血、坏死,由吞噬细胞将该处脑组织移走,遗留小腔,因而导致该部位神经功能缺损。

二、病理

腔隙性脑梗死灶呈不规则圆形、卵圆形或狭长形,累及管径在 $100\sim400~\mu m$ 的穿动脉,梗死部位主要在基底节(特别是壳核和丘脑)、内囊和脑桥的白质。大多数腔隙性脑梗死位于豆纹动脉分支、大脑后动脉的丘脑深穿支、基底动脉的旁中央支供血区。阻塞常发生在深穿支的前半部分,因而梗死灶均较小,大多数直径为0.2~15 mm。病变血管可见透明变性、玻璃样脂肪变、玻璃样小动脉坏死、血管壁坏死和小动脉硬化等。

三、临床表现

本病常见于 40~60 岁的中老年人。腔隙性脑梗死患者中高血压的发病率约为75%,糖尿病的发病率为 25%~35%,有 TIA 病史者约有 20%。

(一)症状和体征

临床症状一般较轻,体征单一,一般无头痛、颅内高压症状和意识障碍。由于病灶小,又常位于脑的静区,故许多腔隙性脑梗死在临床上无症状。

(二)临床综合征

费希尔(Fisher)根据病因、病理和临床表现,将其归纳出 21 种综合征,常见的有以下几种。

1.纯运动性轻偏瘫(pure motor hemiparesis,PMH)

其最常见,约占 60%,有病灶对侧轻偏瘫,而不伴失语、感觉障碍和视野缺损,病灶多在内囊和脑干。

2.纯感觉性卒中(pure sensory stroke，PSS)

其约占10%，表现为病灶对侧偏身感觉障碍，也可伴有感觉异常，如麻木、烧灼和刺痛感。病灶在丘脑腹后外侧核或内囊后肢。

3.构音障碍手笨拙综合征(dysarthric clumsy hand syndrome，DCHS)

其约占20%，表现为构音障碍，吞咽困难，病灶对侧轻度中枢性面、舌瘫，手的精细运动欠灵活，指鼻试验欠稳。病灶在脑桥基底部或内囊前肢及膝部。

4.共济失调性轻偏瘫(ataxic hemiparesis，AH)

病灶同侧共济失调和病灶对侧轻偏瘫，下肢重于上肢，伴有锥体束征。病灶多在放射冠汇集至内囊处，或由脑桥基底部皮质脑桥束受损所致。

5.感觉运动性卒中(sensorimotor stroke，SMS)

少见，以偏身感觉障碍起病，再出现轻偏瘫，病灶位于丘脑腹后核及邻近内囊后肢。

6.腔隙状态(lacunar state，LS)

由玛丽(Marie)提出，由于多次腔隙性脑梗死后，有进行性加重的偏瘫、严重的精神障碍、痴呆、平衡障碍、二便失禁、假性延髓性麻痹、双侧锥体束征和类帕金森综合征等。近年，由于有效控制血压及治疗的进步，现在已很少见。

四、辅助检查

(一)神经影像学检查

1.颅脑CT

非增强CT扫描显示为基底节区或丘脑呈卵圆形低密度灶，边界清楚，直径为10～15 mm。由于病灶小，占位效应轻微，一般仅为相邻脑室局部受压，多无中线移位，梗死密度随时间逐渐减低，4周后接近脑脊液密度，并出现萎缩性改变。增强扫描显示于脑梗死后3天至1个月可能发生均一或斑块性强化，以2～3周明显，待达到脑脊液密度时，则不再强化。

2.颅脑MRI

MRI显示比CT优越，尤其是对脑桥的腔隙性脑梗死和新旧腔隙性脑梗死的鉴别有意义，增强后能提高阳性率。颅脑MRI检查在T2WI上显示高信号，是小动脉阻塞后新的或陈旧的病灶。T1WI和T2WI分别表现为低信号和高信号斑点状或斑片状病灶，呈圆形、椭圆形或裂隙形，最大直径常为数毫米，一般不超过1 cm。急性期T1WI的低信号和T2WI的高信号，常不及慢性期明显，由于水肿的存在，使病灶看起来常大于实际梗死灶。注射造影剂后，T1WI急性期、亚急性期和慢性期病灶显示增强，呈椭圆形、圆形，也可呈环形。

3.CT血管成像(CTA)、磁共振血管成像(MRA)

了解颈内动脉有无狭窄及闭塞程度。

(二)超声检查

经颅多普勒超声(TCD)了解颈内动脉狭窄及闭塞程度。三维B超检查，了解颈内动脉粥样硬化斑块的大小和厚度。

(三)血液学检查

了解有无糖尿病和高脂血症等。

五、诊断与鉴别诊断

(一)诊断

(1)中老年人发病,多数患者有高血压病史,部分患者有糖尿病史或 TIA 史。

(2)急性或亚急性起病,症状比较轻,体征比较单一。

(3)临床表现符合 Fisher 描述的常见综合征之一。

(4)颅脑 CT 或 MRI 发现与临床神经功能缺损一致的病灶。

(5)预后较好,恢复较快,大多数患者不遗留后遗症状和体征。

(二)鉴别诊断

1.小量脑出血

小量脑出血均为中老年发病,有高血压和急起的偏瘫和偏身感觉障碍。但小量脑出血头颅 CT 显示高密度灶即可鉴别。

2.脑囊虫病

CT 均表现为低信号病灶。但是,脑囊虫病 CT 呈多灶性、小灶性和混合灶性病灶,临床表现常有头痛和癫痫发作,血和脑脊液囊虫抗体阳性,可供鉴别。

六、治疗

(一)抗血小板聚集药物

抗血小板聚集药物是预防和治疗腔隙性脑梗死的有效药物。

1.肠溶阿司匹林(或拜阿司匹林)

每次 100 mg,每日 1 次,口服,可连用 6~12 个月。

2.氯吡格雷

每次 50~75 mg,每日 1 次,口服,可连用半年。

3.西洛他唑

每次 50~100 mg,每日 2 次,口服。

4.曲克芦丁

每次 200 mg,每日 3 次,口服;或每次 400~600 mg 加入 5％葡萄糖注射液或 0.9％氯化钠注射液 500 mL 中静脉滴注,每日 1 次,可连用 20 天。

(二)钙通道阻滞剂

1.氟桂利嗪

每次 5~10 mg,睡前口服。

2.尼莫地平

每次 20~30 mg,每日 3 次,口服。

3.尼卡地平

每次 20 mg,每日 3 次,口服。

(三)血管扩张药

1.丁苯酞

每次 200 mg,每日 3 次,口服。偶见恶心、腹部不适,有严重出血倾向者忌用。

2.丁咯地尔

每次 200 mg 加入 5％葡萄糖注射液或 0.9％氯化钠注射液 250 mL 中静脉滴注,每日 1 次,连用10～14 天;或每次 200 mg,每日 3 次,口服。可有头痛、头晕、恶心等不良反应。

3.倍他司汀

每次 6～12 mg,每日 3 次,口服。可有恶心、呕吐等不良反应。

(四)内科病的处理

有效控制高血压、糖尿病、高脂血症等,坚持药物治疗,定期检查血压、血糖、血脂、心电图和有关血液流变学指标。

七、预后与预防

(一)预后

Marie 和 Fisher 认为,腔隙性脑梗死一般预后良好,下述几种情况影响本病的预后:

(1)梗死灶的部位和大小,如腔隙性脑梗死发生在脑的重要部位——脑桥和丘脑,以及大的和多发性腔隙性脑梗死者预后不良。

(2)有反复 TIA 发作,有高血压、糖尿病和严重心脏病(缺血性心脏病、心房颤动、心脏瓣膜病等),症状没有得到很好控制者预后不良。据报道,1 年内腔隙性脑梗死的复发率为10％～18％;腔隙性脑梗死,特别是多发性腔隙性脑梗死半年后,约有 23％的患者发展为血管性痴呆。

(二)预防

控制高血压、防治糖尿病和 TIA 是预防腔隙性脑梗死发生和复发的关键。

(1)积极处理危险因素。①血压的调控:长期高血压是腔隙性脑梗死主要的危险因素之一。在降血压药物方面无统一规定应用的药物。选用降血压药物的原则是既要有效和持久的降低血压,又不至于影响重要器官的血流量。可选用钙离子通道阻滞剂,如硝苯地平缓释片,每次 20 mg,每日2 次,口服;尼莫地平,每次 30 mg,每日 1 次,口服。也可选用血管紧张素转换酶抑制剂(ACEI),如卡托普利,每次 12.5～25 mg,每日 3 次,口服;贝拉普利,每次5～10 mg,每日 1 次,口服。②调控血糖:糖尿病也是腔隙性脑梗死主要的危险因素之一,要积极控制血糖,注意饮食与休息。③调控高血脂:可选用辛伐他汀(Simvastatin)或舒降之,每次 10～20 mg,每日 1 次,口服;洛伐他汀(Lovastatin)又名美降之,每次20～40 mg,每日1～2次,口服。④积极防治心脏病:要减轻心脏负荷,避免或慎用增加心脏负荷的药物,注意补液速度及补液量;对有心肌缺血、心肌梗死者应在心血管内科医师的协助下进行药物治疗。

(2)可以较长时期应用抗血小板聚集药物,如阿司匹林、氯吡格雷和中药活血化瘀药物。

(3)生活规律,心情舒畅,饮食清淡,适宜的体育锻炼。

第六章　锥体外系疾病

第一节　帕金森病

帕金森病(Parkinson disease, PD)也称为"震颤麻痹"(paralysis agitans),是一种常见的神经系统变性疾病,临床上特征性表现为静止性震颤、运动迟缓、肌强直及姿势步态异常。病理特征是黑质多巴胺能神经元变性缺失和路易(Lewy)小体形成。

一、研究史

本病的研究已有一百九十多年的历史。1817年,英国医师詹姆斯·帕金森(James Parkinson)发表了经典之作《震颤麻痹的论述》(*An Essay on the Shaking Palsy*),报告了6例患者,首次提出了"震颤麻痹"一词。在此之前也有零散资料介绍过多种类型瘫痪性震颤疾病,但未确切描述过 PD 的特点。中国医学对本病早已有过具体描述,但由于传播上的障碍,未被世人所知。在帕金森之后,马歇尔·霍尔(Marshall Hall)在《神经系统讲座》一书中报道一例患病28年的偏侧 PD 患者尸检结果,提出病变位于四叠体区。随后特鲁索(Trousseau)描述了被帕金森忽视的体征肌强直,还发现随疾病进展可出现智能障碍、记忆力下降和思维迟缓等。沙尔科(Charcot)(1877年)详细描述了 PD 患者的语言障碍、步态改变及智力受损等特点。路易(Lewy)(1913年)发现了 PD 患者黑质细胞有奇特的内含物,后称为"Lewy 体",认为是 PD 的重要病理特征。

瑞典阿尔维德·卡尔森(Arvid Carlsson)(1958年)确定兔脑内含有多巴胺(DA),而且纹状体内 DA 占脑内的70%,提出 DA 是脑内独立存在的神经递质。他因发现 DA 信号转导在运动控制中的作用,成为2000年诺贝尔生理学或医学奖的得主之一。奥地利霍尼基维奇(Hornykiewicz)(1963年)发现6例 PD 患者纹状体和黑质部 DA 含量显著减少,认为 PD 可能由于 DA 缺乏所致,推动了抗帕金森病药物左旋多巴(L-dopa)的研制。Cotzias 等人(1967年)首次用 L-dopa 口服治疗本病并获得良好疗效。Birkmayer 和科齐亚斯(Cotzia)(1969年)又分别将苄丝肼和卡比多巴与左旋多巴合用治疗 PD,使左旋多巴用量减少90%,不良反应明显减轻。1975年,息宁(Sinemet)和美巴多(Madopar)两种左旋多巴复方制剂上市,逐渐取代了左旋多巴,成为当今治疗 PD 最有效的药物之一。

戴维斯(Davis)等人(1979年)发现,注射非法合成的麻醉药品能产生持久性帕金森病。美国兰斯顿(Langston)等(1983年)证明化学物质1-甲基-4-苯基-1,2,3,6-四氢吡啶(MPTP)可引起 PD。1996年,意大利 PD 大家系研究发现致病基因 α-突触核蛋白(α-synuclein, α-SYN)突变。20世纪90年代末,美国和德国两个研究组先后报道 α-SYN 基因2个点突变(A53T、A30P)与某些家族性常染色体显性遗传 PD(ADPD)连锁,推动了遗传、环境因素、氧化应激等与 PD 发病机制的相关性研究。

二、流行病学

世界各国 PD 的流行病学资料表明,从年龄分布上看,大部分国家帕金森病人群发病率及患病率随年龄增长而增加,50 岁以上约为 500/100 000,60 岁以上约为 1 000/100 000;白种人发病率高于黄种人,黄种人高于黑种人。

我国进行的 PD 流行病学研究,选择北京、西安及上海三个相隔甚远的地区,在 79 个乡村和 58 个城镇,通过分层、多级、群体抽样选择 29 454 个年龄≥55 岁的老年人样本,应用横断层面模式进行帕金森病患病率调查。依据标准化的诊断方案,确认 277 人罹患 PD,显示 65 岁或以上的老人 PD 患病率为 1.7%,估计中国年龄在 55 岁或以上的老年人中约有 170 万人患有帕金森病。这一研究显示,中国 PD 患病率相当于发达国家的水平,修正了中国是世界上 PD 患病率最低的国家的结论。预计随着我国人口的老龄化,未来我国正面临着大量的 PD 病例,将承受更大的 PD 负担。

三、病因及发病机制

特发性帕金森病的病因未明。研究显示,农业环境如杀虫剂和除草剂的使用,以及遗传因素等是 PD 较确定的危险因素。居住农村或橡胶厂附近、饮用井水、从事田间劳动、在工业化学品厂工作等也可能是危险因素。吸烟与 PD 发病间存在负相关,被认为是保护因素,但吸烟有众多危害性,不能因 PD 的"保护因素"而提倡吸烟。饮茶和喝咖啡者患病率也较低。

本病的发病机制复杂,可能与下列因素有关。

(一)环境因素

例如,20 世纪 80 年代初,美国加州一些吸毒者因误用 MPTP,出现酷似原发性 PD 的某些病理变化、生化改变、症状和药物治疗反应,给猴注射 MPTP 也出现相似效应。鱼藤酮为脂溶性,可穿过血脑屏障,研究表明鱼藤酮可抑制线粒体复合体 I 的活性,导致大量氧自由基和凋亡诱导因子产生,使 DA 能神经元变性。与 MPP$^+$ 结构相似的百草枯(paraquat)及其他吡啶类化合物,也被证明与帕金森病发病相关。利用 MPTP 和鱼藤酮制作的动物模型已成为帕金森病实验研究的有效工具。锰剂和铁剂等也被报道参与了帕金森病的发病。

(二)遗传因素

流行病学资料显示,10%～15% 的 PD 患者有家族史,呈不完全外显的常染色体显性或隐性遗传,其余为散发性 PD。目前已定位 13 个 PD 的基因位点,分别被命名为 PARK1—PARK13,其中 9 个致病基因已被克隆。

1.常染色体显性遗传性帕金森病致病基因

其包括 α-突触核蛋白基因(PARK1/PARK4)、UCH-L1 基因(PARK5)、LRRK2 基因(PARK8)、GIGYF2 基因(PARK11)和 HTRA2/Omi 基因(PARK13)。①α-突触核蛋白基因(PARK1)定位于 4 号染色体长臂 4q21～23,α-突触核蛋白可能增高 DA 能神经细胞对神经毒素的敏感性,α-突触核蛋白基因 A la53Thr 和 A la39Pro 突变导致 α-突触核蛋白异常沉积,最终形成路易小体;②富亮氨酸重复序列激酶 2(LRRK2)基因(PARK8),是目前为止帕金森病患者中突变频率最高的常染色体显性帕金森病致病基因,与晚发性帕金森病相关;③HTRA2 也与晚发性 PD 相关;④泛素蛋白 C 末端羟化酶-L1(UCH-L1)为 PARK5 基因突变,定位于 4 号染色体短臂 4p14。

2.常染色体隐性遗传性帕金森病致病基因

包括 Parkin 基因(PARK2)、ATP13A2 基因(PARK9)和 PINK1 基因(PARK6)、DJ-1 基因(PARK7)。

(1)Parkin 基因定位于 6 号染色体长臂 6q25.2～27,基因突变常导致 Parkin 蛋白功能障碍,酶活性减弱或消失,造成细胞内异常蛋白质沉积,最终导致 DA 能神经元变性。Parkin 基因突变是早发性常染色体隐性遗传性帕金森病的主要病因之一。

(2)ATP13A2 基因突变在亚洲人群中较为多见,与常染色体隐性遗传性早发帕金森病相关,该基因定位在 1 号染色体,包含 29 个编码外显子,编码 1 180 个氨基酸的蛋白质,属于三磷腺苷酶的 P 型超家族,主要利用水解三磷腺苷释能驱动物质跨膜转运,ATP13A2 蛋白的降解途径主要有两个:溶酶体通路和蛋白酶体通路。蛋白酶体通路的功能障碍是导致神经退行性病变的因素之一,蛋白酶体通路 E3 连接酶 Parkin 蛋白的突变可以导致 PD 的发生。

(3)PINK1 基因最早在 3 个欧洲帕金森病家系中发现,该基因突变分布广泛,在北美、亚洲均有报道,该基因与线粒体的融合、分裂密切相关,且与 Parkin、DJ-1 和 Htra2 等帕金森病致病基因间存在相互作用,提示其在帕金森病发病机制中发挥重要作用。

(4)DJ-1 蛋白是氢过氧化物反应蛋白,参与机体氧化应激。DJ-1 基因突变后 DJ-1 蛋白功能受损,加重氧化应激反应对神经元的损害。DJ-1 基因突变与散发性早发性帕金森病的发病有关。

3.细胞色素 P4502D6 基因和某些线粒体 DNA 突变

细胞色素 P4502D6 基因和某些线粒体 DNA 突变可能是 PD 发病易感因素之一,可能使 P450 酶活性下降,肝脏解毒功能受损,易造成 MPTP 等毒素对黑质纹状体损害。

(三)氧化应激与线粒体功能缺陷

氧化应激是 PD 发病机制的研究热点。自由基可使不饱和脂肪酸发生脂质过氧化(LPO),后者可氧化损伤蛋白质和 DNA,导致细胞变性死亡。PD 患者由于 B 型单胺氧化酶(MAO-B)活性增高,可产生过量·OH,破坏细胞膜。在氧化的同时,黑质细胞内 DA 氧化产物聚合形成神经黑色素,与铁结合产生芬顿反应可形成·OH。在正常情况下细胞内有足够的抗氧化物质,如脑内的谷胱甘肽(GSH)、谷胱甘肽过氧化物酶(GSH-PX)和超氧化物歧化酶(SOD)等,因而 DA 氧化产生自由基不会产生氧化应激,保证免遭自由基损伤。PD 患者黑质部还原型 GSH 降低和 LPO 增加,铁离子(Fe^{2+})浓度增高和铁蛋白含量降低,使黑质成为易受氧化应激侵袭的部位。近年发现线粒体功能缺陷在 PD 发病中起重要作用。对 PD 患者线粒体功能缺陷认识源于对 MPTP 作用机制的研究,MPTP 通过抑制黑质线粒体呼吸链复合物 I 活性导致 PD。体外实验证实 MPTP 活性成分 MPP^+ 能造成 MES 23.5 细胞线粒体膜电势($\Delta\Psi m$)下降,氧自由基生成增加。PD 患者黑质线粒体复合物 I 活性可降低 32%～38%,复合物 I 活性降低使黑质细胞对自由基损伤敏感性显著增加。在多系统萎缩及进行性核上性麻痹患者黑质中未发现复合物 I 活性改变,表明 PD 黑质复合物 I 活性降低可能是 PD 相对特异性改变。PD 患者存在线粒体功能缺陷可能与遗传和环境因素有关,研究显示,PD 患者存在线粒体 DNA 突变,复合物 I 是由细胞核和线粒体两个基因组编码翻译,两组基因任何片段缺损都可影响复合物 I 的功能。近年来,PARK1 基因突变受到普遍重视,它的编码蛋白就位于线粒体内。

(四)免疫及炎性机制

阿布拉姆斯基(Abramsky)(1978 年)提出 PD 发病与免疫/炎性机制有关。研究发现,PD 患者细胞免疫功能降低,白细胞介素-1(IL-1)活性降低明显。PD 患者脑脊液(CSF)中存在抗 DA 能神经元抗体。细胞培养发现,PD 患者的血浆及 CSF 中的成分可抑制大鼠中脑 DA 能神经元的功能及生长。采用立体定向技术将 PD 患者血 IgG 注入大鼠一侧黑质,黑质酪氨酸羟化酶及 DA 能神经元明显减少,提示可能有免疫介导性黑质细胞损伤。许多环境因素,如 MPTP、鱼藤酮、百草枯、铁剂等诱导的 DA 能神经元变性与小胶质细胞激活有关,小胶质细胞是脑组织主要的免疫细胞,在神经变性疾病发生中小胶质细胞不仅是简单的"反应性增生",而且参与了整个病理过程。小胶质细胞活化后可通过产生氧自由基等促炎因子,对神经元产生毒性作用。DA 能神经元对氧化应激十分敏感,而活化的小胶质细胞是氧自由基产生的主要来源。此外,中脑黑质是小胶质细胞分布最为密集的区域,决定了小胶质细胞的活化在帕金森病发生发展中有重要作用。

(五)年龄因素

PD 主要发生于中老年,40 岁以前很少发病。研究发现,自 30 岁后黑质 DA 能神经元、酪氨酸羟化酶(TH)和多巴脱羧酶(DDC)活力,以及纹状体 DA 递质逐年减少,DA 的 D_1 和 D_2 受体密度减低。然而,罹患 PD 的老年人毕竟是少数,说明生理性 DA 能神经元退变不足以引起 PD。只有黑质 DA 能神经元减少 50%,纹状体 DA 递质减少 80%,临床才会出现 PD 症状,老龄只是 PD 的促发因素。

(六)泛素-蛋白酶体系统功能异常

泛素-蛋白酶体系统(ubiquitin-proteasome system,UPS)可选择性降低细胞内的蛋白质,在细胞周期性增殖及凋亡相关蛋白的降解中发挥重要作用。Parkin 基因突变常导致 UPS 功能障碍,不能降解错误折叠的蛋白,错误折叠蛋白的过多异常聚集则对细胞有毒性作用,引起氧化应激增强和线粒体功能损伤。应用蛋白酶体抑制剂已经构建成模拟 PD 的细胞模型。

(七)兴奋性毒性作用

应用微透析及高压液相色谱(HPLC)检测发现,由 MPTP 制备的 PD 猴模型纹状体中兴奋性氨基酸(谷氨酸、天门冬氨酸)含量明显增高。若细胞外间隙谷氨酸浓度异常增高,过度刺激受体可对 CNS 产生明显毒性作用。动物试验发现,脑内注射微量谷氨酸可导致大片神经元坏死,谷氨酸兴奋性神经毒作用是通过 N-甲基-D-天冬氨酸受体(N-methyl-D-aspartic acid receptor,NMDA)介导的,与 DA 能神经元变性有关。谷氨酸可通过激活 NMDA 受体产生一氧化氮(NO)损伤神经细胞,并释放更多的兴奋性氨基酸,进一步加重神经元损伤。

(八)细胞凋亡

PD 发病过程存在细胞凋亡及神经营养因子缺乏等。细胞凋亡是帕金森病患者 DA 能神经元变性的基本形式,许多基因及其产物通过多种机制参与 DA 能神经元变性的凋亡过程。此外,多种迹象表明多巴胺转运体和囊泡转运体的异常表达与 DA 能神经元的变性直接相关。其他如神经细胞自噬、钙稳态失衡可能也参与帕金森的发病。

目前,大多数学者认同帕金森病并非单一因素引起,是由遗传、环境因素、免疫/炎性因素、线粒体功能衰竭、兴奋性氨基酸毒性、神经细胞自噬及老化等多种因素通过多种机制共同作用所致。

四、病理及生化病理

(一)病理

PD 主要病理改变是含色素神经元变性、缺失,黑质致密部 DA 能神经元最显著。镜下可见神经细胞减少,黑质细胞黑色素消失,黑色素颗粒游离散布于组织和巨噬细胞内,伴不同程度神经胶质增生。正常人黑质细胞随年龄增长而减少,黑质细胞在人 80 岁时从原有 42.5 万减至 20 万个,PD 患者少于 10 万个,出现症状时 DA 能神经元丢失 50% 以上,蓝斑、中缝核、迷走神经背核、苍白球、壳核、尾状核及丘脑底核等也可见轻度改变。

残留神经元胞浆中出现嗜酸性包涵体路易小体(Lewy body)是本病重要的病理特点,Lewy 小体是细胞质蛋白质组成的玻璃样团块,中央有致密核心,周围有细丝状晕圈。一个细胞有时可见多个大小不同的 Lewy 小体,见于约 10% 的残存细胞,黑质明显,苍白球、纹状体及蓝斑等亦可见,α-突触核蛋白和泛素是 Lewy 小体的重要组分。α-突触核蛋白在许多脑区中含量丰富,多集中于神经元突触前末梢。在小鼠或果蝇体内过量表达 α-突触核蛋白可产生典型的帕金森病症状。尽管 α-突触核蛋白基因突变仅出现在小部分家族性帕金森病患者中,但该基因表达的蛋白是路易小体的主要成分,提示它在帕金森病发病过程中起重要作用。

(二)生化病理

PD 最显著的生物化学特征是脑内 DA 含量减少。DA 和乙酰胆碱(ACH)作为纹状体两种重要神经递质,功能相互拮抗,两者平衡对基底核环路活动起重要的调节作用。脑内 DA 递质通路主要为黑质-纹状体系,黑质致密部 DA 能神经元自血流摄入左旋酪氨酸,在细胞内酪氨酸羟化酶(TH)作用下形成左旋多巴(L-dopa)→经多巴胺脱羧酶(DDC)→DA→通过黑质-纹状体束,DA 作用于壳核、尾状核突触后神经元,最后被分解成高香草酸(HVA)。由于特发性帕金森病 TH 和 DDC 减少,使 DA 生成也减少。B 型单胺氧化酶(MAO-B)抑制剂减少神经元内 DA 分解代谢,增加脑内 DA 含量。儿茶酚-氧位-甲基转移酶(COMT)抑制剂减少 L-dopa 外周代谢,维持 L-dopa 稳定血浆浓度(图 6-1),可用于 PD 治疗。

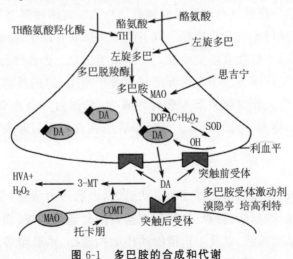

图 6-1　多巴胺的合成和代谢

PD 患者黑质 DA 能神经元变性丢失,黑质-纹状体 DA 通路变性,纹状体 DA 含量显著降低（>80%），使 ACH 系统功能相对亢进，是导致肌张力增高、动作减少等运动症状的生化基础。此外，中脑-边缘系统和中脑-皮质系统 DA 含量亦显著减少，可能导致智能减退、行为情感异常、言语错乱等高级神经活动障碍。DA 递质减少程度与患者症状严重度一致，病变早期通过 DA 更新率增加（突触前代偿）和 DA 受体失神经后超敏现象（突触后代偿），临床症状可能不明显（代偿期），随疾病的进展可出现典型 PD 症状（失代偿期）。基底核其他递质或神经肽如去甲肾上腺素（NE）、5-羟色胺（5-HT）、P 物质（SP）、脑啡肽（ENK）、生长抑素（SS）等也有变化。

五、临床表现

帕金森病通常在 40～70 岁发病，60 岁后发病率增高，30 多岁前发病者少见，男性略多。起病隐袭，发展缓慢，主要表现静止性震颤、肌张力增高、运动迟缓和姿势步态异常等，症状出现孰先孰后可因人而异。首发症状以震颤最多见（60%～70%），其次为步行障碍（12%）、肌强直（10%）和运动迟缓（10%）。症状常自一侧上肢开始，逐渐波及同侧下肢、对侧上肢与下肢，呈 N 字形的进展顺序（65%～70%）；25%～30% 的病例可自一侧的下肢开始，两侧下肢同时开始极少见，不少病例疾病晚期症状仍存在左右差异。

（一）静止性震颤

常为 PD 的首发症状，多由一侧上肢远端（手指）开始，逐渐扩展到同侧下肢及对侧肢体，上肢震颤幅度较下肢明显，下颌、口唇、舌及头部常最后受累。典型表现为静止性震颤，拇指与屈曲示指呈搓丸样动作，节律 4～6 Hz，静止时出现，精神紧张时加重，随意动作时减轻，睡眠时消失，常伴交替旋前与旋后、屈曲与伸展运动。令患者活动一侧肢体如握拳或松拳，可引起另侧肢体出现震颤，该试验有助于发现早期轻微震颤。少数患者，尤其是 70 岁以上的发病者，可能不会出现震颤。部分患者可合并姿势性震颤。

（二）肌强直

锥体外系病变导致屈肌与伸肌张力同时增高，关节被动运动时始终保持阻力增高，似弯曲软铅管，称为铅管样强直，如患者伴有震颤，检查者感觉在均匀阻力中出现断续停顿，如同转动齿轮，称为齿轮样强直，是肌强直与静止性震颤叠加所致。这两种强直与锥体束受损的折刀样强直不同，后者可伴腱反射亢进及病理征。以下的临床试验有助于发现轻微的肌强直：①令患者运动对侧肢体，被检肢体肌强直可更明显。②头坠落试验。患者仰卧位，快速撤离头下枕头时头常缓慢落下，而非迅速落下。③令患者把双肘置于桌上，使前臂与桌面成垂直位，两臂及腕部肌肉尽量放松，正常人此时腕关节与前臂约成 90°角屈曲，PD 患者腕关节或多或少保持伸直，好像竖立的路标，称为"路标现象"。老年患者肌强直可能引起关节疼痛，是肌张力增高使关节供血受阻所致。

（三）运动迟缓

表现为随意动作减少，包括始动困难和运动迟缓，因肌张力增高、姿势反射障碍出现一系列特征性运动障碍症状，如起床、翻身、步行和变换方向时运动迟缓，面部表情肌活动减少，常双眼凝视，瞬目减少，呈面具脸，以及手指精细动作如扣纽扣、系鞋带等困难，书写时字愈写愈小，称为写字过小征等。口、咽、腭肌运动障碍，使讲话缓慢、语音低沉单调、流涎等，严重时吞咽困难。

(四)姿势步态异常

患者四肢、躯干和颈部肌强直呈特殊屈曲体姿,头部前倾,躯干俯屈,上肢肘关节屈曲,腕关节伸直,前臂内收,指间关节伸直,拇指对掌。下肢髋关节与膝关节均略呈弯曲,随疾病进展姿势障碍加重,晚期自坐位、卧位起立困难。早期下肢拖曳,逐渐变为小步态,起步困难,起步后前冲,愈走愈快,不能及时停步或转弯,称"慌张步态"(festination gaia),行走时上肢摆动减少或消失;因躯干僵硬,转弯时躯干与头部连带小步转弯,与姿势平衡障碍导致重心不稳有关。患者害怕跌倒,遇小障碍物也要停步不前。

(五)非运动症状

PD的非运动症状包括疾病早期常出现的嗅觉减退、抑郁症、快速眼动睡眠行为障碍、便秘等症状。

(1)嗅觉减退经常出现在运动症状前,是PD的早期特征,嗅觉检测作为一种可能的生物学标记物,有助于将来对PD高危人群的识别。

(2)抑郁症在PD患者中常见,约占患者的50%,多为疾病本身的表现,患者可能同时伴有5-羟色胺递质功能减低;通常应用5-羟色胺再摄取抑制剂,如舍曲林50 mg、西酞普兰20 mg等治疗可改善。运动症状好转常可使抑郁症缓解。

(3)快动眼期睡眠行为障碍(RBD)可见于30%的PD患者,20%~38%的RBD患者可能发展为PD。与正常人相比,RBD患者存在明显的嗅觉障碍、颜色辨别力及运动速度受损。功能影像学显示特发性RBD患者纹状体内存在多巴胺转运体减少,RBD同样可能是PD的早期标志物,其确切的病理基础尚不清楚,可能与蓝斑下核及桥脚核等下位脑干病变有关。

(4)便秘是PD患者的常见症状,具有顽固性、反复性、波动性及难治性等特点。可能与肠系膜神经丛的神经元变性导致胆碱能功能降低、胃肠道蠕动减弱有关,此外,抗胆碱药等抗帕金森病药物可使蠕动功能下降,加重便秘。

(5)其他症状:如皮脂腺、汗腺分泌亢进引起脂颜(oily face)、多汗,交感神经功能障碍导致直立性低血压,等等;部分患者晚期出现轻度认知功能减退或痴呆、视幻觉等,通常不严重。

(六)辅助检查

(1)PD患者的CT、MRI检查通常无特征性异常。

(2)生化检测:高效液相色谱-电化学法(HPLC-EC)检测患者CSF和尿中高香草酸(HVA)含量降低,放免法检测CSF中生长抑素含量降低。血及脑脊液常规检查无异常。

(3)基因及生物标志物:家族性PD患者可采用DNA印迹技术(southern blot)、PCR、DNA序列分析等检测基因突变。采用蛋白组学等技术检测血清、CSF、唾液中α-突触核蛋白、DJ-1等潜在的早期PD生物学标志物。

(4)超声检查可见对侧中脑黑质的高回声(图6-2)。

(5)功能影像学检测:①DA受体功能显像。PD纹状体DA受体,主要是D_2受体功能发生改变,PET和SPECT可动态观察DA受体,SPECT较简便经济,特异性D_2受体标记物123碘Iodobenzamide(^{123}I-IBZM)合成使SPECT应用广泛。②DA转运体(dopa-mine transporter,DAT)功能显像。纹状体突触前膜DAT可调控突触间隙中DA有效浓度,使DA对突触前和突触后受体发生时间依赖性激动,早期PD患者DAT功能较正常下降31%~

65％，应用[123]I-β-CIT PET 或[99m]Tc-TRODAT-1 SPECT 可检测 DAT 功能，用于 PD 早期和亚临床诊断(图 6-3)。③神经递质功能显像。[18]F-dopa 透过血脑屏障入脑，多巴脱羧酶将[18]F-dopa 转化为[18]F-DA，PD 患者纹状体区[18]F-dopa 放射性聚集较正常人明显减低，提示多巴脱羧酶活性降低。

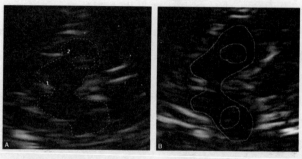

a.偏侧帕金森病对侧中脑黑质出现高回声；b.双侧帕金森病两侧中脑黑质出现高回声

图 6-2　帕金森病的超声表现

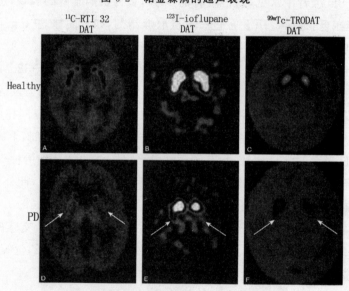

显示帕金森病患者的纹状体区 DAT 活性降低

图 6-3　脑功能影像

(6)药物试验：目前临床已很少采用。

左旋多巴试验：①试验前 24 小时停用左旋多巴、多巴胺受体激动剂、抗胆碱能药、抗组胺药；②试验前 30 分钟和试验开始前各进行 1 次临床评分；③早 8～9 时患者排尿便，然后口服 375～500 mg 多巴丝肼；④服药45～150 分钟按 UPDRS-Ⅲ量表测试患者的运动功能；⑤病情减轻为阳性反应。

多巴丝肼弥散剂试验：药物吸收快，很快达到有效浓度，代谢快，用药量较小，可短时间(10～30 分钟)内确定患者对左旋多巴反应。对 PD 诊断、鉴别诊断及药物选择等有价值。

阿扑吗啡试验：①②项同左旋多巴试验；③皮下注射阿扑吗啡 2 mg；④用药后 30～120 分钟，测试患者的运动功能，病情减轻为阳性反应，如阴性可分别隔 4 小时用 3 mg、5 mg 或 10 mg阿扑吗啡重复试验。

六、诊断及鉴别诊断

(一)诊断

英国帕金森病协会脑库(UKPDBB)诊断标准及中国帕金森病诊断标准,均依据中老年发病,缓慢进展性病程,必备运动迟缓及至少具备静止性震颤、肌强直或姿势步态障碍中的一项,结合对左旋多巴治疗的敏感,即可做出临床诊断(表 6-1)。联合嗅觉、经颅多普勒超声及功能影像(PET/SPECT)检查有助于早期发现临床前帕金森病。帕金森病的临床与病理诊断符合率约为 80%。

表 6-1　英国 PD 协会脑库(UKPDBB)临床诊断标准

包括标准	排除标准	支持标准
· 运动迟缓(随意运动启动缓慢,伴随重复动作的速度和幅度进行性减少)	· 反复卒中病史,伴随阶梯形进展的 PD 症状	确诊 PD 需具备以下 3 个或 3 个以上的条件
· 并至少具备以下中的一项:肌强直;4～6Hz 静止性震颤;不是由于视力、前庭或本体感觉障碍导致的姿势不稳	· 反复脑创伤病史	· 单侧起病
	· 明确的脑炎病史	· 静止性震颤
	· 动眼危象	· 疾病逐渐进展
	· 在服用抗精神病类药物过程中出现症状	· 持久性的症状不对称,以患侧受累更重
	· 一个以上的亲属发病	· 左旋多巴治疗有明显疗效(70%～100%)
	· 病情持续好转	· 严重的左旋多巴诱导的舞蹈症
	· 起病 3 年后仍仅表现单侧症状	· 左旋多巴疗效持续 5 年或更长时间
	· 核上性凝视麻痹	· 临床病程 10 年或更长时间
	· 小脑病变体征	
	· 疾病早期严重的自主神经功能紊乱	
	· 早期严重的记忆、语言和行为习惯紊乱的痴呆	
	· Batinski 征阳性	
	· CT 扫描显示脑肿瘤或交通性脑积水	
	· 大剂量左旋多巴治疗无效(排除吸收不良导致的无效)	
	· MPTP 接触史	

(二)鉴别诊断

PD 主要需与其他原因引起的帕金森综合征鉴别(表 6-2)。在所有帕金森综合征中,约

75％为原发性帕金森病,约 25％为其他原因引起的帕金森综合征。

1.继发性帕金森综合征

有明确的病因可寻,如感染、药物、中毒、脑动脉硬化、创伤等。继发于甲型脑炎(昏睡性脑炎)后的帕金森综合征,目前已罕见。多种药物均可导致药物性帕金森综合征,一般是可逆的。在拳击手中偶见头部创伤引起的帕金森综合征。老年人基底核区多发性脑腔隙性脑梗死可引起血管性帕金森综合征,患者有高血压、动脉硬化及卒中史,步态障碍较明显,震颤少见,常伴锥体束征。

表 6-2　帕金森病与帕金森综合征的分类

类型	细分
1.原发性	·原发性帕金森病 ·少年型帕金森综合征
2.继发性(后天性、症状性)帕金森综合征	·感染:脑炎后、慢病毒感染 ·药物:神经安定剂(吩噻嗪类及丁酰苯类)、利血平、甲氧氯普胺、α-甲基多巴、锂剂、氟桂利嗪、桂利嗪 ·毒物:MPTP 及其结构类似的杀虫剂和除草剂、一氧化碳、锰、汞、二硫化碳、甲醇、乙醇 ·血管性:多发性脑梗死、低血压性休克 ·创伤:拳击性脑病 ·其他:甲状旁腺功能异常、甲状腺功能减退、肝脑变性、脑瘤、正压性脑积水
3.遗传变性性帕金森综合征	·常染色体显性遗传路易小体病、亨廷顿病、肝豆状核变性、哈勒沃登-施帕茨(Hallervorden-Spatz)病、橄榄脑桥小脑萎缩、脊髓小脑变性、家族性基底核钙化、家族性帕金森综合征伴周围神经病、神经棘红细胞增多症、苍白球黑质变性
4.多系统变性(帕金森叠加征群)	·进行性核上性麻痹、Shy-Drager 综合征、纹状体黑质变性、帕金森综合征－痴呆－肌萎缩性侧索硬化复合征、皮质基底核变性、阿尔茨海默病、偏侧萎缩－偏侧帕金森综合征

2.伴发于其他神经变性疾病的帕金森综合征

不少神经变性疾病具有帕金森综合征表现。这些神经变性疾病各有其特点,有些为遗传性的,有些为散发性的,除程度不一的帕金森症状外,还有其他症状,如不自主运动、垂直性眼球凝视障碍(见于进行性核上性麻痹)、直立性低血压(夏-德综合征)、小脑性共济失调(橄榄脑桥小脑萎缩)、出现较早且严重的痴呆(路易体痴呆)、角膜色素环(肝豆状核变性)、皮质复合感觉缺失、锥体束征和失用、失语(皮质基底核变性)等。此外,所伴发的帕金森病症状,经常以强直、少动为主,静止性震颤很少见,对左旋多巴治疗不敏感。

3.早期患者需与原发性震颤、抑郁症、脑血管疾病鉴别

(1)原发性震颤较常见,约 1/3 的患者有家族史,在各年龄期均可发病,姿势性或动作性震颤为唯一的表现,无肌强直和运动迟缓,饮酒或用普萘洛尔后震颤可显著减轻。

(2)抑郁症可伴表情贫乏、言语单调、随意运动减少,但无肌强直和震颤,抗抑郁剂治疗有效。

(3)早期帕金森病症状限于一侧肢体,患者常主诉一侧肢体无力或不灵活,若无震颤,易误

诊为脑血管病,询问原发病和仔细体检易于鉴别。

七、治疗原则

帕金森病的治疗原则是采取综合治疗,包括药物治疗、手术治疗、康复治疗、心理治疗等,目前应用的所有治疗手段,只能改善症状,不能阻止病情发展。其中,药物治疗是首选的主要治疗手段。

八、药物治疗

(一)药物治疗原则

应从小剂量开始,缓慢递增,以较小剂量达到较满意的疗效。治疗应考虑个体化特点,用药选择不仅要考虑病情特点,而且要考虑患者的年龄、就业状况、经济承受能力等因素。药物治疗目标是延缓疾病进展、控制症状,并尽可能延长症状控制的年限,同时尽量减少药物不良反应和并发症。

(二)保护性治疗

目的是延缓疾病发展,改善患者症状。原则上,帕金森病一旦被诊断就应及早进行保护性治疗。目前,临床应用的保护性治疗药物主要是 B 型单胺氧化酶(MAO-B)抑制剂。曾报道,司来吉兰＋维生素 E 疗法(deprenyl and tocopherol an-tioxidation therapy of parkinsonism,DATATOP)可推迟使用左旋多巴、延缓疾病发展约 9 个月,可用于早期轻症 PD 患者,但司来吉兰的神经保护作用仍未定论。多巴胺受体激动剂和辅酶 Q_{10} 也有神经保护作用。

(三)症状性治疗

选择药物的原则如下。

(1)老年前期(年龄＜65 岁)且不伴智能减退患者,可以选择:①多巴胺受体激动剂;②MAO-B 抑制剂司来吉兰或加用维生素 E;③复方左旋多巴＋儿茶酚-氧位-甲基转移酶(COMT)抑制剂;④金刚烷胺和(或)抗胆碱能药,震颤明显而其他抗帕金森病药物效果不佳时,可试用抗胆碱能药;⑤复方左旋多巴,一般在①②④方案治疗效果不佳时加用。某些患者如果出现认知功能减退,或因特殊工作之需,需要显著改善运动症状,复方左旋多巴也可作为首选。

(2)老年期(年龄≥65 岁)或伴智能减退患者,首选复方左旋多巴,必要时可加用多巴胺受体激动剂、MAO-B 抑制剂或 COMT 抑制剂。尽可能不用苯海索,尤其是老年男性患者,除非有严重震颤,并明显影响患者的日常生活或工作能力。

(四)治疗药物

1.抗胆碱能药

抑制 ACH 的活力,可提高脑内 DA 的效应和调整纹状体内的递质平衡,临床常用盐酸苯海索(安坦,artane)。对震颤和强直有效,对运动迟缓疗效较差,适于震颤明显、年龄较轻的患者。常用1～2 mg口服,每天 3 次。该药改善症状短期效果较明显,但常见口干、便秘和视物模糊等不良反应,偶可见神经精神症状。闭角型青光眼及前列腺肥大患者禁用。中国指南建议盐酸苯海索由于有较多的不良反应,尽可能不用,尤其是对老年男性患者。

2.金刚烷胺

促进神经末梢 DA 释放,阻止再摄取,可轻度改善少动、强直和震颤等。起始剂量 50 mg,

每天2~3次,1周后增至100 mg,每天2~3次,一般不超过300 mg/d,老年人不超过200 mg/d。药效可维持数月至一年。不良反应较少,如不安、意识模糊、下肢网状青斑、踝部水肿和心律失常等,肾功能不全、癫痫、严重胃溃疡和肝病患者慎用,哺乳期妇女禁用。

3.左旋多巴(L-dopa)及复方左旋多巴

PD患者迟早要用到L-dopa治疗。L-dopa可透过血脑屏障,被脑DA能神经元摄取后脱羧变为DA,改善症状,对震颤、强直、运动迟缓等运动症状均有效。由于95%以上的L-dopa在外周脱羧成为DA,仅约1%通过血脑屏障进入脑内,为减少外周不良反应,增强疗效,多用L-dopa与外周多巴脱羧酶抑制剂(DCI)按4:1制成的复方左旋多巴制剂,用量较L-dopa减少3/4。

(1)复方左旋多巴剂型包括标准片、控释片、水溶片等。

①标准片:多巴丝肼(madopar)由L-dopa与苄丝肼按4:1组成,多巴丝肼250 mg为L-dopa 200 mg加苄丝肼50 mg,多巴丝肼125 mg为L-dopa 100 mg加苄丝肼25 mg。国产多巴丝肼胶囊成分与多巴丝肼相同。Sinemet 250 mg和Sinemet 125 mg是由L-dopa与卡比多巴按4:1组成。

②控释片:有多巴丝肼液体动力平衡系统(madopar-HBS)和息宁控释片(sinemet CR)。①madopar-HBS:剂量为125 mg,由L-dopa 100 mg加苄丝肼25 mg及适量特殊赋形剂组成。口服后药物在胃内停留时间较长,药物基质表面先形成水化层,通过弥散作用逐渐释放,在小肠pH较高的环境中逐渐被吸收。多种因素可影响药物的吸收,如药物溶解度、胃液与肠液的pH、胃排空时间等。本品不应与制酸药同时服用。②息宁控释片(sinemet CR):L-dopa 200 mg加卡比多巴50 mg,制剂中加用单层分子基质结构,药物不断溶释,达到缓释效果,口服后120~150分钟达到血浆峰值浓度;片中间有刻痕,可分为半片服用。

③水溶片:弥散型多巴丝肼(madopar dispersible),剂量为125 mg,由L-dopa 100 mg加苄丝肼25 mg组成。其特点是易在水中溶解,吸收迅速,很快达到治疗阈值浓度。

(2)用药时机:何时开始复方左旋多巴治疗尚有争议,长期用药会产生疗效减退、症状波动及异动症等运动并发症。一般应根据患者年龄、工作性质、症状类型等决定用药。年轻患者可适当推迟使用,患者因职业要求不得不用L-dopa时应与其他药物合用,减少复方左旋多巴剂量。年老患者可早期选用L-dopa,因发生运动并发症机会较少,对合并用药耐受性差。

(3)用药方法:从小剂量开始,根据病情逐渐增量,用最低有效量维持。

①标准片:复方左旋多巴开始用62.5 mg(1/4片),每天2~4次,根据需要逐渐增至125 mg,每天3~4次;最大剂量一般不超过250 mg,每天3~4次;空腹(餐前1小时或餐后2小时)用药疗效好。

②控释片:优点是减少服药次数,有效血药浓度稳定,作用时间长,可控制症状波动;缺点是生物利用度较低,起效缓慢,标准片转换成为控释片时每日剂量应相应增加,并提前服用;适于症状波动或早期轻症患者。

③水溶片:易在水中溶解,吸收迅速,10分钟起效,作用维持时间与标准片相同,该剂型适用于有吞咽障碍或置鼻饲管、清晨运动不能、"开关"现象和剂末肌张力障碍患者。

(4)运动并发症及其他药物不良反应主要有周围性和中枢性两类,前者为恶心、呕吐、低血压、心律失常(偶见);后者有症状波动、异动症和精神症状等。前者的不良反应可以通过小剂量开始渐增剂量、餐后服药、加用多潘立酮等避免或减轻。后者的不良反应都在长期用药后发生,一般经过5年治疗后,约50%的患者会出现症状波动或异动症等运动并发症。具体处理详见本节运动并发症的治疗。

4.DA 受体激动剂

DA 受体包括5种类型,D_1 受体和 D_2 受体亚型与 PD 治疗关系密切。DA 受体激动剂可:①直接刺激纹状体突触后 DA 受体,不依赖于多巴脱羧酶将 L-dopa 转化为 DA 发挥效应;②血浆半衰期(较复方左旋多巴)长;③推测可持续而非波动性刺激 DA 受体,预防或延迟运动并发症发生。PD 早期单用 DA 受体激动剂有效,若与复方左旋多巴合用,可提高疗效,减少复方左旋多巴用量,且可减少或避免症状波动或异动症的发生。

(1)适应证:PD 后期患者用复方左旋多巴治疗产生症状波动或异动症,加用 DA 受体激动剂可减轻或消除症状,减少复方左旋多巴用量。疾病后期黑质纹状体 DA 能系统缺乏多巴脱羧酶,不能把外源性L-dopa脱羧转化为 DA,用复方左旋多巴无效,用 DA 受体激动剂可能有效。发病年纪轻的早期患者可单独应用,应从小剂量开始,渐增量至获得满意疗效。不良反应与复方左旋多巴相似,症状波动和异动症发生率低,直立性低血压和精神症状发生率较高。

(2)该类药物有两种类型:麦角类和非麦角类。目前,大多数推荐非麦角类 DA 受体激动剂,尤其是年轻患者病程初期。这类长半衰期制剂能避免对纹状体突触后膜 DA 受体产生"脉冲"样刺激,从而预防或减少运动并发症的发生。麦角类 DA 受体激动剂可导致心脏瓣膜病和肺胸膜纤维化,多不主张使用。

a.非麦角类:被美国神经病学学会、运动障碍学会,以及我国帕金森病治疗指南推荐为一线治疗药物。①普拉克索(pramipexole):为新一代选择性 D_2、D_3 受体激动剂,开始 0.125 mg,每天3次,每周增加 0.125 mg,逐渐加量至 0.5~1.0 mg,每天3次,最大不超过 4.5 mg/d;服用左旋多巴的 PD 晚期患者加服普拉克索可改善左旋多巴不良反应,对震颤和抑郁有效。②罗匹尼罗(ropinirole):用于早期或进展期 PD,开始 0.25 mg,每天3次,逐渐加量至 2~4 mg,每天3次,症状波动和异动症发生率低,常见意识模糊、幻觉及直立性低血压。③吡贝地尔(泰舒达缓释片):为缓释型选择性 D_2、D_3 受体激动剂,对中脑-皮质和边缘叶通路 D_3 受体有激动效应,改善震颤作用明显,对强直和少动也有作用;初始剂量 50 mg,每天1次,第2周增至 50 mg,每天2次,有效剂量 150 mg/d,分3次口服,最大不超过 250 mg/d。④罗替戈汀(rotigotine):为一种透皮贴剂,有 4.5 mg/10 cm²、9 mg/20 cm²、13.5 mg/30 cm²、18 mg/40 cm² 等规格。早期使用 4.5 mg/10 cm²,以后视病情发展及治疗反应可增大剂量,均每日1贴。治疗PD 优势为可连续、持续释放药物,消除首关效应,提供稳态血药水平,避免对 DA 受体脉冲式刺激,减少口服药治疗突然"中断"状态,减少服左旋多巴等药物易引起运动波动、"开关"现象等。⑤阿扑吗啡(apomorphine):为 D_1 和 D_2 受体激动剂,可显著减少"关"期状态,对症状波动,尤其"开关"现象和肌张力障碍疗效明显,采取笔式注射法给药后 5~15 分钟起效,有效作用时间 60 分钟,每次给药 0.5~2 mg,每日可用多次,便携式微泵皮下持续灌注可使患者每日保持良好运动功能,也可经鼻腔给药。

b.麦角类。①溴隐亭(bromocriptine):D_2 受体激动剂,开始 0.625 mg/d,每隔 3~5 天增

加0.625 mg,通常治疗剂量为7.5～15 mg/d,分3次口服。不良反应与左旋多巴类似,错觉和幻觉常见,精神病病史患者禁用,相对禁忌证包括近期心肌梗死、严重周围血管病和活动性消化性溃疡等。②α-二氢麦角隐亭(dihydro-α-ergocryptine):2.5 mg,每天2次,每隔5天增加2.5 mg,有效剂量30～50 mg/d,分3次口服。上述四种药物之间的参考剂量转换为吡贝地尔:普拉克索:溴隐亭:α-二氢麦角隐亭为100:1:10:60。③卡麦角林(cabergoline):在所有DA受体激动剂中半衰期最长(70小时),作用时间最长,适于PD后期长期应用复方左旋多巴产生症状波动和异动症患者,有效剂量2～10 mg/d,平均4 mg/d,只需每天1次,较方便。④利舒脲(lisuride):具有较强的选择性D_2受体激动作用,对D_1受体作用很弱。按作用剂量比,其作用较溴隐亭强10～20倍,但作用时间短于溴隐亭;其$t_{1/2}$短(平均2.2小时),该药为水溶性,可静脉或皮下输注泵应用,主要用于因复方左旋多巴治疗出现明显的"开关"现象者,治疗需从小剂量开始,0.05～0.1 mg/d,逐渐增量,平均有效剂量为2.4～4.8 mg/d。

5.B型单胺氧化酶(MAO-B)抑制剂

抑制神经元内DA分解,增加脑内DA含量。合用复方左旋多巴有协同作用,减少L-dopa约1/4用量,延缓"开关"现象。MAO-B抑制剂中的司来吉兰,即丙炔苯丙胺2.5～5 mg,每天2次,因可引起失眠,不宜傍晚服用。不良反应有口干、胃纳少和直立性低血压等,胃溃疡患者慎用。该药可与左旋多巴合用,亦可单独应用,可缓解PD症状,也可能有神经保护作用。第二代MAO-B抑制剂雷沙吉兰已投入临床应用,其作用优于第1代司来吉兰5～10倍,对各期PD患者症状均有改善作用,也可能有神经保护作用。其代谢产物为一种无活性非苯丙胺物质——氨基茚满(aminoindan),安全性较第1代MAO-B抑制剂好。唑尼沙胺原为抗癫痫药,偶然发现应用唑尼沙胺300 mg/d有效控制癫痫的同时,也显著改善PD症状,抗PD机制证实为抑制MAO-B活性。

6.儿茶酚-氧位-甲基转移酶(COMT)抑制剂

COMT是由脑胶质细胞分泌参与DA分解酶之一。COMT抑制剂通过抑制脑内、脑外COMT活性,提高左旋多巴生物利用度,显著改善左旋多巴疗效。COMT抑制剂本身不会对CNS产生影响,在外周主要阻止左旋多巴被COMT催化降解成3-氧甲基多巴。需与复方左旋多巴合用,单独使用无效,用药次数一般与复方左旋多巴次数相同。主要用于中晚期PD患者的剂末现象、"开关"现象等症状波动的治疗,可使"关"期时限缩短,"开"期时限增加,也推荐用于早期PD患者初始治疗,希望通过持续DA能刺激(CDS),以推迟出现症状波动等运动并发症,但尚有待进一步研究证实。①恩他卡朋,又名珂丹,是周围COMT抑制剂,100～200 mg口服,可提高CNS对血浆左旋多巴利用,提高血药浓度,增强左旋多巴疗效,减少临床用量;该药耐受性良好,主要不良反应是胃肠道症状,尿色变浅,但无严重肝功能损害。②托卡朋,又名答是美,100～200 mg口服。该药是治疗PD安全有效的辅助药物,不良反应有腹泻、意识模糊、转氨酶升高,偶有急性重症肝炎,应注意肝脏毒副作用,用药期间需监测肝功能。

7.腺苷A_{2A}受体阻断剂

腺苷A_{2A}受体在基底核选择性表达,与运动行为有关。多项证据表明,阻断腺苷A_{2A}受体能够减轻 DA 能神经元的退变。

伊曲茶碱(istradefylline)是一种新型腺苷 A_{2A} 受体阻断剂,可明显延长 PD 患者"开期"症状,缩短"关期",具有良好的安全性和耐受性,临床上已用于 PD 治疗。

(五)治疗策略

1.早期帕金森病治疗(Hoehn&Yahr Ⅰ~Ⅱ级)

疾病早期若病情未对患者造成心理或生理影响,应鼓励患者坚持工作,参与社会活动和医学体疗(关节活动、步行、平衡及语言锻炼、面部表情肌操练、太极拳等),可暂缓用药。若疾病影响患者的日常生活和工作能力,应开始症状性治疗。

2.中期帕金森病治疗(Hoehn&Yahr Ⅲ级)

若在早期阶段首选 DA 受体激动剂、司来吉兰或金刚烷胺/抗胆碱能药治疗的患者,发展至中期阶段时症状改善往往已不明显,此时应添加复方左旋多巴治疗;若在早期阶段首选小剂量复方左旋多巴治疗的患者,应适当增加剂量,或添加 DA 受体激动剂、司来吉兰,或金刚烷胺、COMT 抑制剂。

3.晚期帕金森病治疗(Hoehn&Yahr Ⅳ~Ⅴ级)

晚期帕金森病临床表现极复杂,包括疾病本身进展,也有药物不良反应因素。晚期患者治疗,一方面继续力求改善运动症状,另一方面需处理伴发的运动并发症和非运动症状。

(六)运动并发症治疗

运动并发症,如症状波动和异动症是晚期 PD 患者治疗中最棘手的问题,包括药物剂量、用法等治疗方案调整,以及手术治疗(主要是脑深部电刺激术)。

1.症状波动的治疗

症状波动有三种形式。

(1)疗效减退或剂末恶化:指每次用药的有效作用时间缩短,症状随血液药物浓度发生规律性波动,可增加每日服药次数或增加每次服药剂量或改用缓释剂,也可加用其他辅助药物。

(2)"开关"现象:指症状在突然缓解("开"期)与加重("关"期)之间波动,"开"期常伴异动症,多见于病情严重者,发生机制不详,与服药时间、血浆药物浓度无关,处理困难,可试用 DA 受体激动剂。

(3)冻结现象:患者行动踌躇,可发生于任何动作,突出表现是步态冻结,推测是情绪激动使细胞过度活动,增加去甲肾上腺素能介质输出所致。如冻结现象发生在复方左旋多巴剂末期,伴 PD 其他体征,增加复方左旋多巴单次剂量可使症状改善;如发生在"开"期,减少复方左旋多巴剂量,加用 MAO-B 抑制剂或 DA 受体激动剂或许有效,部分患者经过特殊技巧训练也可改善。

2.异动症的治疗

异动症(AIMs)又称为"运动障碍",常表现舞蹈-手足徐动症样、肌张力障碍样动作,可累及头面部、四肢及躯干。

异动症常见的三种形式是:①剂峰异动症或改善-异动症-改善(I-D-I)。常出现在血药浓度高峰期(用药 1~2 小时),与用药过量或 DA 受体超敏有关,减少复方左旋多巴单次剂量可减轻异动症,晚期患者治疗窗较窄,减少剂量虽有利于控制异动症,但患者往往不能进入"开"

期,故减少复方左旋多巴剂量时需加用 DA 受体激动剂。②双相异动症或异动症-改善-异动症(D-I-D)。剂峰和剂末均可出现,机制不清,治疗困难,可尝试增加复方左旋多巴每次剂量或服药次数,或加用 DA 受体激动剂。③肌张力障碍。常表现足或小腿痛性痉挛,多发生于清晨服药前,可睡前服用复方左旋多巴控释剂或长效 DA 受体激动剂,或起床前服用弥散型多巴丝肼或标准片,发生于剂末或剂峰的肌张力障碍可相应增减复方左旋多巴用量。

不常见的异动症也有三种形式:①反常动作。可能是情绪激动使神经细胞产生或释放 DA 引起少动现象短暂性消失。②少动危象(akinetic crisis)。患者较长时间不能动,与情绪改变无关,是 PD 严重的少动类型,可能由于纹状体 DA 释放耗竭所致。③出没现象(yo-yoing)。表现出无常的少动,与服药时间无关。

(七)非运动症状治疗

帕金森病的非运动症状主要包括精神障碍、自主神经功能障碍、睡眠障碍等。

1.精神障碍治疗

PD 患者的精神症状表现形式多种多样,如生动梦境、抑郁、焦虑、错觉、幻觉、欣快、轻躁狂、精神错乱及意识模糊等。治疗原则:首先考虑依次逐减或停用抗胆碱能药、金刚烷胺、DA 受体激动剂、司来吉兰等抗帕金森病药物;若采取以上措施患者仍有症状,可将复方左旋多巴逐步减量;经药物调整无效的严重幻觉、精神错乱、意识模糊可加用非经典抗精神病药,如氯氮平、喹硫平,氯氮平被 B 级推荐,可减轻意识模糊和精神障碍,不阻断 DA 能药效,可改善异动症,但需定期监测粒细胞。喹硫平被 C 级推荐,不影响粒细胞数。奥氮平不推荐用于 PD 精神症状治疗(B 级推荐)。抑郁、焦虑、痴呆等可为疾病本身表现,用药不当可能加重。精神症状常随运动症状波动,"关"期出现抑郁、焦虑,"开"期伴欣快、轻躁狂,改善运动症状常使这些症状缓解。较重的抑郁症、焦虑症可用 5-羟色胺再摄取抑制剂。对认知障碍和痴呆可应用胆碱酯酶抑制剂,如石杉碱甲、多奈哌齐、利斯的明或加兰他敏。

2.自主神经功能障碍治疗

自主神经功能障碍常见便秘、排尿障碍及直立性低血压等。便秘增加饮水量和高纤维含量食物对大部分患者有效,停用抗胆碱能药,必要时应用通便剂;排尿障碍患者,需减少晚餐后摄水量,可试用奥昔布宁、莨菪碱等外周抗胆碱能药;直立性低血压患者,应增加盐和水摄入量,睡眠时抬高头位,穿弹力裤,从卧位站起宜缓慢,α 肾上腺素能激动剂米多君治疗有效。

3.睡眠障碍治疗

睡眠障碍较常见,主要为失眠和快速眼动睡眠行为障碍(RBD),可应用镇静安眠药。失眠若与夜间帕金森病运动症状相关,睡前需加用复方左旋多巴控释片。若伴不宁腿综合征(RLS),睡前应加用 DA 受体激动剂如普拉克索、复方左旋多巴控释片。

九、手术及干细胞治疗

(1)中晚期 PD 患者,常不可避免地出现药物疗效减退及严重并发症,通过系统的药物调整无法解决时可考虑选择性手术治疗。苍白球损毁术的远期疗效不尽如人意,可能有不可预测的并发症,临床已很少施行。

目前,推荐深部脑刺激疗法(deep brain stimula-tion,DBS),优点是定位准确、损伤范围小、并发症少、安全性高和疗效持久等,缺点是费用昂贵。适应证为:①原发性帕金森病,病程

5年以上;②服用复方左旋多巴曾有良好疗效,目前疗效明显下降或出现严重的运动波动或异动症,影响生活质量;③除外痴呆和严重的精神疾病。

(2)细胞移植:将自体肾上腺髓质或异体胚胎中脑黑质细胞移植到患者纹状体,纠正DA递质缺乏,改善PD运动症状,目前已很少采用。酪氨酸羟化酶(TH)、神经营养因子,如胶质细胞源性神经营养因子(GNDF)和脑源性神经营养因子(BDNF)基因治疗,以及干细胞,包括骨髓基质干细胞、神经干细胞、胚胎干细胞和诱导性潜能干细胞移植治疗,在动物实验中显示出良好疗效,已进行的少数临床试验也显示出一定的疗效。随着基因治疗的目的基因越来越多,基因治疗与干细胞移植联合应用可能是将来发展的方向。

十、中医、康复及心理治疗

中药或针灸和康复治疗作为辅助手段对改善症状也可起到一定作用。对患者进行语言、进食、走路及各种日常生活训练和指导,日常生活帮助如设在房间和卫生间的扶手、防滑橡胶桌垫、大把手餐具等,可改善生活质量。适当运动如打太极拳等对改善运动症状和非运动症状可有一定的帮助。教育与心理疏导也是PD治疗中不容忽视的辅助措施。

十一、预后

PD是慢性进展性疾病,目前尚无根治方法。多数患者发病数年仍能继续工作,也可能较快进展而致残。疾病晚期可因严重肌强直和全身僵硬,终至卧床不起。死因常为肺炎、骨折等并发症。

第二节　肌张力障碍

肌张力障碍是由主动肌和拮抗肌收缩不协调或过度收缩引起的、以肌张力异常动作和姿势为特征的运动障碍疾病。在锥体外系疾病中较为多见,仅次于帕金森病。根据病因可分为特发性和继发性;按肌张力障碍发生部位可分为局限性、节段性、偏身性和全身性;依起病年龄可分为儿童型、少年型和成年型。

一、病因及发病机制

特发性扭转性肌张力障碍迄今病因不明,可能与遗传有关,可为常染色体显性(30%~40%外显率)、常染色体隐性或X连锁隐性遗传,显性遗传的缺损基因DYT_1已定位于9号常染色体长臂9q32-34,编码一种ATP结合蛋白扭转蛋白A,有些病例可发生在散发基础上。环境因素,如创伤或过劳等可诱发特发性肌张力障碍基因携带者发病,如口-下颌肌张力障碍病前有面部或牙损伤史,一侧肢体过劳可诱发肌张力障碍,如书写痉挛、乐器演奏家痉挛、打字员痉挛和运动员肢体痉挛等。

继发性肌张力障碍是纹状体、丘脑、蓝斑、脑干网状结构等病变所致,如肝豆状核变性、核黄疸、神经节苷脂沉积症、苍白球黑质红核色素变性、进行性核上性麻痹、特发性基底节钙化、甲状旁腺功能低下、中毒、脑血管病变、脑外伤、脑炎、药物(左旋多巴、吩噻嗪类、丁酰苯类、甲氧氯普胺)诱发等。

二、病理

特发性扭转痉挛可见非特异性病理改变,包括壳核、丘脑及尾状核小神经元变性,基底节脂质及脂色素增多。继发性扭转痉挛病理学特征随原发病不同而异,痉挛性斜颈、梅格斯(Meige)综合征、书写痉挛和职业性痉挛等局限性肌张力障碍病理上无特异性改变。

三、临床类型及表现

(一)扭转痉挛

扭转痉挛是全身性扭转性肌张力障碍,以四肢、躯干或全身剧烈而不随意的扭转动作和姿势异常为特征。发作时肌张力增高。扭转痉挛中止后肌张力正常或减低,故也称"变形性肌张力障碍"。按病因可分为特发性和继发性两型。

1.特发性扭转性肌张力障碍

儿童期起病的肌张力障碍,通常有家族史,出生及发育史正常,多为特发性。症状常自一侧或两侧下肢开始,逐渐进展至广泛不自主扭转运动和姿势异常,导致严重功能障碍。

2.继发性扭转性肌张力障碍

成年期起病的肌张力障碍多为散发,可查到病因。症状常自上肢或躯干开始,约20%的患者最终发展为全身性肌张力障碍,一般不发生严重致残。体检可见异常运动、姿势,如手臂过度旋前、屈腕、指伸直、腿伸直和足跖屈内翻、躯干过屈或过伸等,以躯干为轴扭转最具特征性;可出现扮鬼脸、痉挛性斜颈、睑痉挛、口-下颌肌张力障碍等,缺乏其他神经系统体征。

(二)局限性扭转性肌张力障碍

可为特发性扭转性肌张力障碍的某些特点孤立出现,如痉挛性斜颈、睑痉挛、口-下颌肌张力障碍、痉挛性发音困难(声带)和书写痉挛等。有家族史的患者可作为特发性扭转性肌张力障碍顿挫型,无家族史可代表成年发病型的局部表现,但成人发病的局限性扭转性肌张力障碍也可有家族性基础。为常染色体显性遗传,与18p31基因(DYT$_7$)突变有关。

1.痉挛性斜颈

痉挛性斜颈是胸锁乳突肌等颈部肌群阵发性不自主收缩引起颈部向一侧扭转或阵发性倾斜,是锥体外系器质性疾病之一。少数痉挛性斜颈属精神性(心因性、癔症性)斜颈。

(1)本病可见于任何年龄组,但以中年人最为多见,女性多于男性。早期常为发作性,最终颈部持续地偏向一侧,一旦发病常持续终身,起病18个月内偶有自发缓解。药物治疗常不满意。

(2)起病多缓慢(癔症性斜颈例外),颈部深、浅肌群均可受累,但以一侧胸锁乳突肌和斜方肌受损症状较突出。患肌因痉挛收缩触诊有坚硬感,久之可发生肥大。

(3)一侧胸锁乳突肌受累,头颈偏转向健侧;双侧胸锁乳突肌病变,则头颈前屈;双侧斜方肌病变,则头后仰。症状可因情绪激动而加重,头部得到支持时可减轻,睡眠时消失。

(4)癔症性斜颈常在受精神刺激后突然起病,症状多变,经暗示治疗后可迅速好转。

2.Meige 综合征

主要累及眼肌和口-下颌肌肉,表现睑痉挛和口-下颌肌张力障碍,两者都可作为孤立的局限性肌张力障碍出现,为 Meige 综合征不完全型,如两者合并出现为完全型。

(1)睑痉挛表现不自主眼睑闭合,痉挛持续数秒至数分钟。多为双眼,少数由单眼起病渐波及双眼,精神紧张、阅读、注视时加重,讲话、唱歌、张口、咀嚼和笑时减轻,睡眠时消失。

(2)口-下颌肌张力障碍表现不自主张口、闭口、撇嘴、咧嘴、噘嘴和缩拢口唇、伸舌、扭舌等。严重者可使下颌脱臼、牙齿磨损以至脱落、撕裂牙龈、咬掉舌和下唇、影响发声和吞咽等,讲话、咀嚼可触发痉挛,触摸下颌或压迫颏下部可减轻,睡眠时消失。

3.书写痉挛

执笔书写时手和前臂出现肌张力障碍姿势,表现握笔如握匕首、手臂僵硬、手腕屈曲、肘部不自主地向外弓形抬起、手掌面向侧面等,但做其他动作正常。本病也包括其他职业性痉挛如弹钢琴、打字,以及使用螺丝刀或餐刀等。药物治疗通常无效,让患者学会用另一只手完成这些任务是必要的。

4.手足徐动症

手足徐动症也称"指痉症",指以肢体远端为主的缓慢、弯曲、蠕动样不自主运动,极缓慢的手足徐动也可导致姿势异常,需与扭转痉挛鉴别。前者不自主运动主要位于肢体远端,后者主要侵犯颈肌、躯干肌及四肢的近端肌,以躯干为轴的扭转或螺旋样运动是其特征。本病症可见于多种疾病引起的脑损害,如基底节大理石样变性、脑炎、产后窒息、早产、胆红素脑病、肝豆状核变性等。

四、诊断及鉴别诊断

(一)诊断

首先应确定患者是否为肌张力障碍,然后区分是特发性或继发性肌张力障碍。通常,前者的发病年龄较小,可有遗传家族史,除肌张力障碍外,常无其他锥体系或锥体外系受损的症状和体征。从病史的详细询问和体格检查、相关的辅助检查,如脑脊液、血、尿化验、神经影像及电生理学检查中未找到继发性脑和(或)脊髓损害的证据,基因分析有助于确定诊断。而继发性肌张力障碍与之相反,除发病年龄较大外,以局限性肌张力障碍多见,体格检查、辅助检查可发现许多继发的原因及脑、脊髓病理损害证据。常见肌张力障碍疾病临床特征见表6-3。

表6-3 常见肌张力障碍疾病临床特征鉴别要点

项目	扭转痉挛	Miege综合征	痉挛性斜颈	迟发性运动障碍
发病年龄及性别	儿童,成年男性多见	50岁以后,女多于男	青年、中年	服氟哌啶醇、氯丙嗪数年后,老年及女性多见
临床特征	面肌、颈肩肌、呼吸肌快速抽动,短促而频繁,具有刻板性	面肌、眼睑肌、唇肌、舌肌、颈阔肌强直性痉挛	颈部肌肉的痉挛抽动、偏斜及伸屈	面肌、口肌、体轴肌、肢体肌的强直性痉挛
	紧张时加剧,安静时轻,入睡后消失	用手指触摸下颌减轻,行走、强光、阅读时加重,睡眠时消失	行动时加剧,平卧时减轻,入睡后消失,患肌坚硬肥大	随意运动,情绪紧张、激动时加重,睡眠中消失
	伴秽语者为秽语抽动症			
治疗	地西泮、氯硝西泮	氟哌啶醇	苯海索、左旋多巴	停服抗精神病药应缓慢
	小剂量氟哌啶醇	苯海索、左旋多巴	氟哌啶醇	
	心理治疗	肉毒毒素局部注射	肉毒毒素局部注射	利血平、氟硝西泮、氯氮平
			手术治疗	

（二）鉴别诊断

（1）面肌痉挛：常为一侧眼睑或面肌的短暂抽动，不伴口-下颌不自主运动，可与睑痉挛或口-下颌肌张力障碍区别。

（2）僵人综合征：需与肌张力障碍区别，前者表现为发作性躯干肌（颈脊旁肌和腹肌）和四肢近端肌僵硬和强直，明显限制患者主动运动且常伴疼痛，在自然睡眠后肌僵硬完全消失，休息和肌肉放松时肌电图检查均出现持续运动单位电活动，不累及面肌和肢体远端肌。

（3）颈部骨骼肌先天性异常所致先天性斜颈（患者年龄较小，是由颈椎先天缺如或融合、胸锁乳突肌血肿、炎性纤维化所致）、局部疼痛刺激引起的症状性斜颈及癔症性斜颈。需与痉挛性斜颈鉴别。但前组都存在明确原因，同时能检出引致斜颈的异常体征，可资鉴别。

五、治疗

（一）特发性扭转性肌张力障碍

药物治疗可部分改善异常运动。

1.左旋多巴

对一种多巴反应性肌张力障碍有明显的效果，对其他类型的肌张力障碍也有一定的效果。

2.抗胆碱能药

大剂量的苯海索 20 mg 口服，每日 3 次，可控制症状。

3.镇静剂

能有效地缓解扭转痉挛，并能降低肌张力，部分患者有效。地西泮 5～10 mg，或硝西泮 5～7.5 mg，或氯硝西泮 2～4 mg 口服，每日 3 次。

4.多巴胺受体阻滞剂

能有效地控制扭转痉挛和其他多动症状，但不能降低肌张力。氟哌啶醇 2～4 mg 或硫必利0.1～0.2 g口服，每日 3 次。继发性肌张力障碍者需同时治疗原发病。

（二）局限性肌张力障碍

（1）药物治疗基本同特发性扭转痉挛。

（2）肉毒毒素 A：局部注射是目前可行的最有效疗法，产生数月的疗效，可重复注射。注射部位选择痉挛最严重的肌肉或肌电图显示明显异常放电的肌群，如痉挛性斜颈可选择胸锁乳突肌、颈夹肌、斜方肌等三对肌肉中的四块做多点注射；睑痉挛和口-下颌肌张力障碍分别选择眼裂周围皮下和口轮匝肌多点注射；书写痉挛注射受累肌肉有时会有帮助。剂量应个体化，通常在注射后 1 周开始显效，每疗程不超过8周，疗效可维持3～6 个月，3～4 个月可以重复注射。每疗程总量为 200U 左右。其最常见的不良反应为下咽困难、颈部无力和注射点的局部疼痛。

（三）手术治疗

对重症病例和药物治疗无效的患者可采用手术治疗。主要手术方式包括副神经和上颈段神经根切断术，部分病例可缓解症状，但可复发，也可用立体定向丘脑腹外侧核损毁术或丘脑切除术，对偏侧肢体肌张力障碍可能有效。有些患者用苍白球深部脑刺激疗法（DBS）有效。

六、预后

约 1/3 的患者最终会发生严重残疾而被限制在轮椅或床上，儿童起病者更可能出现，另外 1/3 的患者轻度受累。

第三节　小儿大脑性瘫痪

大脑性瘫痪,中华医学会儿科学分会神经学组 2004 年全国小儿大脑性瘫痪专题研讨会讨论通过的定义为:出生前到出生后 1 个月内各种原因所引起的脑损伤或发育缺陷所致的运动障碍及姿势异常,主要是指由围生期各种病因所引起的,获得性非进行性脑病导致的先天性运动障碍及姿势异常疾病或综合征,是在大脑生长发育期受损后所造成的运动瘫痪,是一种严重致残性疾病。

其特点是非进行性的两侧肢体对称性瘫痪。利特(Litter)首先描述了本病,亦称"Litter病"。大脑性瘫痪的概念由英格拉姆(Ingram)首先使用。本病发病率相当高,不同国家和地区的发生率为 0.06%~0.59%,日本较高为 0.20%~0.25%。

一、病因及病理

(一)病因包括遗传性和获得性

1.出生前病因

如妊娠早期病毒感染、妊娠毒血症、母体的胎盘血液循环障碍和放射线照射等。

2.围生期病因

早产是重要的确定病因,还有脐带脱垂或绕颈、胎盘早剥、前置胎盘、羊水堵塞、胎粪吸入等导致胎儿大脑缺氧,难产等导致胎儿窒息、缺氧,以及早产、产程过长、产钳损伤和颅内出血及核黄疸等。

3.出生后病因

如各种感染、外伤、中毒、颅内出血和严重窒息等。病因不明者可能与遗传有关。人体维持正常肌张力调节及姿势反射依赖皮质下行纤维抑制作用与周围Ⅰa类传入纤维易化作用的动态平衡,当脑发育异常使皮质下行束受损时,抑制作用减弱可引起痉挛性运动障碍和姿势异常。感知能力如视、听力受损可导致智力低下,基底节受损可引起手足徐动,小脑受损可发生共济失调,等等。

(二)病理改变

以弥散的不等程度的大脑皮质发育不良或脑白质软化、皮质萎缩或萎缩性脑叶硬化等为主要病理改变,皮质核基底节有分散的、状如大理石样的病灶瘢痕,为缺血性病理损害,多见于缺氧窒息婴儿。出血性病理损害为室管膜下出血或脑室内出血,有时为脑内点状出血或局部出血,多见于未成熟儿(妊娠不足 32 周),可能因此时期脑血管较脆弱、血管神经发育不完善、脑血流调节能力较差所致。脑局部白质硬化和脑积水、脑穿通畸形、锥体束变性等也可见。产前病变以脑发育不良为主,围生期病变以瘢痕、硬化、软化和部分脑萎缩、脑实质缺陷为主。

二、临床分型及表现

大脑性瘫痪临床表现复杂多样,多始自婴幼儿期。严重者生后即有征象,多数病例在数月后家人试图扶起病儿站立时发现。临床主要表现为锥体束征和锥体外束损害征、智能发育障碍和癫痫发作三大症状。

运动障碍是本病的主要症状,由于锥体束和锥体外束发育不良而致肢体瘫痪。大多数是在生后数月始被发现患儿肢体活动异常的。个别严重病例可在出生后不久即出现肌肉强直、角弓反张、授乳困难。一般出现不等程度的瘫痪,肌张力增高,肌腱反射亢进,病理征阳性,均为对称性两侧损害,下肢往往重于上肢。

根据运动障碍的临床表现分为以下几种类型。

(一)痉挛型

以锥体系受损为主,又称"痉挛性大脑性瘫痪"。Litter 最早提出缺氧-缺血性产伤(脑病)的概念,后称 Litter 病,是大脑性瘫痪中最为常见和典型的一类,常表现为双下肢痉挛性瘫痪、膝踝反射亢进、病理征阳性。由于肌张力增高比瘫痪更明显,尤其是两腿内收肌、膝关节的伸肌和足部跖屈肌肌张力突出的增高,所以患儿在步行时两髋内收,两膝互相交叉和马蹄内翻足,使用足尖走路而呈剪刀式步态。患儿这种异常费力地向前迈步状态,一眼望去便可确认是痉挛性双侧瘫痪,可伴有延髓麻痹,表现吞咽和构音困难、下颌反射亢进、不自主哭笑、核上性眼肌麻痹、面瘫等,还可伴有语言及智能障碍。根据病情可分为以下几种。

1.轻度

最初 24 小时症状明显,表现易惊、肢体及下颏颤抖,称紧张不安婴儿;莫罗(Moro)下限反应,肌张力正常,腱反射灵敏,前囟柔软,EEG 正常,可完全恢复。

2.中度

表现嗜睡、迟钝和肌张力低下,运动正常,48～72 小时后恢复或恶化,若伴抽搐、脑水肿、低钠血症或肝损伤,则提示预后不良。

3.重度

生后即昏迷,呼吸不规则,需机械通气维持,生后 12 小时内发生惊厥,肌张力低下,Moro 反射无反应,吸吮力弱,光反射和眼球运动存在。中至重度患儿如及时纠正呼吸功能不全和代谢异常仍可望存活,可能遗留锥体系、锥体外系和小脑损伤体征及精神发育迟滞。

(二)不随意运动型

以锥体外系受损为主,又称"手足徐动型大脑性瘫痪",多由核黄疸或新生儿窒息引起,主要侵害基底神经节,常见双侧手足徐动症,生后数月或数年出现,可见舞蹈征、肌张力障碍、共济失调性震颤、肌阵挛和半身颤搐等。轻症患儿易误诊为多动症。

(三)核黄疸

继发于 Rh 与 ABO 血型不相容或肝脏葡萄糖醛酸转移酶缺乏的成红细胞增多症,血清胆红素高于 250 mg/L 时具有中枢神经系统毒性作用,可导致神经症状。酸中毒、缺氧及低体重婴儿易患病。轻症生后 24～36 小时出现黄疸和肝脾肿大,4 天后黄疸渐退,不产生明显神经症状。重症生后或数小时出现黄疸并急骤加重,肝脾及心脏肿大,黏膜和皮肤点状出血,3～5 天婴儿变得倦怠、吸吮无力、呼吸困难、呕吐、昏睡、肌强直和抽搐发作,可伴舞蹈征、手足徐动、肌张力障碍或痉挛性瘫痪等,多在数日至 2 周内死亡,存活者精神发育迟滞、耳聋和肌张力低,不能坐、立和行走。

(四)共济失调型

以小脑受损为主,是一种少见的大脑性瘫痪。由于小脑发育不良以致患儿出现肌张力减低,躯体平衡失调,坐姿及动作不稳,步态笨拙和经常跌倒,行走时双足横距加宽,辨距不良,并伴意向性震颤、语言缓慢、断续或呈爆发式语言和运动发育迟缓。CT 和 MRI 扫描可见小脑萎缩。

(五)肌张力低下型

往往是其他类型的过渡形式,多见于幼儿,主要表现为肌张力减低,关节活动幅度增大,肌腱反射正常或活跃,病理征阳性,多无肌肉萎缩。患者往往不能站立、行走,甚至不能竖颈。随年龄增长肌张力可逐渐增高而转为痉挛性瘫痪。

(六)混合型

大脑性瘫痪的患儿多伴有以下症状。

1.反射异常

姿势反射、原始反射、体位姿势反射的异常和手足徐动、舞蹈样动作。这类不自主运动可单独出现,也可两者同时伴发,但均为双侧性,并因随意运动和情绪激动而加重症状。

2.智能障碍

由于大脑皮质发育不良,几乎所有患儿都合并有一定程度的智能和行为缺陷。智能障碍的程度和瘫痪的轻重并不平行。随着智能障碍的出现,还可伴发言语发育迟滞,说话较晚,并有构音障碍。

3.癫痫发作

有的患儿合并有癫痫大小发作,脑电图异常。此外,还可出现斜视、弱视、听力减退、牙齿发育不良及短暂性高热等。

根据偏瘫、截瘫和四肢瘫,大脑性瘫痪又可分为以下类型。

(1)先天性婴儿偏瘫:婴儿及儿童早期出现。

(2)后天性婴儿偏瘫:3～18 个月的正常婴儿常以痫性发作起病,发作后出现严重偏瘫,伴或不伴失语。

(3)四肢瘫:较少见,多为双侧脑病变。

(4)截瘫:多因脑或脊柱病变,如先天性囊肿、肿瘤和脊柱纵裂等。

按瘫痪部位(指痉挛型)可分为以下几种情况:①单瘫,单个肢体受累。②双瘫,四肢受累,上肢轻,下肢重。③三肢瘫,3 个肢体受累。④偏瘫,半侧肢体受累。⑤四肢瘫,四肢受累,上、下肢受累程度相似。

三、影像学检查

X 线检查头颅片可见双侧不对称,病侧不如健侧膨隆,岩骨和蝶骨位置较高,额突较大,两侧颞骨鳞部或顶骨局部变薄或隆起。CT、MRI 扫描可见广泛性程度不等的脑萎缩,有局灶体征者,可见大脑皮质和髓质发育不良、脑软化灶、囊性变、脑室扩大或脑穿通畸形等。

四、诊断和鉴别诊断

(一)诊断

本病缺乏特异性诊断指标,主要依靠临床诊断。我国小儿大脑性瘫痪会议(2004 年)所定的诊断条件为以下几点。

(1)引起大脑性瘫痪的脑损伤为非进行性。

(2)引起运动障碍的病变部位在脑部。

(3)症状在婴儿期出现。

(4)有时合并智力障碍、癫、感知觉障碍及其他异常。

(5)除外进行性疾病所致的中枢性运动障碍及正常小儿暂时性的运动发育迟缓。

高度提示大脑性瘫痪的临床表现有以下几种情况:①早产儿,低体重儿,出生时及新生儿期严重缺氧、惊厥、颅内出血和核黄疸等。②精神发育迟滞、情绪不稳和易惊、运动发育迟缓、肌张力增高及痉挛典型表现。③锥体外系症状伴双侧耳聋和上视麻痹。

(二)鉴别诊断

1.遗传性痉挛性截瘫

单纯型儿童期起病,双下肢肌张力增高,腱反射亢进,病理征及弓形足,缓慢进展病程,有家族史。

2.共济失调毛细血管扩张症(Louis-Barr 综合征)

常染色体隐性遗传病,呈进展性,表现共济失调、锥体外系症状、眼结合膜毛细血管扩张和甲胎蛋白显著增高等,因免疫功能低下常见支气管炎和肺炎等。

3.脑炎后遗症

有脑炎病史,表现智力减退、易激惹、兴奋、躁动和痫性发作等。

五、治疗

大脑性瘫痪尚无有效的病因治疗,目前主要采取物理疗法、康复训练和药物治疗等适当措施帮助患儿获得最大限度的功能改善。痉挛、运动过多、手足徐动、肌张力障碍及共济失调等可采用康复训练配合药物治疗,必要时手术治疗。

(一)物理疗法及康复训练

(1)完善的护理、充足的营养和良好的卫生。

(2)长期坚持科学的智能、语言和技能训练。

(3)采取物理疗法、体疗和按摩等促使肌肉松弛,改善下肢运动功能、步态和姿势。

(4)手指作业治疗有利于进食、穿衣、写字等与生活自理有关的动作训练。

(5)支具和矫正器可帮助控制无目的的动作,改善姿势和防止畸形。

(二)药物治疗

1.下肢痉挛影响活动者

可以试用氯苯氨丁酸,自小量开始,成人 5 mg,每日 2 次口服,5 天后改为每日 3 次,以后每隔 3~5 天增加 5 mg,可用 20~30 mg/d 维持;儿童初始剂量 0.75~1.5 mg/(kg·d),此药也可鞘内注射。不良反应有嗜睡、恶心、眩晕、呼吸抑制,偶有尿潴留。还可用苯海索(安坦),有中枢抗胆碱能作用,2~4 mg 口服,每日 3 次,或用氯硝西泮,成人首次剂量 3 mg,静脉注射,数分钟奏效,半清除期 22~32 小时,有呼吸及心脏抑制作用。

2.震颤治疗

可试用苯海拉明。

3.运动过多

可试用氟哌啶醇、地西泮(安定)和丙戊酸钠。

4.伴发癫痫者

应给予抗癫痫药。

5.胆红素脑病(核黄疸)治疗

重症病例出生即出现黄疸、呕吐、昏睡、总胆红素迅速上升及血红蛋白下降等,应交换输血,必要时多次输血,降低血清非结合胆红素水平,保护神经系统。血清蛋白可促进胆红素结合,紫外线照射可促进间接胆红素转化。

(三)手术治疗

1.选择性脊神经后根切断术(SPR)

SPR是显微外科技术与电生理技术相结合,选择性切断脊神经后根部分与肌牵张反射有关的Ⅰa类肌梭传入纤维,减少调节肌张力与姿势反射的γ环路中周围兴奋性传入,纠正皮质病变使下行抑制受损导致的肢体痉挛状态。痉挛型大脑性瘫痪如无严重系统疾病、脊柱畸形及尿便障碍,可首选SPR加康复训练,3~10岁时施行为宜,患儿术前应有一定的行走能力、智力接近正常,术后坚持系统的康复训练也是治疗成功的基本条件。

2.矫形外科手术

适用于内收痉挛、肌腱挛缩和内翻马蹄足等,可松解痉挛软组织,恢复肌力平衡及稳定关节。

第四节　亨廷顿病

亨廷顿病(Huntington disease,HD)又称"亨廷顿舞蹈病""慢性进行性舞蹈病""遗传性舞蹈病",于1842年由沃特斯(Waters)首报,1872年由美国医生乔治·亨廷顿(George Huntington)系统描述而得名,是一种常染色体显性遗传的基底节和大脑皮质变性疾病,临床上以隐匿起病与缓慢进展的舞蹈症、精神异常和痴呆为特征。本病呈完全外显率,受累个体的后代50%发病。可发生于所有人种,白种人发病率最高,我国较少见。

一、病因及发病机制

本病的致病基因IT15位于4p16.3,基因的表达产物为约含3 144个氨基酸的多肽,命名为亨廷顿蛋白(Huntingtin),在IT15基因5′端编码区内的三核苷酸(CAG)重复序列拷贝数异常增多。拷贝数越多,发病年龄越早,临床症状越重。在Huntingtin内,$(CAG)n$重复编码一段长的多聚谷氨酰胺功能区,故认为本病可能由获得了一种毒性功能所致。

二、病理及生化改变

(一)病理改变

主要位于纹状体和大脑皮质,黑质、视丘、视丘下核、齿状核亦可轻度受累。大脑皮质突出的变化为皮质萎缩,特别是第3、第5和第6层神经节细胞丧失,合并胶质细胞增生。尾状核、壳核神经元大量变性、丢失。投射至外侧苍白球的纹状体传出神经元(含γ-氨基丁酸与脑啡肽,参与间接通路)较早受累,是引起舞蹈症的基础;随疾病进展,投射至内侧苍白球的纹状体传出神经元(含γ-氨基丁酸与P物质,参与直接通路)也被累及,是导致肌强直及肌张力障碍的原因。

（二）生化改变

纹状体传出神经元中 γ-氨基丁酸、乙酰胆碱及其合成酶明显减少，多巴胺浓度正常或略增加，与 γ-氨基丁酸共存的神经调质脑啡肽、P 物质亦减少，生长抑素和神经肽 Y 增加。

三、临床表现

本病好发于 30～50 岁，5%～10% 的患者于儿童和青少年发病，10% 于老年发病。患者的连续后代中有发病提前倾向，即早发现象，父系遗传的早发现象更明显，绝大多数有阳性家族史。起病隐匿，缓慢进展，无性别差异。

（一）锥体外系症状

以舞蹈样不自主运动最常见、最具特征性，通常为全身性，程度轻重不一，典型表现为手指弹钢琴样动作和面部怪异表情，累及躯干可产生舞蹈样步态，可合并手足徐动及投掷症。随着病情进展，舞蹈样不自主运动可逐渐减轻，而肌张力障碍及动作迟缓、肌强直、姿势不稳等帕金森综合征渐趋明显。

（二）精神障碍及痴呆

精神障碍可表现为情感、性格、人格改变及行为异常，如抑郁、激惹、幻觉、妄想、暴躁、冲动、反社会行为等。患者常表现出注意力减退、记忆力降低、认知障碍及智能减退，呈进展性加重。

（三）其他

快速眼球运动（扫视）常受损。可伴癫痫发作，舞蹈样不自主运动大量消耗能量可使体重明显下降，常见睡眠和（或）性功能障碍。晚期出现构音障碍和吞咽困难。

四、辅助检查

（一）基因检测

CAG 重复序列拷贝数增加，大于 40 具有诊断价值。该检测若结合临床特异性高、价值大，几乎所有的病例可通过该方法确诊。

（二）电生理及影像学检查

EEG 呈弥漫性异常，无特异性。CT 及 MRI 扫描显示大脑皮质和尾状核萎缩，脑室扩大。MRI 的 T2 加权像显示壳核信号增强。MR 波谱（MRS）显示大脑皮质及基底节乳酸水平增高。^{18}F 氟-脱氧葡萄糖 PET 检测显示尾状核、壳核代谢明显降低。

五、诊断及鉴别诊断

（一）诊断

根据发病年龄、慢性进行性舞蹈样动作、精神症状和痴呆，结合家族史可诊断本病，基因检测可确诊，还可发现临床前期病例。

（二）鉴别诊断

本病应与风湿性舞蹈病、良性遗传性舞蹈病、发作性舞蹈手足徐动症、老年性舞蹈病、肝豆状核变性、迟发性运动障碍及棘状红细胞增多症并发舞蹈症鉴别。

六、治疗

目前尚无有效治疗措施，对舞蹈症状可选用：①多巴胺受体阻滞剂。氟哌啶醇 1～4 mg,

每日3次；氯丙嗪12.5～50 mg，每日3次；奋乃静2～4 mg，每日3次；硫必利0.1～0.2 g，每日3次；等等。均应从小剂量开始，逐渐增加剂量，用药过程中应注意锥体外系不良反应。②中枢多巴胺耗竭剂。丁苯那嗪25 mg，每日3次。

七、预后

本病尚无法治愈，病程10～20年，平均15年。

第五节　风湿性舞蹈病

风湿性舞蹈病，由西德纳姆(Sydenham)(1684年)首先描述，是风湿热在神经系统的常见表现。本病多见于儿童和青少年，其临床特征为不自主的舞蹈样动作、肌张力降低、肌力减弱、自主运动障碍和情绪改变。本病可自愈，但复发者并不少见。

一、病因与发病机制

本病的发病与A组β-溶血性链球菌感染有关，属自体免疫性疾病，约30％的病例在风湿热发作或多发性关节炎后2～3个月发病，通常无近期咽痛或发热史，部分患者咽拭子培养A组溶血性链球菌阳性。血清可检出抗神经元抗体，与尾状核、丘脑底核等部位神经元抗原起反应，抗体滴度与本病的转归有关，提示可能与自身免疫反应有关。本病好发于围青春期，女性多于男性，一些患者在怀孕或口服避孕药时复发，提示与内分泌改变也有关系。

二、病理

病理改变主要是黑质、纹状体、丘脑底核及大脑皮质可逆性炎性改变，神经细胞弥漫性变性，神经元丧失和胶质细胞增生。有的病例可见散在动脉炎、栓塞性小梗死。90％的尸解病例可发现风湿性心脏病证据。

三、临床表现

(一)发病年龄及性别

发病年龄多在5～15岁，女多于男，男女之比为1：3。

(二)起病形式

大多数为亚急性或隐袭起病，少数可急性起病。大约1/3的病例舞蹈症状出现前2～6个月或更长的时间内有β-溶血性链球菌感染史，曾有咽喉肿痛、发热、多关节炎、心肌炎、心内膜炎、心包炎、皮下风湿结节或紫癜等临床症状和体征。

(三)早期症状

早期症状常不明显，不易被察觉。患儿表现为情绪不稳、焦虑不安、易激动、注意力分散、学习成绩下降、动作笨拙、步态不稳、手中物品时常坠落、行走摇晃不稳等。其后症状日趋明显，表现为舞蹈样动作和肌张力改变等。

(四)舞蹈样动作

常常可急性或隐袭出现，常为双侧性，可不规则，变幻不定，突发骤止，约20％的患者可偏侧，甚至更为局限。在情绪紧张和做自主运动时加重，安静时减轻，睡眠时消失。常在2～4周加重，3～6个月自行缓解。

（1）面部最明显，表现挤眉、弄眼、噘嘴、吐舌、扮鬼脸等，变幻莫测。

（2）肢体表现为一种快速的、不规则的、无目的的不自主运动，常起于一肢，逐渐累及一侧或对侧，上肢比下肢明显，上肢各关节交替伸直、屈曲、内收等动作，下肢步态颠簸、行走摇晃、易跌倒。

（3）躯干表现为脊柱不停地弯、伸或扭转，呼吸也可变得不规则。

（4）头颈部的舞蹈样动作表现为摇头耸肩或头部左右扭转。伸舌时很难维持，舌部不停地扭动，软腭或其他咽肌的不自主运动可致构音、吞咽障碍。

（五）体征

（1）肌张力及肌力减退，膝反射常减弱或消失。肢体软弱无力，与舞蹈样动作、共济失调一起构成风湿性舞蹈病的三联征。

（2）旋前肌征：由肌张力和肌力减退导致当患者举臂过头时，手掌旋前。

（3）舞蹈病手姿：当手臂前伸时，因张力过低而呈腕屈、掌指关节过伸，伴手指弹钢琴样小幅舞动。

（4）挤奶妇手法，或称"盈亏征"：若令患者紧握检查者第二、三手指时，检查者能感到患者的手时紧时松，握力不均，时大时小。

（5）约 1/3 患者会有心脏病征，包括风湿性心肌炎、二尖瓣回流或主动脉瓣关闭不全。

（六）精神症状

可有失眠、躁动、不安、精神错乱、幻觉、妄想等精神症状，称为躁狂性舞蹈病。有些病例精神症状可与躯体症状同样显著，以致呈现舞蹈性精神病。随着舞蹈样动作消除，精神症状很快缓解。

四、辅助检查

（一）血清学检查

白细胞计数增加，血沉加快，C 反应蛋白效价提高，黏蛋白增多，抗链球菌溶血素"O"滴度增加；由于风湿性舞蹈病多发生在链球菌感染后 2～3 个月，甚至 6～8 个月，故不少患者发生舞蹈样动作时链球菌血清学检查常为阴性。

（二）咽拭子培养

检查可见 A 组溶血型链球菌。

（三）脑电图

无特异性，常为轻度弥漫性慢活动。

（四）影像学检查

部分患者头部 CT 扫描可见尾状核区低密度灶及水肿，MRI 显示尾状核、壳核、苍白球增大，T2 加权像显示信号增强，PET 可见纹状体呈高代谢改变，但症状减轻或消失后可恢复正常。

五、诊断

凡学龄期儿童有风湿病史和典型舞蹈样症状，结合实验室及影像学检查通常可以诊断。

六、鉴别诊断

具体鉴别诊断如表 6-4 所示。

表 6-4　常见舞蹈病鉴别要点

项目		风湿性舞蹈病	亨廷顿病	肝豆状核变性	偏侧舞蹈症
病因		风湿性	常染色体显性遗传	遗传性铜代谢障碍	脑卒中、脑瘤
发病年龄		大多数为 5～15 岁	30 岁以后	儿童、青少年	成年
临床特征		全身或偏侧不规则舞蹈,动作快	全身舞蹈、手足徐动、动作较慢	偏侧舞蹈样运动	有不完全偏瘫
		肌张力低、肌力减退	慢	角膜 K-F 色素环	
		情绪不稳定,性格改变	进行性痴呆	精神障碍	
		可有心脏受损征象		肝脏受损征	
治疗		抗链球菌感染(青霉素)	氯丙嗪、氟哌啶醇	排铜 D-青霉胺口服	治疗原发病
		肾上腺皮质激素		口服硫酸锌减少铜吸收	对症用氟哌啶醇
		氟哌啶醇、氯丙嗪、苯巴比妥		对症用氟哌啶醇	

七、治疗

(一)一般处理

急性期应卧床休息,保持环境安静,避免强光或其他刺激,给予足够的营养支持。

(二)病因治疗

确诊本病后,无论病症轻重,均应使用青霉素或其他有效抗生素治疗,10～14 天为 1 个疗程。同时给予水杨酸钠或泼尼松,症状消失后再逐渐减量至停药,目的是最大限度地防止或减少本病复发,并控制心肌炎、心瓣膜病的发生。

1.抗生素

青霉素:首选 40 万～80 万 U,每日 1～2 次,两周一个疗程,也可用红霉素、头孢菌素类药物治疗。

2.阿司匹林

0.1～1.0 g,每日 4 次,小儿按 0.1 g/kg 计算,症状控制后减量,维持 6～12 周。

3.激素

风湿热症状明显时,泼尼松每日 10～30 mg,分 3～4 次口服。

(三)对症治疗

(1)首选氟哌啶醇 0.5 mg 开始,每日口服 2～3 次,以后逐渐加量。

(2)氯丙嗪:12.5～50 mg,每日 2～3 次。

(3)苯巴比妥:0.015～0.03 g,每日 2～4 次。

(4)地西泮:2.5～5 mg,每日 2～4 次。

八、预后

本病预后良好,可完全恢复而无任何后遗症状,大约 20% 的病例死于心脏并发症,35% 的病例数月或数年后复发。个别病例舞蹈症状持续终身。

第七章　神经肌肉接头及肌肉疾病

第一节　炎症性肌病

一、概述

炎症性肌病(inflammatory myopathies)是以肌肉纤维、纤维间和肌纤维内炎症细胞浸润为病理特征,表现为肌无力和肌痛的一组疾病,主要包括多发性肌炎、皮肌炎和包涵体肌炎等。人们早已认识到横纹肌和心肌是许多感染性疾病唯一攻击的靶子,但许多肌肉炎症状态无感染病灶存在,提出自身免疫机制,至今尚未完全确定。

特发性多发性肌炎(idiopathic polyrnyositis,PM)和皮肌炎(dermatomyositis,DM)的病变主要累及横纹肌、皮肤和结缔组织。多发性肌炎是以多种病因引起骨骼肌间质性炎性改变和肌纤维变性为特征的综合征,病变局限于肌肉,累及皮肤称皮肌炎,如 PM 和 DM 均与结缔组织有关,则命名为 PM 或 DM 伴风湿性关节炎、风湿热、系统性红斑狼疮、硬皮病或混合性结缔组织病等。本组疾病早在 19 世纪就已为人们所知,特发性 PM 和 DM 的病因及发病机制尚未明确。目前研究发现,可能的病因包括以下内容。

(一)感染

较多的研究显示,感染与 PM/DM 有关,如寄生虫、立克次体感染可造成严重的肌炎症状。目前对病毒的研究较为深入,至今已成功地用小 RNA 病毒,如柯萨奇病毒 B1、流行性腮腺炎(SAIDSD)病毒及 HTLV-1 型(人 T 淋巴瘤病毒 1 型)病毒造成多发性肌炎样动物模型。病毒可能通过分子模拟机制,诱导机体产生抗体,在一些易感人群中导致 PM/DM 的发生。有人曾在电镜下观察到本病肌纤维有病毒样颗粒,但致病作用尚未得到证实,也未发现患者病毒抗体水平持续升高。PM 和 DM 常伴许多较肯定的自身免疫性疾病,如重症肌无力、桥本甲状腺炎等,提出其与自身免疫有关。PM 被认为是细胞免疫失调的自身免疫性疾病,也可能与病毒感染骨骼肌有关。DM 可发现免疫复合物、IgG、IgM、补体等沉积在小静脉和小动脉壁中,提示为免疫反应累及肌肉的小血管,典型病理表现为以微血管周围 B 细胞为主的炎症浸润,伴有微血管梗死和束周肌萎缩。PM/DM 常与恶性肿瘤的发生有关。国内报道 DM 伴发恶性肿瘤的频率为 8%,国外报道其发生率在 10%～40%,PM 合并肿瘤的发病率较 DM 低,约为 2.4%。50 岁以上患者多见,肿瘤可在 PM/DM 症状出现之前、同时或其后发生。好发肿瘤类型与正常人群患发肿瘤类型基本相似。

(二)药物

研究发现肌炎的发生可与某些药物有关,如乙醇、含氟的类固醇皮质激素、氯喹及呋喃唑酮等,药物引起的肌炎发病机制尚不清楚,可能是由于免疫反应或代谢紊乱所造成。药物引起的肌炎在停药后症状可自行缓解或消失。

(三)遗传因素

贝汉(Behan)等人曾报道 PM/DM 有家族史。研究发现,PM/DM 中的 HLADR3 和 HLA-B8 较正常人增高。PM/DM 的自身抗体产生及临床类型与 HLA 表现型有关。包涵体肌炎 HLA-DRI 的发生率为正常对照组的 3 倍。经动物试验研究发现,不同遗传敏感性小鼠患多发性肌炎的易感性明显不同。以上这些研究都说明,PM/DM 的发生有一定遗传倾向。

二、诊断步骤

(一)病史采集要点

1.起病情况

发病率为(0.5~1.0)/10 万,女性多于男性。文献报道 PM 与 DM 的男女比例分别为 1:5 和1:3.75。本病可发生在任何年龄,呈双峰型。在 5~14 岁和 45~60 岁各出现一个高峰。本病在成人发病隐匿,儿童发病较急。急性感染可为其前驱表现或发病病因,呈亚急性至慢性进展,多为数周至数月内症状逐渐加重。

2.主要临床表现

主要的临床表现包括近端肌无力和肌萎缩,伴肌痛、触痛。DM 患者还伴有皮疹的出现。

(1)多发性肌炎的首发症状依次为下肢无力(42%)、皮疹(25%)、肌痛或关节痛(15%)和上肢无力(8%)等。可出现骨盆带、肩胛带和四肢近端无力,表现为从坐或蹲位站立、上下楼梯、步行、双臂上举或梳头等困难,颈肌无力表现为抬头困难、头部歪斜。大多数学者认为,PM 合并周围神经损害是 PM 的一个罕见类型。有报道对 43 例 PM 的神经或肌肉病理进行分析,发现有 8 例并发神经损伤(18.60%),提示 PM 合并神经损伤可能是变态反应性神经病对肌肉和神经两系统的损伤。最常见和最重要的肌电图表现是运动和(或)感觉神经传导速度减慢。有学者认为,多发性肌炎是主要累及骨骼肌的疾病,有时除肌病外还伴随周围神经损伤的表现,如感觉损伤和(或)肌腱反射消失等,则称为"神经肌炎"(NM)。至于 PM 并周围神经损伤是一独立的疾病,还是 PM 病程中神经受损伤的表现之一,目前还没有定论。

(2)皮肌炎。①肌无力表现与 PM 相似,但病变较轻。②典型皮疹包括向阳性紫红斑:上眼睑暗紫红色皮疹伴水肿,见于 60%~80%DM 患者,是 DM 的特异性体征。戈特龙(Gottron)征:位于关节伸面,肘、掌指、近端指间关节多见,为斑疹或在红斑基础上高于皮面的鳞屑样紫红色丘疹,是 DM 特异性皮疹。暴露部位皮疹:位于颈前、上胸部"V"区、颈后背上部、前额、颊部、耳前、上臂伸面和背部等处。技工手:掌面和手指外侧面粗糙、鳞屑样、红斑样裂纹,尤其在抗 Jo-1 抗体阳性 PM/DM 患者中多见。③其他皮肤病变:虽非特有,但亦时而出现,包括指甲两侧呈暗紫色充血皮疹,指端溃疡、坏死,甲缘梗死灶,雷诺现象,网状青斑,多形性红斑,等等。皮损程度与肌肉病变程度可不平行,少数患者皮疹出现在肌无力之前,约 7%患儿有典型皮疹,但始终无肌无力、肌病,酶谱正常,称为"无肌病皮肌炎"。④儿童 DM 皮损多为暂时性,临床要高度重视这种短时即逝的局限性皮肤症状,可为诊断提供重要线索,但常被忽略。⑤DM 伴发结缔组织病变较 PM 多见。⑥关节炎改变通常先于肌炎,有时同时出现,血清 CK 轻度升高。

PM 和 DM 患者常有全身表现,所有系统均受累。①关节:关节痛和关节炎见于约 15%的患者,为非对称性,常波及手指关节,引起手指屈曲畸形,但 X 线无骨关节破坏。②消化道:

10％～30％患儿出现吞咽困难、食物反流,造成胃反流性食管炎。③肺:约30％患儿有肺间质改变、急性间质性肺炎、急性肺间质纤维化临床表现,部分患者为慢性过程,临床表现隐匿。肺纤维化发展迅速是本病死亡的重要原因之一。④心脏:仅1/3患者病程中有心肌受累,出现心律失常、心室肥厚、充血性心力衰竭,亦可出现心包炎。心电图和超声心动图检测约30％出现异常,其中以ST段和T波异常最常见。⑤肾脏:约20％患者肾脏受累。⑥钙质沉着:多见于慢性DM患者,尤其是儿童。钙质在软组织内沉积,若沉积在皮下,溃烂后可有石灰样物流出,并可继发感染。⑦恶性肿瘤:约1/4患儿,特别是50岁以上患者,可发生恶性肿瘤,多为实体瘤,男性多见。DM发生肿瘤多于PM,肌炎可先于恶性肿瘤2年左右,或同时或晚于肿瘤出现。⑧其他结缔组织病:约20％患儿可伴其他结缔组织病,如SLE、系统性硬化、干燥综合征、结节性多动脉炎等,PM和DM与其他结缔组织病并存,符合各自的诊断标准,称为重叠综合征。

3.既往病史

患者既往病史对诊断有一定意义。特别要询问是否有肿瘤和其他结缔组织病史。

(二)体格检查要点

1.一般情况

有些患者精神萎靡乏力。有肌肉和关节疼痛患者会出现痛苦面容,可伴低热。有些晚期患者可出现呼吸功能障碍,患者气促、大汗淋漓等。

2.淋巴结

合并有肿瘤的患者,淋巴结可肿大。

3.皮肤黏膜

这是体格检查的重点所在,可出现不同程度的皮疹,早期为紫红色充血性皮疹,逐渐转为棕褐色,晚期可出现脱屑、色素沉着和硬结。眶周、口角、颧部、颈部、前胸、肢体外侧、指节伸侧和指甲周围可见红色皮疹和水肿,皮肤损害常累及关节(如肘、指及膝)伸侧皮肤,表现为局限性或弥漫性红斑、斑丘疹、脱屑性湿疹及剥脱性皮炎。某些病例表现为一处或多处局限性皮炎,恢复期皮肤可遗留暗红萎缩性色素沉着和扁平的带鳞屑基底,晚期皮肤可出现硬皮病样改变,称硬皮病性皮肌炎。

4.心脏

心脏可出现室性房性期前收缩等心律失常、心音减弱等改变。

5.肺部

严重病例可出现双肺呼吸音减弱,如果合并有吸入性肺炎,双肺可布满干湿啰音。

6.关节

合并有关节炎的患者,可发现关节肿胀,甚至畸形、肌肉挛缩等改变。

7.神经系统体格检查

主要阳性体征集中在运动系统的检查中。一般面部的肌肉不受损,可见上肢近端、下肢近端和颈屈肌无力,以及吞咽困难、肌痛或触痛(一般以腓肠肌明显)、肢体远端无力和肌萎缩。腱反射通常不减低,无感觉障碍。

(三)门诊资料分析

1.血清肌酶

肌肉中含有多种酶,当肌肉受损时这些酶释放入血液中,因此对肌酶的检测,不仅有助于 PM/DM 的诊断,而且定期复查是了解病情演变的良好指标,肌酸激酶(CK)是肌炎中相对特异性的酶,有一部分肌酶在疾病初期即可升高,在疾病稳定、临床症状尚未好转时降低,因此对诊断、指导治疗和估计预后具有重要意义。

其中,以 CK 对 PM 的诊断及其活动性判断最为敏感且特异。血清肌酶的增高常与肌肉病变的消长平行,可作为诊断、病程疗效监测及预后的评价指标。肌酶升高常早于临床表现数周,晚期患者由于肌肉萎缩肌酶不再释放,故慢性 PM 和广泛肌肉萎缩的患者,即使处于活动期,肌酶水平也可正常。

(1)CK:95%的 PM 在其病程中出现 CK 增高,可达正常值的数十倍。CK 有三种同工酶,即 MM、MB、BB。CK-MM 大部分来源于横纹肌,小部分来自心肌;CK-MB 主要来源于心肌,极少来源于横纹肌;CK-BB 主要来源于脑和平滑肌。其中,CK-MM 活性占 CK 总活性的 95%～98%。PM 主要是 CK-MM 升高,CK-MB 也可稍增高,多由慢性或再生的肌纤维释放引起。晚期肌萎缩患者 CK 可以不升高。血清 CK 长期剧烈运动、肌肉外伤或手术、肌电图操作、针刺、心肌梗死、肝炎、脑病及药物的影响(吗啡、地西泮、巴比妥可以使 CK 的排出降低),因此 CK 的特异性也有一定的限度。

(2)ALD:小部分 CK 不升高的 PM,其血清 ALD 升高,但其特异性及与疾病活动性的平行性不如 CK。

(3)CAⅢ:为唯一存在于横纹肌的氧化酶,横纹肌病变时升高。对 PM 特异性较好,但临床应用较少。

(4)其他:AST、LDH 因在多种组织中存在,特异性较差,仅作为 PM 诊断的参考。

2.其他常规检查

血常规通常无显著变化,可有轻度贫血和白细胞增多,约 1/3 病例有嗜酸性粒细胞增高, ESR 中度升高,血清蛋白量不变或减低,血球蛋白比值下降,清蛋白减少,α_2 和 γ 球蛋白增加。约 1/3 患者 C4 轻度至中度降低,C3 偶可减少。部分病例循环免疫复合物增高。多数 PM 患者的血清中肌红蛋白水平增高,且与病程呈平行关系,有时先于肌酸激酶(CK)升高,也可出现肌红蛋白尿。

(四)进一步检查项目

1.免疫指标

由于本病是自身免疫性疾病,故在血清中存在多种抗体,可作为诊断及病情观察的指标。

(1)抗核抗体(ANA):PM 患者 ANA 的阳性率为 38.5%,DM 为 50%。

(2)抗合成酶抗体,其中抗 Jo-1 抗体(胞浆 tRNA 合成酶抗体)阳性率最高,临床应用最多。抗 Jo-1 抗体在 PM 的阳性率为 25%,主要见于 DM,阳性率为 8%～20%。儿童型 DM 及伴恶性肿瘤的 DM 偶见抗 Jo-1 抗体阳性。

(3)抗 SRP 抗体:仅见于不到 5%的 PM,其阳性者多起病急、病情重,伴有心悸,男性多见,对治疗反应差。

（4）抗 Mi-2 抗体为 PM 的特异性抗体。

（5）其他抗核抗体：多出现在与其他结缔组织病重叠的患者。抗 Ku、抗 PM-Scl 抗体见于与系统性硬化重叠患者。抗 RNP 抗体为混合性结缔组织病中常见抗体，抗 SSA、抗 SSB 抗体多见于与干燥综合征重叠的患者。抗 PM-1/PM-scl 抗体抗原为核仁蛋白，阳性率为 8%～12%，可见于与硬皮病重叠的病例。抗 PL-7 抗体，即抗苏酰 tRNA 合成酶抗体，PM 患者中阳性率为 3%～4%。抗 PL-12 抗体，即抗丙氨酰 tRNA 合成酶抗体，阳性率为 3%。

2.肌电图（EMG）

肌电图检查是一种常用的肌肉病变检查方法，它通过对骨骼肌活动时的电生理变化分析，从而断定肌肉运动障碍的原因、性质及程度，以协助诊断、判定预后。对早期表现为肌无力而无明显肌萎缩者，肌电图检查可以做到早期发现。PM 和 DM 的异常 EMG 表现为出现纤颤电位、正锐波，运动单位时限缩短、波幅减小，短棘多相波增加，重收缩波型异常和峰值降低，但以自发电位和运动单位电位时限缩短为最重要表征。自发性电活动出现，提示膜的应激性增加，神经接头的变性或不稳定，或是由于肌肉节段性坏死分离终板和肌肉导致继发性失神经电位，也可能是肌纤维的变性和间质炎症所造成的电解质浓度改变，使肌纤维的兴奋性升高的结果。肌电图自发电位的出现量与 PM 和 DM 患者疾病时期有关。自发电位出现量多表示病变处于活动期，自发电位出现量少则表示病变处于恢复过程，或在缓慢进展中，或肌肉显著纤维化，等等。活动期与稳定期比较，运动单位时限缩短、波幅降低、病理干扰相的出现率没有明显差异，说明运动单位时限缩短、波幅降低、病理干扰相与 PM 和 DM 疾病分期没有直接关系。在多发性肌炎的发展过程中除了肌肉坏死变性而使一个运动单位异步化所形成的多相波外，还有肌肉的坏变引起的肌纤维失神经的影响，在修复过程中又有芽生所造成的时限长的多相波。这些现象会在疾病的不同时期存在，它反映了疾病不同时期神经、肌肉所处的功能状态。部分患者出现神经元损害的表现，并不代表有原发性神经源性病变，可能是因肌膜易激惹性增高所致，也可能是由于肌肉内神经小分支的受累或者肌纤维节段性坏死而导致部分正常的运动终板隔离而出现失神经性的改变。肌电图检查是诊断 PM/DM 的重要手段，选择合适的肌肉进行检查以获得较高的 EMG 阳性率。

3.病理检查

皮肤和肌肉活检是诊断此病的关键，光镜下可见 PM 的病理表现为肌纤维膜有炎细胞浸润，且有特异性的退行性表现，DM 特征性的病理表现为肌束周围萎缩和微小血管改变。有人认为，肌束周围萎缩是诊断 DM 的主要表现。肌束周围萎缩即肌束周边区肌纤维处于同一程度的萎缩，肌束周围萎缩区包括变性坏死纤维、再生纤维和萎缩纤维，可能是由一些损伤因素的持续存在造成了肌束周边区肌纤维的反复坏死和不完全再生所致。电镜下的超微结构主要表现为激活的淋巴细胞浸注，肌丝坏死溶解，吞噬现象，肌纤维内线粒体，糖原颗粒，脂滴明显增多。PM 的毛细血管改变轻微，而 DM 毛细血管改变较明显，主要有微血管网状结构病变、内皮细胞浆膜消失、胞浆内异常细胞器等。

4.影像学检查——磁共振（MRI）

作为一种非创伤性技术，MRI 已用于许多神经肌肉疾病的诊断，国内研究 PM/DM 的 MRI 的表现为在常规自旋回波序列上，受累肌肉在 T2WI 上呈片状或斑片状高信号。T2WI

上呈等信号,提示肌肉的炎性水肿样改变。同时,还发现 DM 的异常多发生在股四头肌,肌肉的 MRI 表现与肌肉的力弱、肌酶的升高、EMG 的表现等病理表现无必然相关性。

5.^{31}P 磁共振波谱分析(^{31}PMPS)

此技术是唯一可测定人体化学物质——无机磷(Pi)、三磷酸腺苷(ATP)、磷酸肌酸(Pcr)的非创伤性技术。Pi 和 Pcr 的比值是检测肌肉生化状态和能量储备的有效指标。Pi 和 Pcr 的升高常提示肌组织产生和利用高能磷酸化合物障碍。帕克(Park)等人用该技术检测肌肉感染的患者发现,休息状态下 ATP、Pi、Pcr 均低于正常人,而运动时更低,ADP 增高,说明其与肌肉力弱程度和疲劳程度相关。本技术对肌肉力弱、肌酶正常的患者有重要意义。肌肉的 MRI 和 ^{31}PMRS 技术应用于临床诊断,对确定活检部位、观察病情演变及指导临床用药有重要意义。

三、诊断和鉴别诊断

(一)诊断要点

有学者提出以下诊断标准:①对称的四肢近端肌无力,面肌和颈肌均可累及。②血清肌酶升高。③肌电图提示为肌源性损害。④肌活检提示肌纤维变性、坏死和再生,间质内炎性细胞浸润。⑤典型的皮疹。具备上述 1～4 项者可确诊 PM;具备上述 1～4 项中的 3 项可能为 PM;只具备 2 项为疑诊 PM;具备第 5 项,再加上 3 项或 4 项可确诊为 DM;第 5 项加上第 2 项可能为 DM;第 5 项加上第 1 项,为可疑 DM。应注意是否有合并其他结缔组织病的可能。对 40 岁以上的男性患者,需除外恶性肿瘤的可能。

血清酶是一种较客观、敏感的指标,它能较准确地反映肌肉病变的程度,是诊断 PM 和 DM 较重要的化验指标。大多数活动期 PM 和 DM 患者 CK 明显增高,治疗后在疾病开始稳定、临床症状尚未好转时,稳定期 PM 和 DM 患者 CK 明显降低,CK-MB、AST、LDH、HBDH 均与 CK 有一致性,但升高幅度和动态变化均不及 CK 明显,说明 CK 的升高是 PM/DM 中最常见且是所有血清酶中最敏感的指标,可以作为监测疾病活动性的一个指标。CK 的检测对诊断、指导治疗和估计预后具有重要意义。

(二)鉴别诊断要点

1.进行性肌营养不良症

此病患者学龄前起病,表现为近端肌无力,病程较缓,有家族病史,既往无结缔组织病史,血清 CK 增高明显,肌电图提示肌源性受损,肌活检发现抗肌萎缩蛋白缺如,类固醇皮质治疗后可使患者的血清肌酶下降,但病情改善不明显。

2.慢性格林-巴利综合征

患者表现为四肢乏力,以远端为主,可伴有末梢型浅感觉障碍,肌电图提示周围神经受损,脑脊液提示蛋白细胞分离现象,患者无肌肉酸痛,血清肌酶不高,可与多发性肌炎鉴别。

3.重症肌无力

患者表现为四肢无力,眼肌麻痹很常见,受累肌肉呈无力或病态疲劳,症状常局限于某组肌肉,肌群重复或持续运动后肌力减弱,呈晨轻暮重规律性波动,活动后症状加重,休息后不同程度缓解。肌疲劳试验(Jolly 试验)、新斯的明和依酚氯铵试验阳性、血清 AChR-Ab 测定、肌电图等可确诊。

4.线粒体肌病

线粒体肌病属于遗传性疾病,患者以轻度活动后的肌肉病态疲劳为主要临床表现,休息可缓解。血清肌酶可增高,血乳酸和丙酮酸值增高。鉴别有困难者,可分析运动前后乳酸与丙酮酸的浓度,运动前乳酸、丙酮酸浓度高于正常值或运动后 5 分钟以上不能恢复正常水平为异常。肌肉活检可见破碎红纤维为其特征性改变,运用分子生物学方法检测线粒体 DNA 是确诊本病的金标准。

5.脂质沉积性肌病

此病为常染色体隐性遗传,有家族史,是由遗传因素致肉毒碱或肉毒碱棕榈转移酶缺乏引起肌纤维内脂肪代谢障碍,致使肌细胞内脂肪堆积而引起的肌病。临床表现与多发性肌炎相似,确诊主要根据肌肉病理和生化测定。肌肉活检的重要依据就是脂肪染色阳性,脂滴聚集以 I 型纤维为重,但需要鉴别线粒体肌病和炎性肌病中肌纤维增多的问题。有学者认为,与原发性脂质沉积性肌病相比,肌炎患者肌纤维内脂滴增多的程度比较轻,或为散在单根纤维内脂滴堆积,或为普遍轻度到中度增多。

6.肌糖原累积病

此病是一种遗传性疾病,由于糖酵解的关键酶突变引起糖原的合成与分解障碍,大量异常或正常的糖原累积在肝脏、心脏与肌肉中而引起多种临床表现。临床主要表现为肌无力运动后肌肉酸痛和痉挛,又伴有腓肠肌肥大,易误诊为多发性肌炎。确诊主要依靠糖原代谢酶的生化检查和肌肉活检。活检提示主要以空泡纤维为主,PAS 染色阳性,多累及 I 性纤维,纤维坏死再生及淋巴细胞浸润少见,电镜下可见大量糖原沉积。与多发性肌炎的肌纤维坏死和炎症细胞浸润不同。

7.甲状腺功能低下性肌病

最早的甲状腺功能低下性肌病(以下简称甲低性肌肉病)是在 1880 年报道的,之后陆续有相关报道。该病主要表现为不同程度的近端肌无力、肌痉挛、肌痛、肌肥大、反射延迟等。同时可以有甲状腺功能低下的表现,如黏液水肿、怕冷、行动迟缓、反应迟钝、心率减慢、腹胀厌食、大便秘结。但是甲状腺功能低下所致的全身性症状不能作为甲低性肌肉病的主要诊断依据,因为有的甲低患者并无明显的系统性症状,而以肌肉的症状为主。肌肉活检可见肌纤维形态和大小的改变,以及肌细胞坏死,中心核沉积,炎细胞浸润,核心样结构,I 型、II 型肌纤维的萎缩或肥大,等等。这些改变与多发性肌炎有很多相似之处,甲状腺功能的实验室检查及甲状腺素替代治疗有效(骨骼肌症状缓解、血清学指标恢复正常或趋于正常等)可予以鉴别。

(三)临床类型

沃尔顿(Walton)和亚当斯(Adams)最早指出,多发性肌炎和皮肌炎可表现为多种形式,根据患者的病因范围、年龄分布及伴发的疾病,可分为 5 型。

I 型:单纯多性肌炎,炎症病变局限于横纹肌。

II 型:单纯皮肌炎,单纯多发性肌炎合并皮肤受累。

III 型:儿童多发性肌炎或皮肌炎。

儿童型 DM 和儿童型 PM:儿童型临床特征与成人型 DM/PM 类似,均可表现对称性近端肌无力、肌痛、血清肌酶增高、肌电图呈肌源性损害。但儿童型也有其自身的特点,如肌萎缩、胃肠道受累、钙质沉着等较常见，而并发恶性肿瘤者少见，另外大部分患儿有发热，对称性大、小关节炎，腓肠肌疼痛，除皮疹与成人型相同外，还可有单纯性眼睑红斑。30%～70%的患者出现肌肉钙化，多见于肘、臀部的浅筋膜内，可伴有关节挛缩。儿童型的肌组织与成人型的基本相同，但最典型的改变是在病程的早期出现微血管病变或血管炎症，且其后可发展成为钙化灶。儿童型 PM 也具有自身的特征和转归：学龄儿童发病，呼吸道感染后出现肌肉症状，腓肠肌疼痛，步态异常，后逐渐波及大腿，伴肌肉肿胀。CK 升高，对激素反应较好，预后比成人好，大部分患儿在 1～5 天，少数在 4～7 周内完全恢复，本型因其症状轻易被忽视。

Ⅳ型：多发性肌炎（或皮肌炎）重叠综合征，约 1/3 的 PM 或 DM 合并 SLE、RA、风湿热、硬皮病、干燥综合征（sjögren syndrome）或几种病变构成的混合性结缔组织病等。重叠综合征的发病率不清，据报道仅 8% 的 SLE 病例伴真正的坏死性炎症性肌病、硬皮病、风湿性关节炎等，接受 D-青霉胺治疗的风湿性关节炎患者 PM 和 DM 的发病率增加。重叠综合征肌无力和肌萎缩不能单用肌肉病变解释，因关节炎引起疼痛可限制肢体活动，导致失用性肌萎缩。有些结缔组织病可伴发肌炎或多年后出现肌炎，疾病早期仅有肌肉不适、酸痛及疼痛，诊断有时依靠血清肌酶、EMG 及肌肉活检。PM 或 DM 可与风湿性关节炎、风湿热、系统性红斑狼疮、硬皮病及其他混合性结缔组织病并存。

Ⅴ型：伴发恶性肿瘤的多发性肌炎或皮肌炎。1916 年，斯特茨（Stertz）首次报道了 PM/DM 与恶性肿瘤的相关性，并存率为 5%～25%，大部分出现在 DM，小部分在 PM。其后不断有相关文献报道，但各报道之间恶性肿瘤的发生率（13%～42.8%）及肿瘤分型差别较大。目前认为，男性患者肿瘤综合征与肺癌、结肠癌和前列腺癌的关系最密切，女性患者与乳腺癌和卵巢癌关系密切。肿瘤可发生在所有的器官，但此型患者肌肉和皮肤均未见肿瘤细胞。约半数患者 PM 或 DM 症状先于恶性病变早 1～2 年或更多年。40 岁以上发病者，尤其要高度警惕潜在的恶性肿瘤可能，应积极寻找病灶，定期随访，有时需数月至数年才能发现病灶。PM 或 DM 伴发症的发生率和病死率，通常取决于潜在恶性肿瘤的性质及对治疗的反应，有时肿瘤切除可避免发生肌炎。PM/DM 易合并恶性肿瘤，且恶性肿瘤的发生可出现在 PM/DM 的任何时期。因此，对于年龄较大（40 岁以上）的 PM/DM 患者应提高警惕，尤其是对于男性、合并系统损害、肿瘤血清学检测阳性的患者，应积极寻找肿瘤的证据，以避免延误病情。

以上的分类标准对本病的诊断、治疗和预后有一定的指导作用，但由于患者起病方式、临床表现、实验室检查等方面变化很大，这些方法区分的各类型肌炎患者在临床、实验室、遗传学方面的差别不显著。而肌炎特异性抗体（MSAs）与某些临床表现密切相关，有更好的分类作用。以 MSAs 来区分 PM/DM，按阳性率高低主要分为三大类：抗合成酶抗体，以抗 Jo-1 抗体为主，临床表现为抗合成酶综合征、预后中等。抗 SRP 抗体易发生心肌受累，对免疫抑制剂反应差，有很高的病死率，预后差。抗 Mi-2 抗体主要见于 DM 对免疫抑制剂有很好的反应，一般预后良好。不同的 MSAs 分别与各自的临床类型相联系，对预后有判断价值。

其中，抗 Jo-1 抗体阳性者常有特征性临床表现：间质性肺病、关节炎、雷诺现象、技工手等，合称为"抗 Jo-1 抗体综合征"。其临床表现多样化，容易延误诊治。其中以间质性肺炎为首发症状者最多见。由于在整个病程中以间质性肺炎为主要表现，且可出现在肌炎之前，临床甚至无肌炎表现，常被诊为"特发性肺间质病变""肺感染""类风湿性关节炎"，因此联合检测抗

Jo-1抗体、肌酶及免疫学指标有利于诊断。患者在间质性肺炎的基础上,加之呼吸肌无力易致分泌物潴留和肺换气不足,吞咽困难增加了吸入性肺炎机会,激素、免疫抑制剂的应用也增加了感染的机会,故抗 Jo-1 抗体阳性的 PM/DM 患者易发生肺部感染,其也是主要的死亡原因之一。

四、治疗

(一)治疗原则

抑制免疫反应,改善临床症状,治疗原发病。

(二)治疗计划

1.一般治疗

急性期卧床休息,病情活动期可适当进行肢体被动运动和体疗,有助于预防肢体挛缩,每天两次,症状控制后的恢复期可酌情进行主动运动,还可采用按摩、推拿、水疗和透热疗法等,予高热量、高蛋白饮食,避免感染。

2.皮质类固醇

皮质类固醇是 PM 和 DM 的一线治疗药物,泼尼松成人 0.5～1.0 mg/(kg·d),儿童剂量为 1～2 mg/(kg·d),多数患者于治疗 6～12 周肌酶下降,接近正常,待肌力明显恢复、肌酶趋于正常 4～8 周开始缓慢减量(一般 1 年左右),减量至维持量 5～10 mg/(kg·d)后继续用药 2年以上。对病情发展迅速或有呼吸肌无力、呼吸困难、吞咽困难者,可选用甲泼尼龙成人 0.5～1.0 g/d,儿童 30 mg/(kg·d),静脉冲击治疗,连用 3 天,之后改为 60 mg/d 口服,根据症状及肌酶水平逐渐减量。在服激素过程中应密切观察感染情况,必要时加用抗感染药物。激素使用疗程要足,减量要慢,可根据肌力情况和 CK 的变化来调整剂量,治疗有效者 CK 先降低,然后肌力改善,无效者 CK 继续升高。

应注意长期应用皮质类固醇减量停药后的不良反应和防治。

(1)反跳现象:皮质类固醇减量乃至停药过程中出现原有疾病加重。防治或减轻"反跳现象"的方法:使用"下台阶"阶梯减量的方法逐渐撤减皮质类固醇。

(2)虚弱征群:长期、连续服用皮质类固醇而停用后会出现乏力、纳差、情绪消沉,甚至发热、呕吐、关节肌肉酸痛等。患者对皮质类固醇产生依赖性,对停用有恐惧感。主观感觉周身不适和疾病复发。此时需鉴别确实是"疾病复发"还是"虚弱征群"。防治方法:在疾病处于稳定期后或在停用前隔日服用皮质类固醇,以减少对垂体的抑制。

(3)应激危象:长期用皮质类固醇后 HPA 轴功能被抑制,停用后该轴功能需要 9～12 个月或更长时间恢复。因此,面对各种应激状态时,均应加大皮质类固醇用量,已停用者可再次应用。

3.硫唑嘌呤(AZA)

除激素外,硫唑嘌呤是临床上使用最悠久的自身免疫性疾病的药物。AZA 的活性产物62MP,能抑制嘌呤生物合成,从而抑制 DNA、RNA 及蛋白合成。对细胞和体液免疫均有明显的抑制作用,但并不干扰细胞吞噬和干扰素的产生,为一种非特异性的细胞毒药物。对激素治疗无效或不能耐受的患者,可予口服硫唑嘌呤 2～3 mg/(kg·d),初始剂量 25～50 mg/d,渐增加至150 mg/d,待病情控制后逐渐减量,维持量为25～50 mg/d。无类固醇激素不良反应,适于需长期应用免疫抑制剂的患者。

人类 AZA 不良反应发生率为 15%，主要不良反应为骨髓抑制、增加感染机会、肝脏毒性、脱发、胃肠道毒性、胰腺炎，以及具有诱发肿瘤危险。

(1)骨髓抑制：最常见为剂量依赖性，常发生在治疗后的 7～14 天，表现为白细胞计数减少、血小板减少导致凝血时间延长而引起出血和巨幼红细胞性贫血。AZA 所致造血系统损害是可逆性的，及时减量或停用，大部分患者造血功能可恢复正常。

(2)肝脏毒性：主要表现为黄疸。实验室检查异常：血清碱性磷酸酶、胆红素增高和(或)血清转氨酶升高。罕见但严重危及生命的肝脏毒性为静脉闭塞性病。

(3)胃肠道毒性：主要发生于接受大剂量 AZA 的患者，表现为恶心呕吐、食欲缺乏和腹泻。分次服用和(或)餐后服药可减轻胃肠道不良反应。呕吐伴腹痛也可发生于少见的过敏性胰腺炎，其他包括口腔、食管黏膜溃疡及脂肪泻。

(4)致癌性和致畸性：对人类具有致癌性已经被公认。AZA 能致膀胱肿瘤和白血病。关于对人类的致畸性尚未见报道，但对动物(大鼠、小鼠、兔子、仓鼠)的致畸性已经得到证实(四肢、眼、手指、骨骼、中枢神经系统)。

(5)过敏：不可预知，罕见并具有潜在致命危险的不良反应是超敏反应，AZA 药物变态反应表现多样，可从单一的皮疹到过敏性休克(如发热，低血压和少尿)。胃肠道变态反应的特点为严重恶心呕吐，这一反应也可以同时伴发腹泻、皮疹、发热、不适、肌痛、肝酶增高，以及偶尔发生低血压。

(6)增加感染机会：AZA 为一种毒性药物，应该在严密监护下合理使用。AZA 与其他免疫抑制药物合用将明显增加其毒性作用，应注意监测外周血细胞计数和肝脏功能。

4.氨甲蝶呤(MTX)

MTX 剂量由 5 mg 开始，每周增加 5～25 mg，每周 1 次静脉注射，口服时由 5～7.5 mg 起始，每周增加 2.5～25 mg，至每周总量 20～30 mg 为止，待病情稳定后逐渐减量，维持治疗数月或数年。儿童剂量为1 mg/kg。氨甲蝶呤可与小剂量泼尼松(15～20 mg/d)合用，一般主张开始从小剂量泼尼松治疗时就与一种免疫抑制剂合用，DM 并发全身性血管炎或间质性肺炎时需采用此方案。

5.环磷酰胺(CTX)

对 MTX 不能耐受或不满意者可选用，50～100 mg/d 口服，重症者可采用 0.8～1.0 g 静脉冲击治疗。用药期间应注意白细胞计数减少、肝肾功能及胃肠道反应。

6.环孢素 A(CsA)

环孢素 A2.5～5.0 mg/(kg·d)，使血液浓度维持在 200～300 ng/mL，可能对 DM 患者更有益。主要不良反应为肾功能异常、震颤、多毛症、高血压、高脂血症、牙龈增生。尽管其肾脏毒性是有限的，但为必须调整或停药的指征。

(1)牙龈增生：常见的不良反应，常发生在使用后的第 1 个月，服用 CsA 后 3 个月内就会出现明显的牙龈增生。15 岁以下儿童更常见。钙离子通道阻滞剂硝苯地平(心痛定)能够加剧 CsA 所致的牙龈增生。

(2)肾脏毒性：CsA 所致肾脏毒性最为常见，但同时也是最严重的不良反应，表现为 BUN

和 Scr 升高。临床上也可表现为水潴留、水肿,但常常不易被察觉。其肾毒性与药物剂量相关,停药或减量后可恢复正常。血浆浓度高于 250 ng/mL,肾脏毒性明显增加。CsA 的肾脏毒性分急性和慢性肾脏毒性两种。急性肾脏毒性发生在用药的开始 7 天内;亚急性毒性 7~60 天;CsA 的慢性肾脏毒性出现在 30 天以后,表现为不可逆肾脏功能异常。其临床特征为进行性肾功能减退,影响患者的长期存活。一旦发生无有效的治疗方法。

(3)肝脏毒性:发生在用药的第 1 个月并与药物剂量呈正相关,表现为肝功能异常(ALT、AST、γ2GT 增高)及血胆红素增高。肝脏毒性可在 CsA 减量或停药后逆转。

(4)对水电解质的影响:高钾血症(常伴高氯性代谢性酸中毒)、低镁血症,以及碳酸氢盐浓度下降。高尿血症也较常见,尤其是同时给予利尿剂治疗时,更易发生并可能导致痛风。

(5)神经系统不良反应:震颤、手掌烧灼感、跖肌感觉异常、头痛、感觉异常、抑郁和嗜睡、视觉障碍(包括视神经盘水肿、幻视)等,偶尔发生抽搐或癫痫发作等不良反应。有报道,CsA 与大剂量甲泼尼龙同时使用,可发生抽搐或癫痫发作。中毒剂量表现醉酒感、手足感觉过敏和头痛等。

(6)胃肠道不良反应:腹泻、恶心呕吐、食欲缺乏和腹部不适等常见。其次可发生胃炎、打嗝和消化性溃疡。也有报道可出现便秘、吞咽困难和上消化道出血。

(7)皮肤:多毛症(分布于脸、上肢和背部)。

(8)内分泌不良反应:高血糖、催乳素增高、睾酮下降,以及男子女性化乳房、糖尿病等,CsA 能增高早产发生率,能通过胎盘并可分泌乳汁。至今尚未见有关正在哺乳的妇女使用该药的报道。

(9)其他:如肌病、可逆性肌损害伴肌电图异常。

CsA 肾脏毒性的防治:①严格注意用药适应证和禁忌证,肝肾功能异常或肾组织病理检查有明显小管间质病变者慎用或禁用。②选择合适剂量、疗程并监测血药浓度调整用量。剂量一般每日 4~6 mg/kg,分 12 小时口服给药,3 天后以血药浓度为依据调整 CsA 剂量,总疗程一般不超过 2 年(足量 6~9 个月后开始减量)。③严密监测临床不良反应、血压、肝肾功能,如 BUN、Scr、血清胆红素、电解质(尤其是钾和镁),监测尿酶、微量蛋白等。④中药:冬虫夏草、丹参、人参总皂苷和粉防己碱对 CsA 引起的急性肾脏毒性有保护作用。

7.免疫球蛋白

其对 PM 的治疗有益,0.4 g/(kg·d),静脉滴注,连用 5 天,每月 1 次,根据病情可适用数月。可减少免疫抑制剂的用量,但缺乏临床对照试验证实。血浆置换疗法可在免疫抑制剂无效时采用,可去除血液中细胞因子和循环抗体,改善症状。

8.全身放疗或淋巴结照射

可抑制 T 细胞免疫活性,对药物治疗无效的难治性 PM 病例可能有效,不良反应较大。

9.支持疗法和对症治疗

其包括注意休息、高蛋白及高纤维素饮食、适当体育锻炼和理疗等。重症卧床患者肢体可被动活动,以防关节挛缩及失用性肌萎缩,恢复期患者应加强康复治疗。

10.中西医结合治疗

雷公藤兼有免疫抑制剂及糖皮质激素两者的作用特点,故可应用。某些中药替代激素治疗或联合使用时,可减少激素用量,从而降低其不良反应。雷公藤为卫茅科雷公藤,属长年生藤本植物,具有清热解毒、消肿、消积、杀虫、止血等功效,是迄今为止免疫抑制作用最可靠的中药之一,因其不良反应较大,又有"断肠草"之称。目前,临床上雷公藤有多种剂型,如汤剂、糖浆剂、颗粒剂、片剂、流浸膏剂、酊剂、擦剂、软膏剂等。

雷公藤多苷片为临床最常用的剂型,对免疫系统呈双向调节作用。在体外低浓度时促进T、B细胞增生,高浓度时则呈抑制作用;在体内,低浓度时促进B细胞功能,但对T细胞功能无明显影响,高浓度则对T、B细胞功能均有抑制作用,对NK细胞的作用也是如此。

其不良反应包括生殖系统毒性、肝脏损害、粒细胞减少和肾脏损害等,长期应用可导致肾间质纤维化,其中较为突出的是对生殖系统的影响。

(1)生殖系统:对生殖系统有明显影响,不仅影响女性卵巢功能,也影响男性睾丸精子发育。因此,此药疗程不宜过长,一般用药疗程小于6个月,长期使用也可能引起生殖器官的难逆性损害。一般停药后,生殖系统功能有望恢复。

(2)血液系统和骨髓抑制作用:白细胞及血小板减少,严重者可发生粒细胞缺乏、贫血和再生障碍性贫血。多在用药后1周出现,常同时伴有腹泻,停用本药后常于1周后可逐渐恢复正常。

(3)肝肾功能的不良反应:本品可出现肝脏酶谱升高和肾肌酐清除率下降,这种作用一般是可逆的,但也有严重者发生急性肾衰竭而导致死亡。

(4)皮肤黏膜改变:可达40%,表现皮肤色素沉着、皮疹、口腔溃疡、痤疮、指甲变软、皮肤瘙痒等。

(5)其他不良反应:可致胃肠道反应、纵隔淋巴瘤、不宁腿综合征、听力减退、复视等。

为了减少雷公藤多苷的不良反应,在临床用药过程中要严格掌握适应证和禁忌证,防止滥用本品,尤其儿童慎用,肝、肾功能异常及造血功能低下者也要慎用。掌握好用药剂量和疗程:不超过每日1 mg/kg,最大不超过30 mg/d,疗程一般不超过6个月。对生殖系统不良反应的防止:青春发育期慎用。对哺乳期妇女,雷公藤能通过乳汁影响婴儿,此阶段应禁止使用。控制用药剂量,适量联合用药,可提高疗效,减少不良反应。可与CsA等药物联用,增加药物疗效,降低用药剂量,减轻单独用药的不良反应。在疾病的活动期,不宜单独使用雷公藤制剂。用药期间严密监测血常规、肝肾功能等,出现不良反应立即停药,并积极对症处理以达到安全、有效、合理的应用。

(三)治疗方案的选择

1.本病的治疗通常联合应用免疫抑制剂和细胞毒性药物

一般说来,对激素反应好的PM、DM,应选择激素+细胞毒性药物治疗;对激素抵抗的PM、DM,应选择细胞毒性药物IVIG治疗;对激素依赖的PM、DM,应选择细胞毒性药物;对激素、细胞毒性药物均抵抗的DM、PM,应选用甲泼尼龙+细胞毒性药物,如MTX+CSA、IVIG治疗。有学者认为,在免疫抑制剂的使用中,MTX的疗效优于CTX和硫唑嘌呤,故以MTX为首选。

难治性PM、DM可首选IVIG、激素+CSA、CSA+IVIG,儿童型DM选用甲泼尼龙,合并有肺间质病变时选用环磷酰胺,皮炎治疗选用羟基氯喹、MTX、IVIG,钙盐沉着时加用阿仑磷酸钠、羧苯磺胺。激素、细胞毒性药物及丙种球蛋白推荐逐级、逐步经验治疗,前两者可在一开始即联合应用。

2.部分难治性 PM/DM 的治疗

现有许多研究者采用静脉注入大量人体免疫球蛋白(IVIG)进行治疗,其机制是抑制 B 细胞产生有交叉反应基因型的自身抗体,抑制 T 细胞介导的细胞毒作用,对有血管病变的 DM 患者可改善血管壁病变。静脉注射 IVIG 的剂量为 0.4 g/kg,连用 5 天后,可每月应用 1 次。达拉喀斯(Dalakas)等人研究认为,应用大剂量的 IVIG,1 g/kg,连续 2 天,每月 1 次,使用 4~6 个月,可使难性 PM/DM 获得明显的疗效。免疫抑制剂无效时,也有学者提出使用血浆交换及白细胞去除方法,去除血液中的细胞因子和循环抗体,是治疗难治性 PM/DM 的有效方法。对于难治性或危及生命的 PM/DM 患者,有学者提出使用全身放疗(TBI)。其作用机制是通过抑制周围淋巴细胞数量,从而影响其功能。亨斯特曼(Hengstman)等人应用抗肿瘤坏死因子 α 的单克隆抗体治疗 PM/DM 患者,取得了较好的疗效,被认为是一种安全、起效快的治疗方法。但其只处于初步研究阶段,尚缺乏大样本的病例研究。

五、病程观察及处理

(一)病情观察要点

(1)注意生命体征,特别是呼吸功能,必要时给予呼吸机辅助呼吸。

(2)四肢的肌力和肌张力情况,注意腱反射等的改变。

(3)心脏的功能,有否颈静脉怒张、下肢水肿等情况。

(4)监测药物的不良反应,类固醇皮质激素引起的高血压、血糖增高等,细胞毒性药物引起的骨髓抑制等。

(5)定期复查血常规、肝肾功能等。

(6)对于进行血浆置换的患者,需观察其血压、神志等情况,注意低钾、低钙、过敏等并发症。

(二)疗效判断与处理

治疗的理想标准应该是主要临床症状肌肉力弱及皮疹消失,CK 水平恢复正常,激素完全撤除。但不是每个患者都能达到这一标准,因此需要一个现实的实际标准,即临床症状明显减轻,使用最小的激素维持量,CK 正常或下降,皮疹减轻。但有时临床症状减轻与 CK 下降不平行或力弱有恢复而皮疹不减轻,因此如何确定治疗标准以评定疗效和正确选择治疗还需要进一步研究,如是否不以临床改善作为主要判断,是否监测 CK 变化而不以 CK 正常作为治疗标准,是否不以皮疹消失作为用药标准。

六、预后

PM 和 DM 一般预后尚好,伴恶性肿瘤例外。成人及儿童的病程明显不同,大多数病例经皮质类固醇治疗后症状改善,也有许多患者遗留不同程度的肩部、臀部肌无力。20% 的患者完全恢复,20% 长期不复发。急性或亚急性 PM 起病即开始治疗,预后最好,合并恶性肿瘤者用皮质类固醇治疗可减轻肌无力和降低血清酶水平,但数月后可复发,继续用药无效,如成功切除肿瘤可不再复发。发病数年后病死率约 15%,儿童型 DM、PM 合并结缔组织病及恶性肿瘤病死率高。由于本病合并恶性肿瘤概率为 9%~52%,对于中、老年患者,应每 3~6 个月随访 1 次,详细地检查有无肿瘤伴发。

第二节　线粒体脑肌病

一、概述

线粒体脑肌病是由于线粒体 DNA(mitochondrial DNA，mtDNA)突变或核基因、核 DNA (nuclear DNA，nDNA)改变所致的线粒体呼吸链功能障碍的一组疾病，该组疾病累及身体多个系统，需高能量供应的器官最易受累，如中枢神经系统和骨骼肌，其次为心、胃肠道、肝、肾等器官。

本病常见的综合征和名称缩写如下。

(1)KSS:卡恩斯-塞尔综合征。

(2)MELAS:线粒体脑肌病伴乳酸中毒和卒中样发作。

(3)MERRF:肌阵挛癫痫伴破碎红纤维。

(4)MNGIE 或 MEPOP:线粒体周围神经病、胃肠型脑病，或称线粒体脑肌病伴多发周围神经病、眼肌麻痹和假性肠梗阻。

(5)NARP:周围神经病、共济失调、色素变性视网膜炎。

(6)LHON:莱伯遗传性视神经病变(Leber hereetitary optic neuropathy，LHON)。

(7)PEO:进行性眼外肌麻痹。

二、临床表现

(一)一般情况

①婴儿:脑病、Leigh 病。②儿童:MELAS、MERRF、KSS、Leigh 病、肌病和心肌病。③成人:PEO。

(二)中枢神经系统

(1)共济失调:MELAS、MERRF、NARP、Leigh 病。

(2)癫痫发作:MELAS、MERRF、肌阵挛癫痫。

(3)运动疾病。

(4)肌阵挛:MERRF。

(5)肌紧张障碍:MELAS、Leber 病、耳聋-肌紧张障碍。

(6)脊髓:痉挛状态的肌张力障碍。

(7)偏头痛样发作:MELAS、肌病。

(8)认知功能障碍。①纹状体坏死:Leigh 病。②智能低下:Leigh 病。③精神运动衰退: MELAS、KSS、婴儿脑病。④痴呆:MELAS、MERRF、KSS、PEO。

(9)发作性脑病(卒中样发作):MELAS、MERRF、肌病、Leigh 病。

(三)肌病

(1)肌无力。

(2)横纹肌溶解症:隐性遗传综合征。

(3)疲乏和运动耐受不能:PEO 于休息时可伴有血清乳酸水平增高。

（四）多发性神经病

1.mtDNA

NARP、MERRF、肌病＋糖尿病。

2.常染色体

感觉性共济失调、阿尔珀斯病。

（五）眼科病变

（1）眼肌麻痹和上睑下垂（眼外肌受累）：KSS、PEO、MNGIE、MELAS（罕见）。

（2）视觉丧失。①皮质：MELAS。②色素视网膜病：KSS、NARP、MNGIE、Leigh 病、MELAS。③视神经病：Leber 病、NARP、利氏病。④白内障。

（六）耳聋

KSS、其他。

（七）全身其他系统

（1）身材矮小：MELAS、MERRF、卡恩斯-塞尔综合征。

（2）糖尿病。

（3）心脏病。①传导阻滞：KSS。②心肌病。

（4）胃肠道和肝疾病。①假性肠梗阻：MELAS，软骨-毛发发育不良。②肝衰竭：婴儿型。③肝脑综合征。④肝性脑病。⑤阿尔珀斯病。

（5）新生物：嗜络细胞瘤、平滑肌瘤病、肾细胞癌和 B 淋巴瘤。

（6）其他：乳酸酸中毒、发作性恶心和呕吐、甲状旁腺功能低下、近端肾单位功能障碍、肾小球肾病、全血细胞减少、胰腺外分泌功能障碍和精神疾患，特别是抑郁症。

三、常见的线粒体脑肌病综合征

（一）伴进行性眼外肌麻痹（PEO）的线粒体病

PEO 的主要临床表现有慢性进行性眼外肌麻痹，睑下垂伴或不伴肢体无力，也可伴发神经系统和其他系统的临床症状及化验室异常，呈散发性。其中典型形式是卡恩斯-塞尔综合征。

1.卡恩斯-塞尔综合征（KSS）

卡恩斯-赛尔综合征由固定的三联症组成，即 20 岁以前发病、慢性进行性眼肌麻痹、色素视网膜病和心脏传导阻滞。此外，还必须具备下列症状之一：小脑性共济失调或脑脊液蛋白含量超过 100 mg/L。RRF 几乎见于所有的病例。血和脑脊液乳酸和丙酮酸含量增高，但无症状。一些患者有原发性甲状旁腺功能低下。尸检所有病例能发现脑海绵状变性，与之相当，在头颅 CT 或 MRI 上可见白质性脑病和基底节钙化。心脏疾患可造成猝死，起搏器可延长生命。糖尿病合并脑病可造成发作性昏迷。辅酶 Q 可逆转某些心电图异常。

2.线粒体周围神经病、胃肠型脑病（MNGIE）

线粒体周围神经病、胃肠型脑病也称作线粒体脑肌病伴多发性周围神经病、眼肌麻痹和假性肠梗阻（MEPOP）。MNGIE 见于儿童期，临床表现为终生营养吸收障碍，后期可出现胃肠道假性梗阻和营养不良。PEO 几乎见于所有的患者，另一特征症状是感觉运动性多发性神经炎，部分患者学习不良和难以胜任工作。

(二)无眼肌麻痹多系统神经系统综合征

1.线粒体脑肌病伴乳酸中毒和卒中样发作(MELAS)

本病常于 40 岁以前发病,儿童期和青少年期发病最多,临床表现有癫痫发作、卒中样发作及其造成的亚急性脑功能障碍,可致精神衰退和痴呆、间发呕吐、乳酸酸中毒及近端肌无力性肌病等其他异常。CT 和 MRI 扫描显示病变范围和主要脑血管分布区不一致,故此梗死和局部代谢疾患有关。10%的病例可见 KSS 特征性症状。MELAS 呈母系遗传。

2.肌阵挛癫痫伴 RRF(MERRF)

MERRF 的临床表现特征是儿童期或青少年期发病的肌阵挛、小脑性共济失调、肌阵挛样癫痫发作和线粒体脑肌病,及其他线粒体脑肌病常见的神经系统和化验室异常。同 MELAS 和 LHON 一样,母系亲属中可无症状或只有部分临床综合征,如马颈圈样分布的脂肪瘤和心血管疾病。CT 和 MRI 扫描可表现为小脑萎缩,也可呈现白质脑病。尸检发现类似弗里德赖希共济失调,并有海绵样变性的成分。

3.周围神经病、共济失调、色素变性视网膜炎(NARP)和母系遗传的 Leigh 病

NARP 的临床特征为近端肌无力、感觉性周围神经病、发育迟缓、共济失调、癫痫发作、痴呆和色素变性视网膜炎。NARP 为母系遗传。

母系遗传的 Leigh 病也有和 NARP 相同的突变。但是多数 Leigh 综合征是由核 DNA 突变所致。所以该综合征可呈常染色体隐性连锁或母系遗传。成年病例多为散发。婴儿病例可于出生后数月或婴儿早期发病,喂食困难、哭声微弱、呼吸困难是早期症状。随后可出现听力障碍、共济失调、肢体无力、智力衰退、脑干功能障碍和癫痫发作,眼球震颤很常见。年长患者可有 PEO 肌紧张不全或共济失调,年幼患者多于婴儿或儿童期死亡,伴有 NARP 的患者多于 1 岁前死亡,偶有存活至 30 岁以上的病例。

4.莱伯遗传性视神经病(LHON)

LHON 主要临床表现为无痛性、亚急性双侧视力丧失,伴中央盲点、色盲和视神经萎缩。临床表现和其他线粒体脑疾病很少有相似之处,最早是因母系遗传而分类为线粒体病的。多数病例不伴有中枢和周围神经病损。极少数病例可伴发临床或 MRI 阳性的其他神经系统表现,伴发夏科-玛丽-图思(Charcot-Marie-Tooth)综合征亦有报道。平均发病年龄 23 岁(6～60岁),男性多于女性(4∶1)。特殊的 mtDNA 突变可产生很多临床变异,如 LHON 附加肌紧张不全、亚急性视神经病和脊髓病。

(三)mtDNA 突变的全身系统综合征

身体所有组织皆依赖氧化磷酸化代谢,皆可受 mtDNA 突变的影响。虽多数综合征以神经系统损害为主要表现,但亦有以其他系统损害为主的综合征。患者多因非神经系统症状就诊,故熟悉其他系统的表现颇具重要性。

眼肌麻痹最常见,事实上从眼睑、角膜、眼外肌到枕叶皮质整个视轴皆可受累。心脏受累也极普遍,且多为致命性损害,包括心肌病、传导障碍和阻滞、沃-帕-怀(Wolff-Parkinson-White)综合征和高血压。内分泌障碍也很常见,糖尿病发生率最高,因胰岛细胞代谢异常活跃,故最易受氧化磷酸化紊乱的影响,临床上常合并感觉神经性耳聋。胃肠道表现为假性肠梗阻、肝病和体重减轻。肾病的突出表现是一型非选择性远端肾单位疾患,并伴有氨基酸尿、磷酸尿和糖尿,与范科尼(Fanconi)综合征类似。乳酸酸中毒和酸碱平衡紊乱或肾小球病,是患者就诊肾脏科的常见原因。皮尔逊(Pearson)综合征是以胰腺外分泌功能障碍为主的疾患,表现为高铁红细胞低增殖贫血、全血细胞减少和脾纤维化及萎缩。其他形式的成高铁红细胞贫血、再生障碍性贫血也和遗传与获得性 mtDNA 突变有关。多发性脂肪瘤其胸部有马颈圈样特征性分布,是核苷酸 8344 位点的 mtDNA 突变。突出的肺表现是 Leigh 病和 MERRF 重症病例的中枢换气异常。精神障碍特别是抑郁症可伴发于 mtDNA 的多发减失。在低钾周期性瘫痪和复发性肌球蛋白尿患者中也发现 mtDNA 多发减失。外因也可引起 mtDNA 突变,如抗病毒药齐多夫定可造成肌肉 mtDNA 减失,而出现获得性线粒体脑肌病。

四、诊断要点

诊断依靠临床表现、母系遗传史,并辅以相应的化验室检查、病理组织学检查和肌肉生化酶分析或复合体测定等。

(一)辅助检查

线粒体脑肌病不同的综合征可合并的化验室检查异常(以发生多寡为序):骨骼肌活检中可见 RRF,血清和脑脊液中乳酸水平增高,肌电图肌性电位改变,神经传导可见轴突性和脱髓鞘性神经病。听力图检查显示感觉神经性耳聋、基底节钙化或 MRI 局限性信号异常、磷-31 磁共振光谱学异常,以及生化检查中氧化磷酸化过程缺陷及分子遗传学中 mtDNA 突变的证据。临床常用的辅助化验室和影像学检查有以下几点。

1.乳酸和丙酮酸

动脉血和静脉血皆增高,血浆正常时脑脊液即可出现异常。乳酸/丙酮酸比率高(>50:1)时提示呼吸链代谢阻断,正常儿童一般较高。休息时乳酸高多见于 PEO,纯 PEO 罕见,提示可有疲乏症状;运动后乳酸和丙酮酸更和增高;正常时不能排除线粒体病,如 NARP 和 MILS。

2.血清 CK

血清 CK 正常时可轻度增高。增高可见于 PEO 和上睑下垂、肌无力;极高见于线粒体 DNA 损耗。

3.肌肉活检

果莫里三色染色于 85% 的病例可见 RRF,多见于 MELAS、MERRF、KSS 和交叉型。RRF 代表肌纤维膜的异常线粒体增殖。阴性肌肉活检不能排除线粒体病。

4.神经影像学

常见的表现有以下三点。

(1)Leigh 病:双侧壳核、苍白球和尾状核高信号。

(2)MELAS:后大脑半球卒中样病变,基底节钙化。

(3)KSS:中央白质弥散性改变,基底节钙化。

(二)鉴别诊断

因线粒体脑肌病临床表现的多样性,应与有相似临床表现的疾病鉴别,如进行性眼外肌麻痹应与眼肌型进行性肌营养不良鉴别;肌病应与进行性肌营养不良、脂质累积病等鉴别;脑肌病的 MERRF、MELAS 应与脑血管疾病、肌阵挛癫痫、脊髓共济失调等鉴别,有鉴别价值的症状为身材矮小、智力迟钝、乳酸性酸中毒症、RRF。

五、治疗方案及原则

本病无特效治疗。一般予以支持和对症治疗,大剂量维生素特别是维生素 B_1 和维生素 B_2、细胞色素 C、L-肉碱、辅酶 Q 和艾地苯醌均可试用。可试用需氧训练,以增加运动耐受和降低血清乳酸水平,MELAS 患者可试用二氯乙酸盐。

第三节　强直性肌病

强直性肌病是一类表现既有肌无力又有肌强直的肌肉疾病,其特征为骨骼肌在随意收缩或物理刺激收缩后不易立即放松;电刺激、机械刺激时肌肉兴奋性增高;而重复骨骼肌收缩或重复电刺激后骨骼肌松弛,症状消失;寒冷环境中肌强直加重;肌电图检查呈现连续的高频后放电的强直电位现象。

强直性肌病的原因不清,可能与肌膜对某些离子的通透性异常有关。例如,在强直性肌营养不良症中,肌膜对钠离子的通透性增加;而在先天性肌强直中,则对氯离子通透性减退。不管何种肌强直,均可对症治疗,常用药物有普鲁卡因胺、苯妥英钠、卡马西平、乙酰唑胺、地西泮等。

一、强直性肌营养不良症

强直性肌营养不良(MD)是一组以肌无力、肌强直和肌萎缩为特点的多系统受累的常染色体显性遗传病。除骨骼肌受累外,还常伴有白内障、心律失常、糖尿病、秃发、多汗和性功能障碍等表现。不同的患者病情严重程度相差很大,如在同一家系中可见从无症状的成年人到病情严重的婴幼儿。

(一)病因与发病机制

强直性肌营养不良的基因位于 19 号染色体长臂(19q13.2),基因组跨度为 14 kb,含 15 个外显子,编码 582 个氨基酸残基组成萎缩性肌强直蛋白激酶(DMPK)。该基因的 3′-端非翻译区存在一个三核苷酸串联重复顺序,即 p(CTG)n 结构,正常人的 p(CTG)n 结构中 n 拷贝数为 5~40,而强直性肌营养不良患者的 n 为 50~2 000,称为 p(CTG)n 动态突变。该异常扩展了 p(CTG)n 影响基因的表达,对细胞有毒性损害而发病。该病的外显率为 100%。

(二)病理

肌活检病理可见肌纤维大小不一,形态呈角形、圆形和不规则形;萎缩肌纤维呈广泛分布,有大量核内移肌纤维;伴较多的肌纤维肥大、增殖和分裂,但无明显的肌纤维坏变。萎缩肌纤维出现明显的肌浆块为本病特点,但并非每个患者都出现(图 7-1、图 7-2)。ATP 酶染色提示萎缩肌纤维以 Ⅰ 型纤维为主,Ⅱ 型肌纤维肥大,可有肌源性群组化现象。

(三)临床表现

1.发病年龄及起病形式

多在 30 岁以后起病,但也有儿童期起病者。起病隐袭,进展缓慢,肌强直通常在肌萎缩之前数年或同时发生。病情严重程度差异较大,部分患者可无自觉症状,仅在查体时才被发现有异常,可有阳性家族病史。

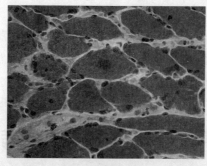

提示肌纤维形态呈角形、圆形或不规则形,有较大的核内移肌纤维,许

多纤维内可见肌浆块,肌内衣明显增宽(HE×200)

图 7-1　强直性肌营养不良患者肌肉组织 HE 染色

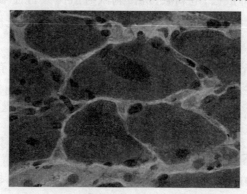

可更清晰地观察到明显的肌浆块,是强直性肌营养不良

的病理学特点(HE×400)

图 7-2　为图 7-1 的放大部分

2.肌强直

肌肉用力收缩后不能即刻正常地松开,且遇冷加重。主要影响手部动作、行走和进食,如用力握拳后不能立即将手伸直,需重复数次才能放松;用力闭眼后不能睁开;开始咀嚼时不能张口。用叩诊锤叩击四肢肌肉、躯干甚至舌肌时,可见局部肌丘形成,持续数秒后才能恢复原状,这有重要的诊断价值。

3.肌无力和肌萎缩

肌萎缩往往先累及手部和前臂肌肉,继而累及头面部肌肉,如上睑、颞肌、咬肌、面部诸肌、胸锁乳突肌等,尤其颞肌和咬肌萎缩最明显,患者面容瘦长,颧骨隆起,呈"斧状脸",颈消瘦而稍前屈,而成"鹅颈"。部分患者有构音障碍、足下垂及跨越步态。

4.其他表现

大多在成年患者中较明显,病变程度与年龄密切相关。

(1)白内障:成年患者常见,且常伴有视网膜色素变性。

(2)内分泌症状:①男性睾丸小,生育能力低,女性月经不规律,卵巢功能低下,过早停经,甚至不孕;②糖耐量异常占 35%,常伴糖尿病。

(3)心脏:常有心悸,甚至出现晕厥。

(4)胃肠道:可出现胃排空慢、胃肠蠕动差、假性肠梗阻、便秘。有时因肛门括约肌无力可大便失禁。

（5）其他：部分患者有智力低下、听力障碍、多汗、肺活量减少、颅骨内板增生、脑室扩大等。男性常有秃顶。

（四）辅助检查

1.肌电图

典型的肌强直放电对诊断具有重要意义。受累肌肉出现连续高频强直波逐渐衰减，肌电图扬声器发出一种类似轰炸机俯冲样声音。67%的患者运动单位时限缩短，48%有多相波。

2.其他

血清 CK 和 LDH 正常或轻度升高；心电图可提示心律不齐或房室传导阻滞。

3.肌肉活组织检查

见前文的病理所述。

4.基因检测

患者染色体 19q13.3 位点的肌强直蛋白激酶基因的 3'-端非翻译区的 CTG 重复顺序异常扩增超过 100 次（正常人为 5～40 次），即可确诊。

（五）诊断

根据肌强直和肌萎缩的特点，以及肌电图提示强直电位，可以考虑本病；如有白内障、秃发、睾丸萎缩、月经失调等表现则更加支持诊断；肌肉活检病理显示特征性改变、阳性家族病史或基因检测阳性者可明确诊断。

（六）鉴别诊断

本病主要与其他类型的肌强直鉴别。①先天性肌强直：与强直性肌营养不良的主要区别点是肌强直及肌肥大，貌似运动员但肌力减弱，无肌萎缩和内分泌改变。②先天性副肌强直：突出的特点是出生后就持续存在面部、手、上肢远端肌肉遇冷后肌强直或活动后出现肌强直（反常肌强直）和肌无力，如冷水洗脸后眼睛睁开缓慢，在温暖状态下症状迅速消失，叩击性肌强直明显。常染色体显性遗传，致病基因定位在 17q23。③高血钾型周期性瘫痪：10 岁前起病的迟缓性瘫痪伴肌强直，发作时血钾水平升高、心电图 T 波增高，染色体 17q13 的 α-亚单位基因的点突变检测可明确诊断。④神经性肌强直：又称艾萨克综合征（Isaac syndrome），为后天获得性免疫性肌强直，主要见于青年，隐袭起病，缓慢进展，临床特征为以小腿腓肠肌为主的持续性肌肉颤搐，伴局部肌肉酸胀疼痛不适、强直及汗多。

（七）治疗

目前无特殊治疗办法。为减轻肌强直，可口服苯妥英钠 0.1 g，每日 3 次；卡马西平 0.1～0.2 g，每日 3 次；普鲁卡因胺 1 g，每日 4 次。但有心脏传导阻滞者忌用普鲁卡因胺，注意心脏病的监测和处理。白内障可手术治疗。内分泌异常给予相应处理。

（八）预后

预后取决于发病的年龄，幼年发病者的预后较差，多在未成年就死亡。成年发病者的预后较好，可不影响寿命。

二、先天性肌强直症

先天性肌强直症首先由查尔斯·贝尔（Charles Bell）（1832 年）和莱登（Leyden）（1874 年）

报道,1876 年丹麦医师汤姆森(Thomsen)详细描述了其本人及家族四代的患病情况,故又称"汤姆森病"。常染色体显性遗传,主要临床特征为婴幼儿发病,肌肉肥大和用力收缩后放松困难。患病率为(0.3～0.6)/10 万。

(一)病因与发病机制

Thomsen 病是由位于染色体 7q35 的氯离子通道(chloride channel,CLCN)基因点突变所致。该基因编码的骨骼肌电压门控性氯离子通道蛋白(chloride channel protein)点是一跨膜蛋白,对骨骼肌细胞膜内外的氯离子的转运起重要作用。当 CLCN 基因点突变引起氯离子通道蛋白主要疏水区的氨基酸替换(第 480 位的脯氨酸变成亮氨酸,P480L),使氯离子的通透性降低从而诱发肌强直。

(二)病理

与强直性肌营养不良的病理改变类似。

(三)临床表现

1.起病年龄

多数患者自婴儿期或儿童期起病,也有在青春期起病者。肌强直及肌肥大进行性加重,在成人期趋于稳定。

2.肌强直

全身骨骼肌普遍性肌强直。患者肢体僵硬,动作笨拙,静态起动较慢,如久坐后不能立即站立,站久后不能马上起步,握手后不能放松,但多次重复运动后症状减轻。在寒冷的环境中上述症状加重。叩击肌肉可见肌丘或局部肌肉收缩出现持久性凹陷,称为叩击性肌强直。如呼吸肌及尿道括约肌受累可出现呼吸及排尿困难,眼外肌强直可出现斜视或复视。家族中不同患者肌强直的程度差异很大。

3.肌肥大

全身骨骼肌普遍性肌肥大,酷似"运动员"。肌力基本正常,无肌肉萎缩,感觉正常,腱反射存在。

4.其他

部分患者可出现精神心理症状,如易激动、情绪低落、孤僻、抑郁及强迫观念等。心脏不受累,患者一般能保持工作能力。

(四)辅助检查

肌电图可提示有强直电位,插入电位延长,扬声器发出轰炸机俯冲般或蛙鸣般声响。肌肉活组织可观察到特殊改变(见强直性肌营养不良病理所述)。血清肌酶和心电图正常。

(五)诊断

根据婴幼儿或儿童起病的全身普遍性肌强直及肌肥大,结合肌电图可考虑本病;特殊的病理改变、阳性家族病史和基因检测可协助确诊。

(六)鉴别诊断

1.强直性肌营养不良

多在 30 岁以后起病,肌力减弱,肌萎缩明显,无普遍性肌肥大,有白内障、前额秃发、睾丸萎缩、月经失调等,易与之鉴别。

2.其他

还应与先天性副肌强直、神经性肌强直、高钾型周期性瘫痪等强直性肌病鉴别。

（七）治疗

目前无特效治疗，可用苯妥英钠、卡马西平、普鲁卡因胺等减轻肌强直症状。

（八）预后

预后良好，寿命不受影响。

第四节 进行性肌营养不良

进行性肌营养不良（progressive muscular dystrophy, PMD）是一组原发于肌肉组织的遗传变性病，多有家族病史，特点是缓慢起病，进行性加重的肌肉萎缩与肌无力，有时伴假性肥大。多数肌营养不良的致病基因已经明确，但基因编码的膜蛋白功能及其在发病过程中的作用尚待研究。

一、进行性肌营养不良的共性特征

（一）基本特征

进行性肌营养不良有五种基本特征。

（1）它是一种肌病，根据临床、组织学和肌电图的标准定义，没有明显的失神经支配或感觉丧失。

（2）所有的症状都是肢体或颅部肌肉无力的效应（心脏和内脏肌也可能受累）。

（3）症状进行性加重。

（4）组织学改变为肌肉变性和再生，但没有一种明显的代谢产物的异常贮积。

（5）目前确认该病为遗传性疾病，但在某一特别的家系中可没有其他的病例。

上述条件对肌营养不良的定义做了一定的限制。一些不表现为肌无力的家族性肌病，如家族性反复发作性肌球蛋白尿是一种代谢性肌病，而非肌营养不良。几种家族性周期性瘫痪即使存在进行性肢体无力，也不能称之为肌营养不良，因为多数患者的主要表现是多次发作。伴有肌强直的综合征，只有当存在肢体无力时才称为肌营养不良。

各种类型的进行性肌营养不良的临床表现不同，但其病理改变却基本相同。受累骨骼肌色泽苍白，质软而脆，光镜下见到肌纤维坏死、再生，肌内膜纤维化，肌纤维分支或分裂，大小不均；肌核肿胀，数目增多，肌纤维透明样变或萎缩，胶原和脂肪细胞在肌纤维间及肌肉疾病聚积。组织化学分型以Ⅰ型纤维占优势。电镜下最早出现的病理改变是肌纤维膜灶性缺失，而细胞内结构仍相对完好。病变加重时，可见线粒体减少、肿胀、空泡化，肌浆网扩张，肌溶灶等表现，后期肌纤维Z带溶解、肌丝溶解。

（二）临床类型

根据遗传方式、发病年龄、萎缩肌肉的分布、有无肌肉假性肥大、病程及预后，可分为不同的临床类型，至少有9种类型：进行性假肥大性肌营养不良（DMD）、贝克肌营养不良（BMD）、面肩肱型肌营养不良（FSMD）、肢带型肌营养不良（LGMD）、埃默里-德赖弗斯肌营养不良

（EDMD）、强直性肌营养不良、眼咽型肌营养不良（OPMD）、先天性肌营养不良（CMD）、远端型肌营养不良。

（三）实验室检查及特殊检查

1.实验室检查

多种血清酶增高，对诊断有较大价值。普遍应用的血清肌酸磷酸激酶（CPK）测定，其中CK-MM同工型最为敏感和特异。血清丙酮酸激酶（PX）及血清肌红蛋白（AD）也是有价值的指标。此外，疾病早期和进展期常有血清丙氨酸氨基转移酶（ACT）、天冬氨酸氨基转移酶（AST）、乳酸脱氢酶（IDH）、醛缩酶等酶活性的增高，尤以CPK最为敏感。但10岁以下的患者可以持续升高，最高可达数千单位，往往是正常人的20～100倍，10岁以后CPK逐渐减低。晚期患者肌萎缩明显，血清酶活性减低或者正常。在诊断肌营养不良时，其阳性率达63％。血清酶的异常不仅是诊断肌营养不良，而且也是诊断携带者的主要手段。

其他：除血清酶外，肌营养不良的红细胞形态大小不一，蝶形凹陷明显，血沉增快。血清免疫球蛋白IgG可以升高，IgM降低，微球蛋白明显升高。

2.肌电图（EMG）

肌电图可帮助鉴别肌源性或神经源性肌无力及肌萎缩，提示肌源性改变，能为肌病提供佐证。特点是平均时限缩短，运动单位动作电位幅度降低。EMG半数以上患者运动单位电位时限缩短，多波电位增加，可有纤颤或正相电位，重收缩后干扰相或病理干扰相占绝大多数，而强直电活动较少。肢带型肌营养不良强直样电活动较多，时程缩短，多电位增多，重收缩时出现病理干扰相。先天性肌病EMG无特征性改变。Mcr型的EMG除短程低伏动作电位外，还可见自发纤颤、正性失神经电位及高幅多相动作电位。肌营养不良患者的感觉和运动神经传导速度正常。

3.影像学检查

CT可见变形肌肉的密度减低，X片上可显示肌营养不良的肌层变薄，MRI在肌营养不良中可显示肌肉被"蚕浊"现象，借助T1和T2加权像，对正确选择肌活检部位有助。

4.心功能检查

90％以上的DMD患者有心肌损害，表现心脏扩大、心律不齐、心前区高R波、RS波增高、Q波加深、右束支传导阻滞。心向量图、超声心动图出现左室后壁舒张缓慢。Becker型约半数有心脏异常。

5.肌肉活检病理学检查

肌肉活检发现肌纤维坏死和再生及肌纤维肥大和发育不良，婴儿发病的肌营养不良常以肌纤维坏死为主，而发病晚的肌营养不良一般肌纤维肥大明显。此外，野中（Nonaka）型远端性肌病和晚发远端性肌病伴肌纤维空泡形成，眼咽型肌营养不良的肌纤维有核内包涵体。肌肉免疫组化染色发现不同膜蛋白缺乏具有确诊价值。

6.基因突变检测

近年来，定量PCR、反向转录（RT-PCR）、单链构象多态性（SSCP）及短串联重复序列（STR-PCR）等的应用，对于非缺失型的连锁分析点突变的检测，以及mRNA拼剪形式改变的研究具有重要价值。同时，萨瑟恩（Southern）印迹、原位杂交技术，以及细胞遗传学的检测方法,对于 DMD 基因突变检测研究具有特殊的价值。

(四)诊断和鉴别诊断

1.诊断要点

(1)典型肌营养不良可根据家族病史、发病年龄做出诊断。

(2)缓慢进展的肌萎缩和肌无力,以及特定的分布、与病变肌肉相关的关节活动障碍。

(3)血清酶等生化异常,肌电图、肌活检及分子生物学检测等不难做出诊断。在诊断肌营养不良时常需排除下列疾病。

2.鉴别诊断

(1)强直性肌营养不良:肌强直多限于舌肌、手肌和前臂,叩击后可立即出现凹陷,片刻消失;用手握拳不能立即放松。本病无假性肥大,但常伴有白内障、脱发和性腺萎缩,血清酶改变不大。

(2)婴儿型肌萎缩:主要与假肥大型相区别,两者均为进行性,但前者的起病年龄更早,肢体远端肌萎缩明显,可见肌束震颤,肌电图及肌活检可做鉴别。

(3)多发性肌炎:其分布范围广,轻症迁延者有时可与肢带型混淆,前者发病较快,常有肌痛、低热、血沉快,且无遗传家族史。

(4)肌萎缩侧索硬化症:应与远端型肌营养不良区别,前者除肌萎缩外,尚有震颤、束颤、肌张力增高、腱反射亢进及病理反射阳性等上、下运动神经元损害的体征。

(5)重症肌无力:应与眼肌型、眼肌咽肌型、眼肌胃肠肌型鉴别,前者病情具有易疲劳性和被动性特点,一般无肌萎缩,对新斯的明或依酚氯铵试验均很敏感,肌内注射后症状迅速消失,可与肌营养不良鉴别。

(6)良性先天性肌张力不全:应与先天性和婴儿期肌营养不良鉴别,前者无肌萎缩,CPK含量正常,肌活检无特殊发现,预后良好。

(7)腓骨肌萎缩症:应与远端型及肩胛带肌型营养不良鉴别。前者肌萎缩呈特征性分布,常先从腓骨肌及伸趾总肌出现肌肉萎缩,其后屈肌群萎缩,逐渐向上发展,一般不超过大腿下1/3。界限较分明,宛如"倒置酒瓶样"或"鹤腿样",踝反射消失,弓形足,可有感觉障碍,大部分病例运动神经传导速度减慢,神经活检呈洋葱样改变。在明确为肌营养不良后,仍需根据起病年龄、病情演变规律、病变分布范围、遗传形式、伴随症状和体征、实验室检查结果确定其属肌营养不良中的哪一类型。

二、各型的临床特征

(一)进行性假肥大性肌营养不良/贝克肌营养不良

进行性假肥大性和贝克肌营养不良(DMD/BMD)属于抗肌萎缩蛋白相关性肌营养不良,是 X 连锁隐性遗传性疾病。临床特征为儿童期发病的盆带肌和肩带肌的无力萎缩、腓肠肌的假性肥大及血清肌酶显著增高。

1.流行病学

DMD 肌营养不良的发病率是活产男婴的 1/(3 000～4 000)(欧美)和 1/22 000(日本)。由于生存期较短,患病率较少,约占男性的 1/18 000(欧美),BMD 更少见,约为 1/20 000(欧美)。DMD/BMD 是 X 连锁隐性遗传病,患儿绝大多数是男孩,女性多为携带者。

2.病因和发病机制

DMD/BMD 是由抗肌萎缩蛋白基因突变导致肌细胞膜上的骨架蛋白抗肌萎缩蛋白的结构和功能发生变化,致使肌细胞膜缺陷,导致肌细胞变性坏死。正常骨骼肌细胞中含有正常功能的抗肌萎缩蛋白,这是一种位于质膜的细胞骨架蛋白,其各种同种型存在于脑和其他器官。在肌肉中,抗肌萎缩蛋白与膜糖蛋白相关,通过后者连接到肌肉纤维外表面的层粘连蛋白,在维持细胞膜的稳定性和完整性方面有重要作用。抗肌萎缩蛋白功能异常时,DMD 患者抗肌萎缩蛋白几乎缺如,BMD 患者该蛋白的分子量减少或蛋白含量减少,肌膜在收缩和松弛时变得不稳,其损害造成了过多的钙内流,导致细胞坏死。如果糖蛋白异常或缺失,在肢带型肌营养不良患者中也会产生同样的问题。DMD/BMD 涉及同一等位基因,DMD 基因是第一个通过定位克隆技术克隆的人类遗传性疾病基因。该基因定位于 Xp21,长约2 300 kb,内含子与外显子碱基比约为 200∶1。DMD 基因突变原因为基因缺失(65%)、重复突变(5%)、点突变(30%)。基因缺失的断裂点均在内含子内。阅读框架学说认为,如基因缺失后,未造成阅读框的破坏,即为整码缺失,基因仍能编码有正常功能的抗肌萎缩蛋白,其临床表现较轻,为 BMD;若为移码缺失,则造成阅读框架的破坏,基因不能编码有正常功能的抗萎缩蛋白,其临床表现较重,为 DMD。但不符合此原则的病例约占 8%,目前还不能做出解释。

3.临床特点

DMD 是临床上描述的最清楚的一种肌营养不良,该病最常见、最具特征性的表现是四肢近端肌无力、肌萎缩和腓肠肌的假性肥大,多数患者有心肌受累,但延髓肌不受累。DMD 通常在儿童期起病,起病年龄为 3～5 岁,12 岁左右不能行走,20 岁左右死亡。主要临床表现如下。

(1)骨骼肌:患儿主要表现在骨盆带肌和肩带肌的无力萎缩,表现为行走缓慢,易摔倒,开始常限于上楼或爬起困难,首发症状常被忽视。患儿因骨盆带肌无力,站立时腰椎过度前凸;行走时骨盆左右摆动,呈典型的鸭步;从仰卧位起立时必须先翻转为俯卧,再以双手支持地面和下肢缓慢站起,称为高尔(Gower)征;肩带肌无力,形成翼状肩胛。大部分患者伴有肌肉的假性肥大,以腓肠肌最明显,三角肌、舌肌、臀肌、股外侧肌、冈下肌也可出现。后期出现呼吸肌无力,大约 40% 的患者死于呼吸衰竭。

(2)心肌损害:50%～80% 的患者出现心脏扩大、心力衰竭和心律失常,包括窦性心动过速、房性早搏、室性期前收缩及传导阻滞等。

(3)平滑肌功能紊乱:可出现胃肠动力不足、急性胃扩张、假性肠梗阻等。

(4)中枢神经系统损害:约 1/3 患儿有智能障碍,常表现为精神发育迟滞,原因不明,没有适当的对照组实验来解释本病对进行性社会和教育隔离方面的影响。

BMD 在基本特征上与 DMD 相似:X 连锁遗传,表现为小腿肌肥大、近端肌无力加重,但起病年龄较晚,通常在 12 岁以后,进展速度较慢,病程可为 25 年以上,行走能力可保持到 20 岁之后,60% 的患者有弓形足,智力正常,多不伴有心肌受累或仅轻度受累,预后较好,又称良性型。

4.实验室检查

有多种血清酶增高,包括血清 CK、LDH、ALT、AST、PK 等,其中 CK-MM 同工型最为敏感和特异。一般 3～4 岁时酶活性最高,可为正常的 100 倍以上。随着病情加重,血清酶升高可能不明显。基因分析,如使用外显子多重引物 PCR 法、SSCP-PCR、反转录 PCR 法等进行DNA 分析,或通过免疫印迹和免疫染色法分析蛋白产物,有确诊作用,特别是在散发病例的确诊、鉴别各型肌营养不良及产前诊断中很有帮助。

5.诊断和鉴别诊断

DMD/BMD 的诊断主要依靠临床表现、遗传方式、实验室检查、肌活检的特征性形态学改变、肌电图检查,以及 DNA 分析或特殊蛋白的鉴定。在散发性和不典型病例中,需与婴儿型脊肌萎缩症鉴别,但后者临床的肌束颤动和肌电图上失神经支配的证据,可确诊为神经源性疾病。良性先天性肌张力不全症,特点是无肌萎缩、CK 含量正常、肌活检无特殊发现、预后良好。有时肌活检时发现炎性成分的存在而造成肌营养不良和肌炎鉴别困难,一般来说,肌炎发病更快,更可以伴有肌肉疼痛,而全身受累更少见。

6.治疗

有随机对照实验证明,短期应用糖皮质激素(6 个月到 2 年)可显著改善 DMD 患儿的肌力和功能,但长期应用有明显的不良反应,且无对照实验说明长期应用的益处。一般采用泼尼松0.75 mg/kg的剂量。

(二)面肩肱型肌营养不良

面肩肱型肌营养不良(FSHD)又称"Landouzy-Dejerine 型肌营养不良",是根据临床和遗传学特征而确定的。它是以常染色体显性遗传,病名反映了肌无力的特征性分布,选择性侵犯面肌、肩带肌和上臂肌为特征,进展缓慢,血清酶水平正常或接近正常。患病率为 1/20 000,在我国较为多见。

1.病因和发病机制

基因定位在 4q35-qter,尚未能识别其基因产物。4q35 的缺失似乎不能阻碍任何可辨认的基因,但它们将端粒移至接近到着丝粒,推测这种位置效应间接影响到一些邻近基因,这就是FSHD 的位置效应变异学说(PEV)。但 PEV 不能解释同一家族内缺失拷贝数相同而临床表现变异大的现象,说明 FSHD 可能是多种分子发病机制综合作用的结果,其发病机制的最终阐明有待于对 FSHD 基因的分离及其产物的分析。有大约 10％临床诊断的病例不能被连锁,说明本病存在遗传异质性,但其基因至今未定位。

2.临床特点

本病的临床表现变异很大,发病年龄从婴儿期到老年期不等,大多数患者 10～20 岁发病。常染色体显性遗传疾病几乎是完全的外显率,14 岁时外显率为 50％,20 岁时为 95％。充分发展的 FSHD 具有下列特征性表现。

(1)面部肌无力明显,面部表情缺如,唇部稍微外翻似猫嘴,出现特殊的肌病面容。

(2)翼状肩胛。

(3)下肢肌无力影响到近端肌肉,胫前肌和腓肌最常见。可有腓肠肌、三角肌、舌肌假性肥大,挛缩罕见,病程进展快慢不一。临床上除骨骼肌受累外,还可有视网膜血管病变(Coast 综合征)、听力下降、智力发育迟滞等表现,心肌受累罕见。

3.实验室检查

血清 CK 水平正常或轻度升高。虽然 FSHD 基因尚未分离成功,但以 EcoRⅠ/BLnⅠ双重消化 DNA,再以 P13E-11 为探针进行 Southern 印迹杂交,对定位于 4q35 的 FSHD 是一有价值的诊断和产前诊断方法。

4.诊断和鉴别诊断

根据临床表现、肌电图和肌活检结果,结合基因分析进行诊断。FSHD 需与下列疾病鉴别。

(1)肩腓脊肌萎缩或肩腓感觉运动神经性周围神经病,表现为肩腓型肌病或萎缩,为常染色体显性遗传,但有神经源性肌电图或肌活检的证据。

(2)少数 FSHD 患者肌活检中见到炎性细胞,需与面肩肱型的多发性肌炎鉴别,但对前者采用免疫抑制治疗难以见效,炎性细胞的意义不明。

(3)Saskatchewan Hutterite(Shokeir)肌营养不良,肌无力分布相同,但为常染色体隐性遗传。

(4)一些常染色体显性遗传,但肌无力分布部位不同的疾病,如强直性脊肌萎缩、贝特莱姆肌病、Ⅱ型 EDMD 等。

(5)线粒体肌病、多核性肌病等均为常染色体显性遗传,但有特征性的组织学改变。

(三)埃默里-德赖弗斯肌营养不良

埃默里-德赖弗斯肌营养不良(EDMD)是一种良性的遗传性肌病,其特征是发展缓慢,早期出现肘关节、跟腱和脊柱的挛缩和畸形,肱腓型分布的缓慢进展的肌萎缩和肌无力,伴有心脏受累。该病分为EDMD1型和 EDMD2 型,前者为 X 连锁性隐性遗传,后者为常染色体显性或隐性遗传。

1.病因和发病机制

EDMD1 型为 X 连锁性隐性遗传,基因定位在 X 染色体的长臂,在 Xq28,已发现的基因突变超过70 个,受累的基因产物 emerin 位于肌肉、神经、皮肤等组织细胞的核膜上,以骨骼肌和心肌表达最高,该蛋白与 A 型或 B 型核纤层蛋白,以及核内的肌动蛋白相互作用,但其确切作用机制尚不清楚。

EDMD2 型为常染色体显性或隐性遗传,是由发生在 laminA/C 基因上的突变引起的,基因位于 Iq11-23。因为 emerin 和细胞核的核纤层蛋白相互作用,其作用的相似性可以解释EDMD1型和 EDMD2 型临床表现的相似性。

2.临床表现

该病可发生于儿童期、少年期或青春期,但多在十几岁时发病,进展缓慢,一般呈良性病程。EDMD满足上述所列的肌营养不良的标准,但在临床上以如下几种表现为特征。

(1)以肱腓肌无力为特征,即二头肌和三头肌受累而肩胛带肌不受影响,下肢远端肌肉受累。

(2)挛缩出现在明显的肌无力之前,且不成比例的严重,挛缩影响到肘、膝、踝、手指和脊部,发展为脊部强硬,颈部屈曲受限。

(3)心脏传导阻滞常见,常导致安放起搏器,肌病可能很轻或严重。

3.实验室检查

血清 CK 水平在 EDMD1 型中度升高，EDMD2 型正常或轻度升高。免疫化学方法显示 EDMD1 型患者的肌核、白细胞及皮肤中缺乏 emerin，因此在诊断上除肌肉活检外，还可采用皮肤或黏膜活检（如内部刷检脱落表皮细胞）、白细胞检查等，精确诊断需进行 DNA 或基因产物分析。

4.诊断和鉴别诊断

根据临床特点、实验室检查和遗传学分析诊断，若患者有明显的小腿肌肥大或严重的智力发育迟滞，可排除 EDMD。EDMD 需与下列疾病鉴别。

（1）强直性脊肌综合征：包括脊椎和肢体挛缩，但没有心脏病、肌肉萎缩和 X 连锁遗传。

（2）贝特莱姆肌病：包括挛缩和肌病，但没有心脏病。

（3）其他的肌病：包括先天性心衰的心肌病，而不是单独的节律异常。

（四）肢带型肌营养不良

肢带型肌营养不良（LGMD）是一类具有高度遗传异质性和表型异质性的常染色体遗传性肌营养不良，其共同的临床特点是肩带肌和（或）盆带肌无力。以往对该病认识较少，其诊断是排除性的，随着分子医学的发展，对该病有了更深入的了解。目前的分型是根据基因分析结果做出的。根据遗传方式不同，LGMD1 型代表常染色体显性遗传，LGMD2 型代表常染色体隐性遗传，每一类型根据其致病基因的不同，又分为 LGMD1A～1F、LGMD2A～2J 共 16 种亚型，具体见表 7-1。

表 7-1　肢带型肌营养不良分型

疾病类型	遗传方式	基因位点	基因产物
LGMD1A	AD	5q22	myotinin
LGMD1B	AD	1q11～21	LaminA and/or C
LGMD1C	AD	1p25	凹陷蛋白 Caveolin-3
LGMD1D	AD	6q23	未知
LGMD1E	AD	7q	未知
LGMD1F	AD	2q	未知
LGMD2A	AR	15q15	钙激活中性蛋白酶 Calpain3
LGMD2B	AR	2p13	dysferlin
LGMD2C	AR	13q12	F-肌聚糖
LGMD2D	AR	17q12	A-肌聚糖（adhalin）
LGMD2E	AR	4q12	B-肌聚糖（hetarosin）
LGMD2F	AR	5q23	Δ-肌聚糖
LGMD2G	AR	17q11	telethonin
LGMD2H	AR	9q31	TRIM32
LGMD2I	AR	19q13	Fukutin related protein
LGMD2J	AR	2q31	Tinin

1.病因和发病机制

LGMD 与附着于肌纤维膜上的抗肌萎缩蛋白-糖蛋白复合物发生遗传缺陷有关。抗肌萎缩蛋白-糖蛋白复合物包括抗肌萎缩蛋白和 3 个亚单位复合物,其中肌聚糖复合物是一组跨膜蛋白复合物,包括 α、β、γ、δ-肌聚糖,此复合物中任何一个成分异常都可引起 LGMD。

2.临床特点

LGMD 的临床表现、病程进展等变异较大,一般来说,发病越晚,病程越可能是良性的。常染色体显性遗传和无家族病史的患者进展较缓慢,主要表现为肩带肌及盆带肌无力,而面肌不受累,可有腓肠肌、三角肌的假性肌肥大,罕见心脏受累,智能正常。LGMD 在遗传和临床表现上都具有高度异质性。不同类型的 LGMD 可表现出相似的表型,而同一类型的 LGMD 又可表现出很不一致的临床症状,其中 LGMD2C、2D、2E、2F 临床表现较重,类似重型 DMD,以小腿肌肥大、心肌病和 CK 水平显著增高为特点,智力正常,发病年龄 4～10 岁,多于 20 岁前死亡。

3.实验室检查

血清 CK、LDH、GOT 等酶明显升高。免疫组化技术和基因检测方法,如 PCR、PCR-RFLP、SSCP、DGGE、DNA 测序等,对临床诊断和分型提供了手段和依据。

4.诊断和鉴别诊断

根据典型的临床表现,结合实验室检查、肌电图、肌活检和遗传方式可确诊。该病需和造成肢带肌无力的下列疾病进行鉴别:多发性肌炎、包涵体肌炎、线粒体肌病、中央轴空病、癌性肌病等。

(五)强直性肌营养不良

强直性肌营养不良(MD)是一种常染色体显性遗传的多系统疾病,包括特征性分布的肌营养不良、肌强直、心脏病、白内障和内分泌改变,临床表现多样,发病率为 1/8 000～1/20 000。MD 分为两型,两者的致病基因不同。多数为 MD1 型,MD2 型仅占 2%。

1.病因和发病机制

MD1 的基因定位于 19q13.3,基因产物是抗肌强直蛋白激酶(MT-PK)。突变是该基因 3′端非翻译区-CTG 三联体的重复扩展。正常人的$(CTG)n$的拷贝数是 5～40 次,以 13 次为最多,患者则从 50 人至数千人,导致 MT-PK 功能异常。MT-PK 是肌浆网和胞浆膜的外周成分,在骨骼肌、平滑肌、心肌中高度表达,而在脑组织和内分泌腺中表达较低。CTG 在重复的数量和症状的严重性之间有一相关性,重复越多,长度越长,病情就越重。同一个体中,不同组织的基因变异不同,即不同组织的 CTG 重复扩增的程度不同。扩增的 CTG 拷贝数在传代中极不稳定,常有增加的趋势,临床上表现为发病年龄提前,病情加重,这种现象在母系传递中多于父系,临床表现轻微的母亲,其后代病情会严重。例如,先天性强直性肌营养不良,男孩和女孩均可受累,其根源几乎总是母亲。

MD2 由位于 3q21 区域的锌指蛋白 ZNF9 基因内含子中$(CCTG)n$异常扩增引起,正常人重复次数最大为 26 次,患者的 CCTG 重复扩增范围极大,为 75～11 000 次,平均 5 000 次。与 DM1 的 CTG 扩增相似,两者均位于非翻译区,两者的基因座位也无关,但却导致临床表现相似且复杂,目前认为两者共同的分子机制不在 DNA 水平上,而在 RNA 水平上,由结构相似的包含扩大了的 CUG 或 CCUG 短串重复结构的异常 RNA 所介导。

2.临床特点

MD 基因外显率几乎是 100%，与其他常染色体显性遗传疾病一样，在起病年龄和不同临床表现的严重性方面有很大变异，起病隐匿，多发生在青春后期，可有多系统受累的表现。

(1)肌病：主要表现为肌无力、肌萎缩和肌强直。肌病在分布上有特点，它累及颅部肌肉和面肌，患者面容消瘦，颧骨隆起，呈典型的斧状脸，有眼睑下垂，眼球运动障碍，构音障碍和咽下困难，胸锁乳突肌变小，颈细长而稍前屈，称"鹅颈"。肢体肌病在远端最严重，手和足部同样受累。呼吸肌可能受累，甚至发生在明显的肢体无力之前。肌强直在手部最明显，主要表现为肌肉松弛障碍，叩击鱼际或前臂、手指屈肌指腹，可以引出松弛迟缓。有一特殊类型主要累及近端肌和肢带肌，称为"近端强直性肌病"(PROMM)。

(2)白内障：几乎是普遍性的，有时是本病的唯一表现，随年龄增大而加重，裂隙灯检查白内障的表现是最敏感的方法，以决定一个家系中的哪些成员受累。

(3)内分泌疾病：男性患者易见内分泌改变，前额秃顶非常普遍，常见睾丸萎缩，女性中常见月经不调，排卵不规则，而生育能力几乎没有减低，因此本病继续在家系中传播。糖尿病较一般人群常见。

(4)心脏病：多通过心电图异常表现出来，传导阻滞和节律异常少有症状，可引起晕厥或猝死。

(5)其他：可有认知和行为改变，早发病者可有智能障碍，较少见。可表现为嗜睡过度。对全麻的敏感性增加，伴有手术后期长时间低通气。临床上根据起病年龄不同，分为成年型和先天型，成年型多在 15 岁以后起病，症状相对较轻，有明显的遗传早现现象。先天型患儿，病情往往极重，多在短时间内死亡。MD2 很少有先天型，也很少累及中枢神经系统。

3.实验室检查

血清酶活性正常。肌电图有肌病证据，肌强直发放后特征性的递增递减。利用周围血(CTG)n 扩增可检出症状前患者和杂合子，检测绒毛的(CTG)n 扩增可作胎儿的产前诊断。虽然血 DNA 或绒毛(CTG)n 的检测对本病诊断的准确率在 90%以上，但仍不能反映其他组织的 CTG 重复情况，不适于预后判断。MD2 的 CCTG 扩增次数平均 5 000 次，普通的分子检测法不能奏效。

4.诊断和鉴别诊断

根据肌强直和肌萎缩的特点及多系统损害的临床表现，诊断并不难，阳性家族史有助确诊，基因诊断对于高危人群和产前诊断有意义。

引起肌强直的几种疾病，如先天性肌强直、先天性副肌强直等，不伴有强直性肌营养不良的特征性肌病，不致引起诊断上的混淆。

(六)眼咽型肌营养不良

眼咽型肌营养不良(OPMD)为常染色体显性遗传，发病年龄较晚，临床以进行性加重的睑下垂、吞咽困难和四肢无力为特征。

1.病因和发病机制

OPMD 和多聚腺苷酸结合蛋白 2(PABP2)基因突变有关，致病基因定位于 14 号染色体短臂，PABP2 基因是一种对 mRNA 起加 poly(A)作用的因子，存在于细胞核中。该基因涉及三核苷酸重复序列(GCG 重复)的轻度延长，正常人可以有 GCG 的 6 次重复，该病患者可以达到

8~13次,重复的数量与病情严重程度有关。但临床资料显示,同一家系尽管三核苷酸重复突变相同,但存在发病年龄和严重程度的差异,说明存在其他调节性因素。

2.临床特点

一般50岁左右发病,主要累及眼外肌和咽喉肌,根据临床表现分为单纯眼肌型和眼咽肌型,首发症状多为双侧眼睑下垂,逐渐出现眼球固定,少数以进行性吞咽困难为首发症状,四肢肌无力轻而且出现时间较晚,可有面肌、肩带肌和盆带肌的无力和萎缩。该病进展缓慢,后期可因进食受限出现恶病质。

纯合型的患者症状加重,发病年龄提前,在30岁左右。

3.实验室检查

血清CK水平正常或轻度升高,肌肉活检特征性改变是电镜下可见核内包涵物,由管状细丝组成,外径8.5 nm,内径3 nm,在核内呈栅状或杂乱排列。

4.诊断和鉴别诊断

本病主要根据临床表现和病理改变做出诊断,病理检查发现核内包涵物是本病的特异性表现,基因检查是诊断该病的有力证据。

(七)先天性肌营养不良

先天性肌营养不良(CMD)包括一类出生或出生几个月内发病、肌肉活检为肌营养不良改变并有不同程度中枢神经系统受累的一组肌肉疾病。病情稳定,部分呈缓慢进展。多年来,对该病缺乏统一的认识,随着分子医学的进步,人们对该病有了较深刻的认识。该病的国际分类及各类型的特点总结见表7-2。

表 7-2　先天性肌营养不良(CMD)的分类

类型	细分类型
福山(Fukuyama)型先天性肌营养不良	—
层粘连蛋白缺陷型先天性肌营养不良	层粘连蛋白完全缺陷型
	层粘连蛋白部分缺陷型
单纯型先天性肌营养不良	—
肌肉-眼-脑异常	Walker-Warburg 综合征
	肌肉-眼-脑病
伴有小脑萎缩的先天性肌营养不良	
伴发其他病变的先天性肌营养不良	伴有整联蛋白 α-7 突变的 CMD
	伴有中枢神经系统萎缩和有髓周围神经轴索缺失的 CMD
	伴有家族性交界性大疱表皮松解的 CMD
	伴有线粒体结构异常的 CMD
	伴早期脊柱强直的 CMD
	伴有呼吸功能衰竭和肌肉假性肥大的 CMD
Ullrich 病	—

先天性肌营养不良在出生时或出生后几个月即发病,面部和四肢肌张力低下,肌肉萎缩,出现关节挛缩,伴有脑部病变,如智能发育迟滞、癫痫发作,头 MRI 可发现小多脑回、巨脑回、脑

干发育不良、髓鞘形成不良等。眼部病变主要为近视、远视、斜视、视神经萎缩、视网膜剥离、眼底色素形成不良、虹膜缺损、白内障、视神经发育不良等。肌肉组织学为典型的肌营养不良改变。

福山(Fukuyama)型先天性肌营养不良为常染色体隐性遗传,基因位点为 9q31-33,与其基因产物的关系不明。该病明显流行于日本,其他国家少见,在欧洲和美国已有报道。病程进展慢,生存年龄一般不超过 20 岁。

层粘连蛋白(Merosin)缺陷型先天性肌营养不良为常染色体隐性遗传,是位于 16q22 的 Merosin 基因突变导致其产物,即肌肉特异性层粘连蛋白 α_2 链表达缺失或减少所致。Merosin 缺陷和肌营养不良的严重程度相关,因此 Merosin 完全缺失型较部分缺失型患者发病早,病情重,预后差。

肌肉-眼-脑异常是以肌肉、眼、脑联合损害为特征的一种先天性肌营养不良,其中 Walker-Warburg 综合征为常染色体隐性遗传,基因未确切定位,全球均有发病,患者出生即有四肢肌力低下,生存年龄很少超过1岁。肌肉-眼-脑病为常染色体隐性遗传,基因定位于 1p32-34,和 Walker-Warburg 综合征临床表现非常相似,但病情较轻。

伴有小脑萎缩的先天性肌营养不良可能是常染色体隐性遗传,患者除全身肌无力外,还有小脑性共济失调、眼震和发音困难,头 MRI 显示小脑萎缩。该病为一种非进行性疾病,预后好。单纯型先天性肌营养不良是常染色体隐性遗传,该型 Merosin 正常,部分患者可有 α-acti-nin-3 缺乏,患者表现轻中度的肌无力,非进行性发展,伴有关节挛缩,智力正常,头 MRI 检查无异常。

(八)远端性肌营养不良(远端性肌病)

远端性肌病是一组遗传方式各异,以对称性四肢远端肌无力为主要表现的肌肉疾病,其共同特点是:足和手部的临床表现发生在近端肢体肌肉受累之前,由于具有遗传性疾病伴有肌病和缓慢进展的特征,被称为"远端性肌营养不良"。病理学与其他肌营养不良类似,伴有边缘空泡的肌病改变。与遗传性神经病的差别在于感觉不受累及肌病的组织学和电生理诊断特征。各种类型的远端性肌营养不良有不同的遗传方式,进展速度各异,临床表现和形态学改变不同。根据临床表现、组织病理学和基因类型将该病分为几种,其分类及特点见表 7-3 及表 7-4。

表 7-3　远端性肌营养不良的分类

类别	内容
晚发性(40 岁以后发病)	晚发性远端肌营养不良Ⅰ型(Welander 远端肌病)
	晚发性远端肌营养不良Ⅱa 型(Finnish 远端肌病)
	晚发性远端肌营养不良Ⅱb 型(Markesbery 远端肌病)
早发性(40 岁以前发病)	青年早发性远端肌营养不良Ⅰ型(Nonaka 远端肌病)
	青年早发性远端肌营养不良Ⅱ型(Miyoshi 远端肌病)
	青年早发性远端肌营养不良Ⅲ型(Laing 远端肌病)
	边缘空泡型远端肌病
	伴有 Desmin 聚集型远端肌病

表 7-4　远端性肌营养不良的特点

类型	遗传方式	基因定位	部位	边缘空泡	CK
Welander	AD	2p13	手	有时	正常/轻度↑
Finnish-Markesbery	AD	2q31	胫骨前肌、腓骨肌	有	正常/轻度↑
Nonaka	AR、散发	9p1-q1	小腿前部肌	有	＜5 倍
Miyoshi	AR、散发	2p12-14	腓肠肌	无	10～150 倍
Laing	AD	14q	胫前肌	无	正常/轻度↑
边缘空泡型	AR	9	胫前肌群	有	正常/轻度↑
Desmin	AD	2q33	小腿肌	Desmin 聚集	轻度↑

三、按遗传方式分类

(一)性连锁隐性遗传性肌营养不良

1.抗肌萎缩蛋白病

(1)婴儿型抗肌萎缩蛋白病:母亲为基因携带者,发病率为 1/3 300,多为男婴,偶见女孩发病。在 3～7 岁开始出现症状,多数患者在 3 岁前可以站立和行走,而后运动发育停止并倒退,变得笨拙,经常摔倒,行走和上楼困难,行走时出现鸭步。卧位起立时患者必须扶其他物体或者双手支撑大腿。随疾病的发展出现肩带肌、躯干肌和肢体远端肌无力,头面肌肉、胸锁乳突肌和括约肌不受累,疾病晚期出现轻度肌病面容。可见骨骼肌肥大,腱反射降低或消失。70%的患者出现肌肉挛缩,髋关节、膝关节和肘关节屈曲,脊柱侧弯。患者在 8～15 岁不能行走,一般不到生育年龄,在 18～25 岁死亡。约 90%的患者和 10%的基因携带者有心电图异常改变。呼吸功能不全或肺炎是最常见的死因。还可伴有睾丸小和下降不全、骨小梁脱钙和骨骼萎缩。胃肠道症状,如腹胀、饱胀感、急性胃扩展和致死性的假性肠梗阻。30%～40%的患者有智能障碍。

(2)晚发型抗肌萎缩蛋白病:多数患者在 4～19 岁发病,肌无力开始出现在盆带和下肢肌,5～10 年后发展到肩带肌和上肢肌,在疾病晚期躯干肌、胸锁乳突肌和肢体远端肌也受到累及。可见腓肠肌或三角肌的肌肥大,腱反射降低或消失。关节挛缩出现在疾病晚期,并导致患者残疾,常合并有弓形足、心脏和智能的异常,个别患者出现隐睾、生殖器发育不良和睾丸挛缩。在发病后 25～30 年行走能力逐渐丧失,在 40～50 岁死亡。

(3)变异型:该病包括至少 6 个变异型,可以表现为股四头肌肌病或心肌病。

2.伴早发关节畸形的肌营养不良

发病年龄在 45 岁,预后好。临床三联征包括以下内容。

(1)早期肘部挛缩、跟腱缩短和颈后肌挛缩。

(2)缓慢进展的肌无力。

(3)伴心脏损害。

(二)常染色体隐性遗传性肌营养不良

1.先天性肌营养不良

(1)福山型先天性肌营养不良:怀孕期间胎动减少,生后表现为软婴儿,肌无力,四肢近端重于远端,半数患者有肌肉假肥大。30%的患者有骨关节挛缩畸形,腱反射降低或消失,运动发育迟缓。所有患者有智能发育迟缓,50%的患者出现癫痫。头颅 CT 扫描显示脑发育缺陷和脑室周围低密度。多数患者 4 岁后不能行走,在 12～15 岁死亡。

(2)经典的先天性肌营养不良:①Merosin 缺乏型在新生儿期出现肌无力、肌张力低下和运动发育迟缓,疾病进展缓慢,一般没有明显的中枢神经系统改变,仅磁共振扫描显示大脑白质广泛异常。②Merosin 阳性型包括一组病因不同的疾病,出生后发病,表现为肌无力、吸吮和呼吸困难,运动发育迟缓,出现颈部、面和全身肌肉无力,10%的患者有智能降低和脑白质影像学改变。疾病发展缓慢,预后好于 Merosin 缺乏型。

2.隐性遗传性肢带型肌营养不良

(1)2A 和 2B 型肢带型肌营养不良:发病年龄在 2～50 岁,多数患者的骨盆带肌首先受累,在15～67 岁死亡。

(2)2C、2D 和 2E 型肢带型肌营养不良:临床表现和婴儿型进行性肌营养不良相同,但两性均可受累,在儿童早期发病,10 岁开始不能行走,约在 20 岁死亡。腓肠肌肥大常见,没有智能障碍。

3.隐性遗传性远端性肌病

三好(Miyoshi)型在青少年期出现行走困难,腓肠肌首先被累及,病后 10 年内丧失行走能力,呼吸肌和心肌一般不被累及。Nonaka 型和 Miyoshi 型的临床和遗传表现相似,但胫前肌和腓骨肌的萎缩重于腓肠肌。

(三)常染色体显性遗传性肌营养不良

1.晚发型远端性肌病(Welander 型)

发病年龄在 40～60 岁,病情进展缓慢,寿命正常。开始为手指和足趾显著的伸肌无力,有时有屈肌无力,部分患者不能用足跟站立,出现跨阈步态,在寒冷状态下精细动作更困难。少数患者经过 20～40 年的病程后出现近端肌、躯干肌、颈肌和面肌受累,有时出现肌肉假肥大。个别散发患者的病情发展迅速,10～15 年后出现严重肢体功能障碍。

2.面肩肱型肌营养不良

发病年龄在 10～20 岁。开始表现为闭眼困难和不能吹口哨,而后出现肌病面容,翼状肩胛,随病情发展可以累及躯干肌、骨盆带肌。肌萎缩一般非常明显,假肥大比较少见。个别患者表现为听觉异常和视网膜改变。病情进展缓慢,寿命正常或轻微缩短,极个别患者发展迅速在 20 岁即不能行走。

3.肩肱型肌营养不良

肩肱型肌营养不良常散发出现,开始主要累及肩胛带肌,发病年龄在儿童期到 40 岁,可以双侧不对称,偶见轻度的面肌无力和肌肉假肥大,疾病进一步发展可累及盆带肌和上肢肌,预后良好。

4.眼肌型肌营养不良

多数发病年龄在 20～30 岁,发展缓慢,开始表现为双侧眼睑下垂伴头后仰和额肌收缩,后出现眼外肌无力。随疾病的发展可以扩展到面肌、颈部、躯干和肢体肌肉,个别患者仅出现眼睑下垂。寿命正常或轻度缩短。

5.眼咽型肌营养不良

发病年龄在 40～60 岁,表现为眼外肌和咽肌无力,出现眼睑下垂、吞咽困难、发音障碍和腓肠肌痉挛,面肌和肩肱肌在疾病晚期也可受累及。

四、治疗

本病无特效治疗,确定诊断后应制订一个全面的、针对性强的个体化治疗计划,应重视理疗、功能锻炼和康复器械的应用,从一开始就注意防止并发症。肌肉假肥大型的病情是本病各型中最严重的,其病情的严重程度与患儿家族中遗传代数成反比,即家族中受累代数愈多,病情愈轻,病情最重的是散发病例。

(一)一般支持治疗

(1)由于本组疾病的病因不明,目前尚无特效疗法,应注意维护及增进患者的一般健康及营养状况。有较多的动物蛋白质、糖类,脂肪则应少些。

(2)尽量维持日常活动,并应避免过度劳累,也要控制体重。常做深呼吸运动可以延缓肺活量的减退。

(3)进行适当的锻炼、医疗体育、各关节充分的被动运动、按摩等可以增强运动功能和防止挛缩。

(4)尽可能提供辅助设备,防止关节挛缩及脊柱侧弯的进展,对于合并症采用相应的治疗方法。眼肌型肌营养不良可以手术治疗,脊柱侧弯可以手术矫形,对于关节挛缩进行皮下跟腱手术是否能延长患者的行走时间尚不确定。

(二)药物治疗

药物治疗迄今为止尚无可逆转本病病程的特效疗法,但在临床中下列措施可以试用。

1.三磷酸腺苷

三磷酸腺苷每日 20～40 mg,肌内注射,能促进神经和肌肉组织的代谢,改善肌肉的营养状态。

2.胰岛素-葡萄糖疗法

皮下注射胰岛素,第一周每日 4U,第二周每日 8U,第三、四周每日 12U,第五周每日16U。每次于注射胰岛素后给 5% 的葡萄糖 500 mL,若治疗有效,可间隔一段时间再重复一个疗程。本治疗在于促进肌肉组织中糖原合成,增加糖原的储存和利用。对早期肌萎缩不明显的轻型患者有一定疗效,对晚期病例无作用。

3.肌生注射液

肌生注射液 400～800 mg,肌内注射,每日 1～2 次,1 个月为 1 个疗程。钙离子拮抗剂硝苯地平,每次10 mg,每日 3 次,用 1 个月停 1 周。如此反复连续使用,同时并用维生素(维生素E、维生素 B_1、维生素 B_{12})和维生素 C 等,鼓励患者加强运动。维拉帕米,每次 40 mg,每日 2次,连服数月。长期服用,可出现心电图异常,如间期延长等,不够理想。可进一步试用其他更为有效且危险性小的钙离子拮抗剂。

4.别嘌呤醇

别嘌呤醇 50～100 mg,每日 3 次口服,可长期服用。该药是一种用于治疗痛风的黄嘌呤氧化酶抑制剂。该剂可使肌肉内的腺嘌呤苷酸增加,因而可使肌肉的功能得到改善。

5.高压氧疗法

高压氧疗法提高肌肉中的含氧量,对肌肉的症状改善有一定帮助,但停止治疗后症状有反复。

6.体外反馈疗法

国内报道用本疗法治疗肌营养不良症取得一定效果。适当的体育锻炼、医疗体育、各关节充分被动运动、推拿、按摩可延缓更严重的萎缩无力和关节挛缩的发生。

(三)治疗展望

近年来,DMD 的基因治疗研究取得了很大的成就,目前主要采取成肌细胞转移治疗及基因取代治疗即 DNA 或 RNA 直接注射治疗两种途径来修复肌肉中的抗肌营养不良蛋白,但仍然处于动物实验阶段,还没有用于临床的报道。

(四)预防

预防的重点是携带者的检出、产前诊断和遗传咨询。遗传携带者指表型正常,但带有致病基因的个体。一般包括:隐性遗传病杂合子;显性遗传病的未外显者及表型尚正常的迟发外显者;染色体平衡易位的患者。可以通过家系分析、CK 检测、肌活检及分子生物学方法检出携带者及做出产前诊断,通过广泛开展遗传咨询,配合携带者检出及产前诊断,采取有效的预防措施,能降低遗传性疾病的发病率,减轻家庭社会的负担。

第五节　周期性瘫痪

根据发作时血清钾的水平可将周期性瘫痪分为三种类型:低血钾性周期性瘫痪、高血钾性周期性瘫痪和正常钾性周期性瘫痪。国内以散发性低血钾性周期性瘫痪最常见。根据病因又可分为原发性低钾性瘫痪和继发性低钾性瘫痪,后者有甲状腺功能亢进、原发性醛固酮增多症、肾衰竭、代谢性疾病等。

一、低血钾性周期性瘫痪

低血钾性周期性瘫痪(HOPP)是在 1863 年由卡瓦雷(Cavare)首先报道。临床特征为肌无力,血清钾水平降低,活动或高碳水化合物饮食可诱发肌无力发作。1885 年,戈德弗拉姆(Goldflam)强调此病与遗传有关,故又称为"家族性周期性瘫痪"。在我国有家族病史者极为罕见,以散发性最多见。

(一)病因及发病机制

家族性周期性瘫痪常见的遗传方式是常染色体显性遗传钙通道病,女性外显率低,男女比率为(3~4):1。该病由 1q32 染色体编码的二氢吡啶受体基因突变所致,也与 11q13~14 和 17q23.1~25.3 位点突变有关。

周期性瘫痪发作时血钾降低,肌细胞内钾增加,引起膜电位过度极化,膜电位下降,从而引起肌无力及瘫痪。肌细胞内钾的升高可能是泵的间断活动过度所致,泵对胰岛素或肾上腺素的反应增高会导致一过性钠钾泵转运的加速。也有人认为是肾上腺素皮质激素间歇性分泌过多所致的钾功能紊乱,故患者在妊娠期少发病。另一种可能的缺陷是肌纤维膜的离子通透性异常。因在发作期间血清肌酸激酶亚单位B(S-CKB)活性增加，血清肌球蛋白增高，说明肌膜有缺陷。尚有研究认为与磷酸己糖原的合成有关。此外还有人证明了与胰岛素密切相关，因胰岛素有促进各种细胞转运钾的功能，故用美克洛嗪阻断胰岛素释放，就不致诱发肌无力；反之，静脉注入葡萄糖则可使胰岛素分泌增加而诱发肌无力，显示胰岛素在疾病发作中起重要的作用。碳水化合物大量进入体内易诱发肌瘫痪的原因是葡萄糖进入肝脏和肌细胞合成糖原，代谢需要带入钾离子，使血液中钾离子浓度降低。由于钾内流过度，因而使不能透过膜的阳离子的数目增加，从而被动地引起水和阳离子的内流。也有人指出本病的发生与神经机制有关，如间脑部病变可伴有周期性瘫痪，在睡眠时或过度疲劳时发生，这与大脑皮质进入抑制状态，失去对下丘脑的控制有关。

（二）病理

病情较长者肌肉可有轻度改变，活检中可见肌纤维空泡变性。电镜检查见肌浆网小管局限性膨大，呈空泡状，内含糖原及糖类物质，肌肉钾及水分含量均升高。

（三）临床表现

本病以 20～40 岁多见，男多于女。剧烈运动、疲劳、受凉、酗酒、饱餐、过量进食碳水化合物、感染、创伤、月经、情绪激动、精神刺激等常为诱因。

发病前可有肢体酸胀、麻木、烦渴、多汗、少尿、面色潮红和恐惧等前驱症状，部分患者此时活动后可抑制发作。常于夜间入睡后或清晨转醒时发作，出现四肢肌肉对称性无力或完全瘫痪，可伴有肢体酸胀、针刺感等。瘫痪的肢体近端重于远端，下肢重于上肢，可以从下肢逐渐累及上肢。瘫痪肢体肌张力降低，腱反射减弱或消失。脑神经支配肌肉一般不受影响，膀胱直肠括约肌功能正常。症状于数小时至数天达到高峰。

少数严重患者可发生呼吸肌瘫痪，以及心动过速或过缓、室性早搏等心律失常和血压增高而危及生命。大多数可以完全恢复。

发作数小时至数日逐渐恢复，瘫痪最早的肌肉先恢复。部分患者在肌力恢复时伴多尿、大汗及瘫痪的肌肉酸痛与僵硬。发作频率不等，数周或数月一次，个别病例每日发作，也有数年一次或终生仅发作一次。发作间歇一切正常。

（四）辅助检查

发作时血清钾含量减少，血清钾浓度往往低于 3.5 mmol/L。尿钾减少，血清 CK 升高，血清肌球蛋白含量升高。心电图可见典型的低钾性改变：U 波出现、PR 间期与 Q-T 间期延长、QRS 波群增宽、T 波平坦、ST 段降低或显示传导阻滞。肌电图显示电位幅度降低，数量减少，完全瘫痪时运动单位消失、电刺激无反应、静息电位低于正常。运动感觉传导速度正常。

（五）诊断及鉴别诊断

1.诊断

诊断依据：①典型的病史与症状。②血钾低。③心电图、神经电生理的特征性改变。④给予钾盐治疗效果好。

诊断有困难时，可行葡萄糖诱发试验，即口服葡萄糖 100 g 或于 1 小时内静脉滴注葡萄糖 100 g，同时应用胰岛素 20U，0.5～2 小时后随血糖降低而出现四肢无力或瘫痪为阳性。在瘫痪发生前，可见到快速感应电刺激引起的肌肉动作电位幅度的节律性波动，继而潜伏期延长，动作电位间期增宽,波幅降低,甚至反应消失。瘫痪出现后可给氯化钾 6～10 g 加于盐水 1 000 mL中静脉点滴,以中止发作。事前应取得患者及家属的了解和同意,必须严密观察,并做好应付一切可能发生的意外(如呼吸肌瘫痪、心律失常)的准备。

2.鉴别诊断

(1)高血钾性周期性瘫痪:发病年龄较早,发作多在白天,肌无力发作的时间较短,血钾含量升高,用钾后症状反而加重。

(2)正常血钾性周期性瘫痪:血清钾正常,补钾后症状加重,给予钠盐后症状好转,进食大量碳水化合物不会诱发肌无力。

(3)继发性周期性瘫痪:①甲状腺功能亢进常以低钾性瘫痪作为首发症状,T_3、T_4 增高,TSH 降低,以及发作频率高,每次持续时间短以资鉴别。②原发性醛固酮增多症常有高血压、高血钠和碱中毒。③肾小管酸中毒多有高血氯、低血钠和酸中毒。④药物作用。应注意最近有无服用氢氯噻嗪(双氢克尿噻)、肾上腺皮质激素等药物。其他如 17α-羟化酶缺乏症和腹泻造成短期内失钾过多等。

(4)吉兰-巴雷综合征:急性起病,四肢对称性弛缓性瘫痪,有神经根痛及四肢末梢型感觉障碍,可有脑神经损害;脑脊液呈蛋白细胞分离,血清钾正常,肌电图呈神经源性改变;病程较长,少有反复发生。

(5)癔症性瘫痪:起病常有精神刺激因素,临床症状表现多样,暗示治疗有效,血清钾正常,肌电图无改变。

(六)治疗

1.控制急性发作

口服 10%的氯化钾溶液 30～40 mL,24 小时内再分次口服,隔 2～4 小时可重复给药,总量不超过 10～15 g,病情好转后逐渐减量。病情重者可用 10%氯化钾溶液 20～30 mL 加入氯化钠溶液1 000 mL中静脉滴注,每小时输入量不超过 1 g(20 mmol/h)。

严重心律失常应在心电监护下积极纠治;呼吸肌瘫痪应予辅助呼吸。

2.预防发作

频繁发作者,发作间期可选用钾盐 1 g,每日 3 次口服;螺内酯(安体舒通)20～100 mg,每日分次口服;乙酰唑胺 250 mg,每日 3 次口服。应避免各种诱发因素,如受凉、饱餐、饮酒、剧烈运动等,可减少复发。低钠、低碳水化合物、高钾饮食,平时多食含钾丰富的食物及蔬菜水果,如肉类、香蕉、菠菜、薯类等有助于预防发作。预后良好,发作往往随年龄增大而逐渐减少或停止。

二、高血钾性周期性瘫痪

高血钾性周期性瘫痪由泰勒(Tyler)(1951 年)首先报道,加姆斯托普(Gamstorp)(1956年)称为遗传性发作无力,临床罕见,主要在北欧国家。

(一)病因及发病机制

疾病的发生与膜电位下降、膜对钠的通透性增加或肌细胞内钾钠转换能力的缺陷有关。由于钠通道失活,肌细胞膜长时间去极化,抑制骨骼肌兴奋收缩。亦有人提出钾的调节持续变化与胰岛素分泌异常有关。刘易斯(Lewis)认为,疾病发作时,对外源钾比对血清钾含量更为敏感是该病的特点。遗传方式为常染色体显性遗传,外显率高。近年人们来认为,这是由钠通道基因突变引起的,定位于 17q22～24。用连接酶链反应(LCR)方法,发现钠通道基因有两个新的突变点,即蛋氨酸 1592 变为缬氨酸,苏氨酸 704 变为蛋氨酸。

(二)病理

病理表现与低血钾性周期性瘫痪相似。

(三)临床表现

本病多在 10 岁前起病,男性居多。饥饿、受凉、感染、情绪不佳、妊娠、全身麻醉、服用激素及钾盐时可诱发。肌无力症状与低血钾性周期性瘫痪相似,常在剧烈运动后休息几分钟至几小时出现肌无力发作,往往从下肢近端开始,然后影响到上肢和脑神经支配的肌肉,常伴有肌肉的痛性痉挛,发作时腱反射减弱或消失。发作多见于白天,持续几分钟至几小时(通常15～60分钟),发作频率可从每天数次至每年数次。久病者可有持续性肌无力和肌肉萎缩。可伴有轻度肌强直,常见于肌无力发作时,一些患者只在肌电图检查时出现肌强直放电,但当肢体浸入冷水中则易引起肌肉僵硬,故又称为"肌强直性周期性瘫痪"。

(四)辅助检查

肌无力发作时血钾及尿钾均升高,且无力程度与血钾量有密切的关系,血钙降低,心电图呈 T 波高尖等高钾表现。

肌电图在瘫痪发作间期检查,当肌肉放松时可有纤颤波,并有肌强直放电及运动电位时限缩短的肌源性变化。瘫痪发作时检查可见插入电位延长,主动收缩后移动针电极时,可出现肌强直样放电,随意运动时动作电位的数量、时限及波幅均减少。在发作高峰时,肌电图呈电静息,自发的或随意的运动或电刺激均不见有关电位出现。肌纤维细胞内的静止电位在瘫痪发作时下降更明显,这与钠渗透性增加有关。

(五)诊断及鉴别诊断

1.诊断

有家族病史,发作性肌无力及血钾含量升高等作为临床诊断的根据。如仍有困难,可做以下试验以助诊:①钾负荷试验。口服 4～5 g 氯化钾(成人量),30～90 分钟内出现肌无力,数分钟至 1 小时达高峰,可持续20 分钟至 1 天。②运动诱发试验。蹬自行车,并加有 400～750 kg 的阻力,持续30～60 分钟,停止运动后30 分钟诱发肌无力并伴血钾升高。③冷水诱发试验。将前臂浸入11～13 ℃水中,20～30 分钟可诱发肌无力,停止浸冷水 10 分钟后恢复。

2.鉴别诊断

(1)低血钾性周期性瘫痪:发病年龄较晚,多在 20～40 岁,常见于晚上或早上起床时发作,肌无力的时间较长,饱食等常可诱发。血钾含量减低,用钾后症状明显好转。

(2)正常血钾性周期性瘫痪:肌无力持续时间较长,无肌强直表现,在肌无力发作时血钾正常,服钾后症状加重,但用钠后症状迅速好转。

(3)先天性副肌强直症:血钾正常,用钾负荷试验不会加重病情,肌电图检查可助区别。

(4)其他:尚需鉴别的疾病是肾功能不全、肾上腺皮质功能下降、醛固酮缺乏症及药物性高钾性瘫痪。

（六）治疗

肌无力发作时可用 10% 的葡萄糖酸钙溶液 10～20 mL 或氯化钙，缓慢静脉注射；葡萄糖加胰岛素静脉滴注以降低血钾，或口服葡萄糖 2 g/kg 和皮下注射胰岛素 10～20U；也可用呋塞米排钾。患者预感发作时，可吸入 β 肾上腺阻滞剂，必要时 10 分钟后重复 1 次，往往可避免发作。

发作频繁者口服乙酰唑胺（125～250 mg，一日 3 次）、氢氯噻嗪（25 mg，一日 3 次）或二氯苯二磺胺（100 mg，一日 1 次），可帮助排钾，达到减少或防止发作。给予高碳水化合物饮食可预防发作。规律而不是过剧的运动对患者有利。

三、正常血钾性周期性瘫痪

正常血钾性周期性瘫痪，又名钠反应正常血钾性周期性瘫痪。

（一）病因及发病机制

有人认为，是常染色体显性遗传，但亦有人指出遗传方式未能确定。

（二）病理

肌肉活检有的可见肌质网纵管系统扩大、肌小管积贮、线粒体增大增多。

（三）临床表现

多在 10 岁以前发病，主要为发作性肌无力，多在晚上发生。诱发因素及发作形式与低血钾性周期性瘫痪相似，发作持续时间较长，往往持续数天到数周。限制钠盐的摄入或补充钾盐均可诱发，补钠后好转。

（四）辅助检查

血清钾浓度正常。肌活检可见线粒体增多等改变。

（五）诊断及鉴别诊断

1.诊断

诊断主要根据发作性肌无力，血清钾正常，大剂量氯化钠溶液静脉滴注可使瘫痪恢复。如诊断困难可做钾负荷试验，即口服氯化钾或其他钾制剂，如为本病则可出现肌无力而血钾正常。

2.鉴别诊断

（1）高血钾性周期性瘫痪：发作多在白天，发作肌无力的时间较短，可有肌强直表现，血清钾偏高，给钾后症状加重，而补钙后好转。

（2）低血钾性周期性瘫痪：发病年龄较晚，多在 20～40 岁，常于晚上或早上起床时发作，肌无力的时间较长，服大量碳水化合物后可以诱发。血钾含量减低，心电图检查有低钾表现，补钾后症状减轻或消失。

（六）治疗

瘫痪发作时，可给予下列药物：①10% 葡萄糖酸钙 10～20 mL，每天 1～2 次，缓慢静脉注射；钙片，每天 0.6～1.2 g，分 1～2 次口服。②碳酸酐酶抑制剂乙酰唑胺，每日250～500 mg，分次口服。③每日摄入 10～15 g 食盐，必要时用大剂量氯化钠溶液静脉滴注使瘫痪消失。避免进食含钾多的食物，防止过劳或过度的肌肉活动，注意寒冷或暑热的影响。

间歇期可给氟氢可的松，每日 0.1～0.2 mg 和乙酰唑胺 250 mg，每日 2～4 次口服，可预防发作。

第八章 脱髓鞘疾病

第一节 多发性硬化

多发性硬化(multiple sclerosis，MS)是以中枢神经系统(CNS)白质脱髓鞘病变为特点，遗传易感个体与环境因素共同作用发生的自身免疫病。多种免疫细胞、细胞因子、抗体和补体参与此过程，引起神经轴突髓磷脂及少突胶质细胞破坏和脱髓鞘反应。MS 在英国曾被称为播散性硬化，法国人称为"sclerose en plaques"。MS 发病率较高，呈慢性病程和倾向于年轻人罹患，估计目前世界范围内年轻的 MS 患者约有 100 万人。

CNS 散在分布的多数病灶与病程中的缓解与复发，症状、体征的空间多发性与病程的时间多发性构成了 MS 的主要临床特点。从早期未引起注意的轻微症状进展为特征性症状体征，潜伏期通常为1～10 年或更长，往往易于贻误诊断。MS 起病时或疾病早期临床症状体征常提示病灶位于 CNS 的一个部位，使诊断难以确定，随着疾病复发和病灶沿脑-脊髓轴播散，确诊率可近于 100%。

一、研究史

荷兰伯爵扬·范·贝伦(Jan Van Beieren)(1421 年)最早记述了一例可能的 MS 病例：圣·利德维纳·范·希达姆(Saint Lidwina Van Schiedam)(1380—1433 年)15 岁时摔伤导致右肋骨骨折，引起感染发热，难以行走，伴面部撕裂样疼痛，曾有轻度缓解，之后再次出现行走困难、右臂麻痹、视力减退及可能的面神经麻痹，病情持续进展，直至不能行走、感觉减退、吞咽困难及失明，去世时 53 岁。

18 世纪曾有两例很可能是复发缓解型 MS 患者的详细记录。一例描述见于奥古斯都·德·埃斯特(Augustus D'Este)公爵(1794—1848 年)的日记，他是英国维多利亚女王的表弟和英王乔治三世的孙子，发病时 28 岁。1822 年岁末，他乘车去外地探访一位挚友，不幸的是他的朋友在他到达前不久去世，他万分悲痛，葬礼过后他阅读许多刚送来的信函，突然感觉视物不清，难以分辨细小的物体，然后他去爱尔兰休养，视力很快恢复，症状颇似球后视神经炎，与旅途劳顿和精神过度悲伤有关，后来自发缓解，符合 MS 典型临床特点。后来视力症状又有两次相似的复发，在凸凹不平的石子路上行走不便，下楼梯不自如，肢体发硬，颇似痉挛性截瘫，以后相继出现感觉异常和尿潴留，至 1843 年他必须靠手杖保持身体平衡，至 1848 年 12 月，死前的最后几年都在轮椅上度过。这位公爵曾遍访西欧各国求医，1844 年，曾经有一位医生给他诊断为"双下肢截瘫，功能性或器质性"。应该说，这是一个很高明的诊断，因当时常把这组症状误诊为神经梅毒。日记提供了当时对这类疾病的病因认识和治疗方法，在 1827 年出现复视时，基索克(Kissock)医生认为是脾气暴躁、胆汁淤滞所致，曾两次用水蛭在他的太阳穴吸血治疗，各种方式的沐浴也是当时流行的疗法，并先后用牛排、各种酒精饮料、用手拍背、按摩和草药等治疗,也曾用理疗、直流电疗法、温水冲洗腰和骶骨等方法,但均无效。埃斯特公爵的日记翔实生动地记录了他长达 26 年的病史和症状,颇令人信服,使人们有信心做出 MS 的身后诊断。另一例是诗人和作家海因里希·海涅(Heinrich Heine)(1797—1856 年),35 岁时出现手一过性无力,40 岁时突然双眼失明;46 岁时出现左睑下垂和左面部感觉过敏,49 岁时吞咽困难和构音障碍,病程中先后出现无力、疲劳和复视等症状,他曾用硫黄浴、水蛭、碘混合物和缓泄剂,以及各种饮食及皮肤软膏等治疗,都无效果,最后进展为严重共济失调性截瘫,于59 岁逝世。

1824 年,医学文献上首次报道 MS 病例,有学者发表关于脊髓疾病的专著,报道一例 20 岁男性患者一过性手部无力,继之出现双腿无力,腿部感觉缺失,伴麻木、笨拙和尿潴留,功能障碍进行性加重,最终进展为严重功能障碍。奥利维耶(Ollivier)认为,可能继发于感染后脊髓炎。伦敦大学医学院病理解剖学教授罗伯特·卡斯韦尔(Robert Carswell)(1838 年)出版一本病理学图谱,首次描述 MS 病理,绘制神经疾病患者脑和脊髓图谱,描绘一例瘫痪患者脊髓内新鲜软化灶与陈旧硬化斑两种类型病变,遗憾的是未详细记述患者的临床症状。有人认为,法国病理解剖学教授让·克鲁维尔(Jean Cruveilhier)(1791—1874 年)是提出 MS 病理解剖学报告的第一人,他出版了一本脊髓疾病的书,同时记录了患者的病理与临床资料,详细描述了一例患者的中枢神经系统斑块状变性,临床表现为失明、瘫痪、严重感觉减退、颤抖、说话含糊、肢体痉挛、协调障碍、走路困难及强哭强笑等。1849 年,德国诊断了第一例脊髓硬化,德国病理学家瓦伦蒂纳(Valentiner)(1856 年)发表了若干 MS 病例的临床及病理解剖资料,首次指出病情自然缓解是 MS 重要的临床特点,把眼球震颤列为 MS 的重要体征。

法国著名的神经病学家 Charcot(1825—1893 年)细致地观察了他家年轻女佣人的全部病程,她表现为眼震、意向性震颤和吟诗样语言等。Charcot 曾认为她患的是当时较流行的神经梅毒脊髓痨,死后尸体解剖发现脑和脊髓多数硬化斑,于是 Charcot 认为上述体征可作为 MS 的临床诊断标准,但后来临床观察发现,Charcot 三主征并非 MS 的特有症状,仅见于部分 MS 晚期患者。Charcot 一生收集了 34 例 MS 病例,提出了 MS 临床诊断标准,首次清晰描述了 MS 病理组织学特点,如髓磷脂缺失、轴突保存、神经胶质纤维增生、脂肪吞噬细胞聚集和小血管壁增厚等,指出先期急性疾病,如伤寒、霍乱、天花及精神紧张等与本病有关。

19 世纪后期,有关 MS 的病例记载很少,塞金(Seguin)等人发表了美国第一份播散性硬化报告,其后奥斯勒(Osler)报告 3 例加拿大蒙特利尔的病例,其中一例患者是曾在巴黎受过训练的内科医生,1843 年他开始出现左腿麻木,随后行走困难、尿潴留,并进行性加重,直至 1867 年死后解剖发现脊髓白质内硬化斑,是 MS 脊髓型。皮埃尔·玛丽(Pierre Marie)(1884 年)出版专著《播散性硬化与感染性疾病》,第一次提出播散性硬化与感染有关。爱丁堡大学的詹姆士·道森(James Dawson)(1916)首次详细描述光镜下 MS 中枢神经系统病理变化,如髓鞘脱失及小静脉周围炎性细胞浸润等。

1930—1939 年,里弗斯·T. M.(Rivers T. M.)、斯普朗特·D. H.(Sprunt D. H.)和贝瑞·G. P.(Berry G. P.)等人发现用 CNS 组织分离的狂犬病疫苗免疫实验动物,可出现与急性 MS 病理改变相近的疾病,从而建立 MS 的实验动物模型实验性变态反应性脑脊髓炎(EAE)。纽约 Rockefeller 研究所的托马斯·里弗斯(Thomas Rivers)(1935 年)指出,通过多次注射无病毒的全髓鞘提取物可引起 EAE,这导致 MS 的自身免疫概念形成,并于 1943 年首次详细阐明髓鞘的化学成分。

1946 年,由西尔维亚·劳里(Sylvia Lawry)(1915—2001 年)倡议建立国际多发性硬化组织(NMSS),该组织目的是促进研究 MS 的神经病学家交流,募集资金,为 MS 患者提供教育和服务。1947 年建立第一个由 NMSS 授权的 MS 研究机构,由哥伦比亚大学艾文·卡巴特(Elvin Kabat)教授领导,他的研究证明 MS 患者 CSF 中 γ-球蛋白增高,并发展为 CSF 免疫球蛋白检查作为 MS 的诊断指标。1950—1959 年逐渐识别 CNS 髓鞘成分,包括髓鞘碱性蛋白(MBP),发现单独用 MBP 免疫即可导致 EAE,进一步强调感染后自身免疫对 MS 发病的作用。库尔茨克(Kurtzke)(1960 年)提出残疾状态量表作为 MS 患者功能障碍的测量指标。乔治·舒马赫(George Schumacher)(1965 年)提出 MS 临床诊断标准。1970—1979 年发现免疫抑制疗法,成功实现器官移植,肾上腺皮质激素作为治疗 MS 复发的药物已被接受。罗斯(Rose)等人(1970 年)公布了第一个成功的 MS 临床对照试验,用促肾上腺皮质激素或安慰剂肌内注射治疗 MS 复发患者,治疗组疗效较好,复发持续的时间较短,是 MS 治疗学研究的里程碑。

1978 年,CT 用于临床;1979 年,视觉、脑干听觉及体感诱发电位开始应用;1981 年,MRI应用于临床,为 MS 的临床诊断提供依据。帕蒂(Paty)等人用 MRI 连续追踪观察患者,揭示了 MS 患者包括临床缓解期的神经影像学动态变化。1990—1999 年,采取针对改变 MS 自然病程的试验治疗及疗效评价,成功地进行了随机、双盲临床试验,改进了临床评估方法,如Avonex(干扰素-β-1a)被美国 FDA(1996 年)建议用于复发 MS 的治疗,可减慢功能障碍的进展;FDA(1998 年)批准 Betaseron(干扰素-β-1b)用于复发缓解型 MS 患者,减少复发率和疾病严重程度;1997 年,FDA 建议 Copaxone 用于 RR-MS 治疗,可降低复发率。欧洲和加拿大建议 Rebif 用于 RR-MS 治疗,可降低复发,减慢病程进展。欧洲多中心试验(1998 年)显示 Betaseron 可减慢继发进展型(SP)MS 功能障碍进展。2000 年,证明米托蒽醌(Novantrone)可有效地减慢 SP-MS 功能障碍进展,被 FDA 批准用于 MS 治疗。

在过去的一个多世纪中,许多研究者在 MS 研究领域做出了巨大贡献,特别是近三十年人们对 MS 的理解更加丰富深入,治疗取得了长足进步,但仍有许多问题有待回答。MS 早期研究史提出了非常有趣的问题:MS 是久已存在直至 19 世纪 30 年代才被人们认识的疾病,还是当时出现的一种新的疾病? 前一观点的证据是 MS 可追溯到 14 世纪,史料中记载生活在当时所谓低地国家的利德维纳(Lidwina)(1380—1433 年)的病情与 MS 临床表现很相似,但在后来数百年的文献和史籍中竟没有类似疾病的记录。持后一观点的人认为,从 18 世纪末欧洲工业革命至 19 世纪前 10 年西方资本主义进入加速发展期,欧洲与远东已建立定期贸易,当时欧洲战事连绵,拿破仑数十万大军远征北非和俄国,动荡的年代和欧亚贸易的发展创造了 MS 潜在易感人群白种人与其他民族人群密切接触的机会。19 世纪中叶,可能由于当时大量的欧洲移民,MS 被传播到北美,随后 19 世纪末西方国家推行殖民化又将该病传播到世界各地。

二、病因及发病机制

MS 的病因及发病机制迄今不明,目前认为与以下因素有关。

（一）病毒感染与自身免疫反应

流行病学资料提示，MS与儿童期接触的某种环境因素有关，经过若干年潜伏期后发病，推测这种因素可能是病毒感染，已有大量间接证据支持这一观点，如MS患者血清和（或）脑脊液（CSF）出现多种病毒抗体滴度增高。20世纪60年代，发现许多MS患者血清麻疹病毒抗体水平增高。麻疹病毒是一种嗜神经病毒，作为慢病毒感染可引起致命的亚急性硬化性全脑炎（SSPE），有人认为MS是儿童期常见的麻疹病毒感染引起遗传易感个体免疫异常所导致的少见后果，但MS的地区性分布及不同种族人群发病率差异，与麻疹病毒世界性分布大相径庭。注射含神经组织的狂犬病疫苗可诱发MS，在2～4周内亚急性进展，可见血管周围融合性脱髓鞘病变，提示与自身免疫反应有关。

科普罗夫斯基（Koprowski）等人（1985年）报道，MS患者CSF和血清中反转录病毒，即人类嗜T-淋巴细胞病毒Ⅰ型（human T-lymphotropic virus type Ⅰ，HTLV-Ⅰ）抗体增高，其后发现人类慢性神经疾病热带痉挛性截瘫（TSP）或称HTLV-Ⅰ相关脊髓病（HAM）是HTLV-Ⅰ感染的少见后果。HAM与MS有许多相似之处，组织病理学显示脊髓白质炎症脱髓鞘病变，颇似MS脊髓型，但许多实验室均未证实MS患者HTLV-Ⅰ病毒或抗体存在。也有人提出，MS可能是多种病毒打了就跑的机制，但迄今在MS患者脑组织中未发现或分离出病毒，用病毒也未能产生MS的动物模型。

如病毒感染是引起MS发病的最初事件，自身免疫反应可能作为继发机制起作用。支持这一论点的是，MS与急性播散性脑脊髓炎极相似，后者无疑是一种迟发性自身免疫性疾病。MS作为自身免疫性疾病的经典实验是用髓鞘素抗原，如髓鞘素碱性蛋白（MBP）、含脂质蛋白（PLP）免疫Lewis大鼠，可造成MS实验动物模型实验性自身免疫性脑脊髓炎（experimental autoimmune encephalomyelitis，EAE）。EAE可通过MBP致敏的细胞系被动转移，将EAE大鼠识别MBP多肽片段的激活T细胞转输给正常大鼠也可引起EAE。EAE病理改变与MS相似，提示两者可能存在相同的免疫病理机制，证明MS是T细胞介导的自身免疫病。

人类主要组织相容性复合物（MHC）基因编码的蛋白产物HLA-Ⅱ类分子参与自身识别过程，如白种人MS患者与HLA-DW2和-DR2有关。遗传易感个体被特异的未知环境因素触发时，休眠的自身反应性T细胞被激活，通过血脑屏障（BBB）在CNS中寻找靶抗原，抗原呈递细胞（APC），如巨噬细胞和单个核细胞（MNC）结合靶抗原引起炎症反应。巨噬细胞吞噬髓磷脂由细胞内酶分解，与小神经胶质细胞/类巨噬细胞表达HLA-Ⅱ类分子共同作用，将抗原呈递给特异性活化的αβT细胞。αβT细胞具有MBP、PLP和MOG特异性，CSF出现率是血液中的30～70倍，激活的αβT细胞释放γ-干扰素（IFN-γ），IFN-γ进一步吸引淋巴细胞和激活巨噬细胞，刺激巨噬细胞产生肿瘤坏死因子-α（TNF-α）、白细胞介素-1（IL-1）、IL-6、白三烯、氧自由基和蛋白溶解酶等，直接或通过损伤少突胶质细胞间接破坏髓磷脂。TNF-α水平与MS患者BBB破坏程度成正比，通过损伤血管内皮细胞破坏BBB，TNF-α协同IFN-γ诱导表达HLA-Ⅱ类分子，为APC呈递更多的抗原，启动炎症反应过程。少突胶质细胞应激和表达热休克蛋白（HSP），多种不同的淋巴细胞克隆活化，产生肿瘤坏死因子-β（TNF-β），TNF-β是一种毒性细胞因子，化学作用近似于TNF-α。因此，T淋巴细胞和巨噬细胞有相似的细胞因子介导的细胞毒作用。γβT细胞是一种细胞毒性T细胞，以克隆方式增殖，通过识别表达少突胶质细胞表面 HSP,溶解、破坏少突胶质细胞。

在 T 细胞和巨噬细胞分泌的细胞因子中,IFN-γ 通过吸引其他 T 细胞进入 MS 斑块,激活及强化免疫反应,通过激活巨噬细胞加强免疫反应,诱导巨噬细胞表达 HLA-Ⅱ类分子,巨噬细胞呈递髓磷脂抗原激活 T 细胞;IFN-γ 可刺激巨噬细胞产生 IFN-α,加重髓磷脂损害;IFN-γ 也能加强抗体介导的脱髓鞘,应用 IFN-γ 治疗 MS 患者可使病情恶化。MS 患者病毒感染时,机体抗病毒产生的 IFN-γ 也可使 MS 病情恶化。临床应用重组 IFNβ-1b 能抑制复发或缓解型 MS 患者病情恶化。IFN-β 通过下调 IFN-γ 产生、减少 T 细胞释放细胞因子、抵抗 IFN-γ 的 MHC 源蛋白扩增、抑制 T 细胞增殖和提高抑制性 T 细胞功能发挥作用。IFN-γ 和 IFN-β 起相互拮抗作用。

MS 炎症反应直接损害体磷脂和少突胶质细胞,并引起 BBB 损害。70% 以上的 MS 患者 CSF-IgG 指数增高,95% 的 MS 患者 CSF 电泳出现 IgG 寡克隆带,表明出现抗特异性抗体。CSF 中 MBP、PLP 和 MOG 抗体增高,还可检出少突胶质细胞抗体及半乳糖脑苷脂抗体;MBP、PLP、髓鞘素结合糖蛋白(MAG)及少突胶质细胞糖蛋白(MOG)特异性抗体分泌细胞也增多。

近年来,采用酶联免疫斑点试验(enzyme linked immunodspot assay, ELISPOT assay)可从细胞水平检测各类细胞因子分泌细胞,采用原位杂交技术(ISH)从分子水平检测各种细胞因子的 mRNA 表达。辅助性 T 细胞包括 Th1 及 Th2 两类亚群,前者产生白细胞介素 2(IL-2)、IFN-γ 和淋巴毒素,后者产生 IL-4、IL-5、IL-6 和 IL-10 等。有证据表明,严重致残患者 IFN-γ 表达细胞数显著增多,Th1 可使病变加重,显示疾病上调作用;原位杂交研究显示,轻度残疾 TGF-β 表达细胞显著增多,TGF-β 和 IL-10 可使疾病下调,抑制疾病进展,显示细胞因子具有免疫调节效应,影响 MS 的病情进展及预后。

淋巴细胞间、抗体与补体及巨噬细胞间在 MS 发病中有相互协同作用,T 细胞可直接或通过释放细胞因子间接调节多克隆 B 细胞反应,B 细胞通过表达 HLA-Ⅱ类分子和向 T 细胞呈递抗原影响 T 细胞,自身抗体和补体作为调理素可增强巨噬细胞破坏髓鞘和吞噬髓鞘的作用,髓鞘的反复破坏与恢复,最终可形成陈旧的脱髓鞘斑块。

分子模拟学说认为,MS 患者感染病毒与 CNS 髓鞘蛋白或少突胶质细胞间可能存在共同抗原,病毒氨基酸序列与髓鞘蛋白组分如 MBP 某段多肽氨基酸序列相同或非常相近,使免疫系统发生错误识别,导致对自身抗原的免疫攻击。已发现两者存在较短的同源性多肽,是支持分子模拟学说的重要证据。

总之,MS 的自身免疫性疾病特征是:①外周血、CSF 和脑组织中出现数种激活的髓磷脂反应性 T 细胞、B 细胞及自身抗体,选择性破坏髓鞘。②EAE 实验动物模型可重复 MS 的临床、免疫病理及免疫化学特征。③具有自身免疫性疾病 HLA-Ⅱ类分子相关性。④遗传易感个体发生 MS 的病因是儿童晚期短暂易感窗内接触特殊外源性因子。⑤MS 女性较男性常见,复发缓解型是典型自身免疫性疾病的特征。

(二)遗传因素

MS 有明显家族倾向,可发生在同一家庭,两同胞可同时罹患,约 15% 的 MS 患者有一患病亲属。麦卡尔平(McAlpine)等人研究认为,MS 患者一级亲属患病危险较一般人群大 12～

15 倍,同卵双胎孪生子女的危险性更大。患者血亲中发生 MS 风险最高的是兄弟姐妹,发病率最高可达 5%,其次为双亲。双胞胎的患病一致率在异卵双生者中为 5%～15%,同卵双生者可为 25%～50%,均提示遗传素质在 MS 发病中起重要作用。寻找易感基因始终是研究热点,首先集中于研究影响免疫功能及编码髓鞘蛋白的候选基因,然后进行整个基因组易感基因筛选。

1.人类白细胞抗原(human leucocyte antigen,HLA)基因

其亦称主要组织相容复合体(major histocompatibility complex,MHC)基因,在自身识别和免疫反应中起重要作用,是唯一公认与 MS 易感性相关的基因,位于 6 号染色体短臂上,分为三类,具有高度多态性。不同人种均与一定的 HLA 表型连锁,MS 患者 HLA 抗原特殊分布说明具有遗传异质性。早在 1972 年,杰西德(Jersild)等人报道 MS 与 HLA-Ⅱ类抗原 A3、B7 有关联,随后报道与 HLA-Ⅱ类抗原 DW2、DR2 有关。因此,很可能存在 MS 易感基因,位于或靠近 DR2 基因,它可能是几个世纪前由某一北欧人基因突变而来的。目前公认 MS 与易感基因组成的 HLA-DR-DQ 单倍体型有关。该单倍体属细胞分型的 HLA-DW2,血清型为 DR2、DR15,基因型为 DRB1 * 1501、DQA1 * 0102、DQB1 * 0602。这种易感基因关联现象在欧洲、北美表现最强,其他种族如美国黑人、南非有色人种、希腊人、伊朗人也可观察到,阿拉伯、撒丁岛的 MS 与 DR4 有关联,日本、墨西哥的 MS 与 DR6 相关联。估计 HLA 基因在整个 MS 易感性中所起作用约为 10%。个体携带基因不仅影响 MS 易感性,也可影响疾病性质,如携带 HLA-DR2 的白种人可患严重进展型 MS。在中国、日本和菲律宾等东方人中,MS 易侵犯视神经和脊髓,大脑常可幸免,表现急性型,病情较重。

2.T 细胞受体(T-cell receptor,TCR)基因

这是 MS 另一研究的广泛基因。HLA 基因在 MS 形成中有重要意义,作为接受 MHC 呈递抗原的配对物 TCR 基因自然也应是自身免疫易感基因。TCR 基因包括成对的 α、β 链和 γ、δ 链基因。γ、δ 链基因位于 14 号染色体,β、γ 链位于 7 号染色体。马特尔(Martell)等人(1987 年)首先报道了 MS 与 TCR 基因相关联,但也有许多研究显示 TCR 基因多态性与 MS 形成无关。

3.免疫球蛋白(immunoglobulin,Ig)基因

MS 鞘内异常 Ig 很常见,促使人们研究 Ig 基因在 MS 中的作用。Ig 重链基因簇位于 14 号染色体长臂,近期人们应用分子生物学方法对 Ig 重链不同区域进行研究。沃尔特(Walter)发现 MS 与重链可变区多态性相关联,但未发现这一位点的连锁关系,认为 Ig 可变区基因在 MS 中有作用,但非常微弱,以至于不能用连锁方法检测出来;希拉特(Hillert)关于 Ig 稳定区、连接区的研究则未发现任何连锁关系。

4.髓鞘碱性蛋白质(myelin basic protein,MBP)基因

作为实验性自身免疫性脑脊髓炎的主要自身抗原,MBP 基因是 MS 易感基因研究的另一目标。人类 MBP 基因位于 18 号染色体,含 7 个外显子,距 MBP5 起始部位 1 kb 处存在三核苷酸重复多态性。博伊兰(Boylan)等人(1990 年)报道 MS 与这一重复序列长度有关,芬兰一研究组(1992 年)也有类似发现。

5.其他候选基因

细胞因子是免疫调节中的多功能蛋白,在 MS 脑部病灶可见 IFN-γ、IL-2 和 TNF-α 等的表达。在编码 IL-2、IL-4、IL-10;IFN-γ、TNF-α、TGF-β₂、IL4-R 等细胞因子基因及受体多态性研究中,多数与 MS 无连锁和关联,其他候选基因,如 TAP、TAP₂、LMP₂、LMP₇、MAG、MOG、PLP 等基因多态性也未见阳性结果。

6.基因组筛选

上述研究目标均为候选基因,但选择与免疫系统相关的基因研究,可能疏漏 MS 易感基因。应用高度多态性微卫星标志对整个基因组进行易感基因筛选,迄今为止已有英国、加拿大、美国和芬兰的研究小组分别完成 4 篇报告,这些研究比较见表 8-1。遗憾的是 4 个小组筛选结果仅 HLA 及 5p12-14 区有共同发现,其他结果不完全一致,使人们意识到 MS 异质性。目前研究显示,可能由多数弱作用基因相互作用决定 MS 发病风险。

表 8-1　基因组筛选研究之比较

	英国	加拿大	美国	芬兰
家系数/家	227	175	75	21
研究人数/个	769	825	643	191
初选同胞对数/对	143	100	81	35
基因组标志数	311	257	443	328
统计学方法	连锁分析	连锁分析	连锁分析	连锁分析
值得深入研究的染色体区域	1p/cen、2 ce、3p/cen、4q、5cen、6p/q、7p、11p、12p、14q、17p/q、19q、20p、21p、22q、Xcen	1p、2p/q、3p/q、4p/q、5p/q、6q、7p/q、10q、11q、14q、15q、16q、18p/q、9q、Xp/q	2p、3q、4q、5q、6p、6q、7q、9p、9q、10q、11p、12q、13q、16p、18p、19q	2q、3q、4cen、5p、6p、10q、11tel、17q、18tel、19tel

(三)环境因素

高纬度寒冷地区 MS 发病率高,生活环境、生活方式、食物和毒素等对 MS 发病及复发也起作用。北欧和加拿大研究表明,乡村居民患 MS 风险高于城市居民;英国调查显示,MS 在社会经济地位高的群体中比地位低的群体更为常见,但它与贫穷或社会地位低下并无联系。外科手术、麻醉、接触宠物、牙齿填充物银汞合金中的汞等可能与 MS 有关,但无可靠证据。

三、流行病学

MS 呈全球性分布,各地发病率不同,估计目前全球 MS 年轻患者约有 100 万人。

(1)MS 发病率与纬度有密切关系。根据 20 个国家 40 多份流行病学报告,MS 患病率随纬度升高而升高,南北半球皆然。离赤道愈远,发病率愈高。Kurtzke 按发病率将全球划分为高发区、中等发病区和低发区。高发区(患病率 30/10 万或更高)包括美国北部、加拿大、冰岛、英国、北欧、西欧、以色列、俄罗斯东部、澳洲南部及塔斯马尼亚岛和南新西兰,美国北部、加拿大和北欧患病率为 30/10 万～80/10 万,奥克尼岛和苏格兰北部是异常高发区,达 300/10 万,斯堪的纳维亚半岛和瑞士也有这样的高发区,高于该纬度预期患病率 2～3 倍;中等发病区(患病率 6/10 万～29/10 万)纬度多低于 40°,包括美国南部、南欧、南非、澳大利亚北部、地中海盆地南部、俄罗斯西伯利亚以西部分、乌克兰、南美洲及部分拉丁美洲;低发区(患病率 5/10 万或更低)包括亚洲和非洲大多数国家及南美洲北部,赤道地区发病率小于 1/10 万。1988 年,波泽(Poser)根据 MS 与 HLA 相关研究及地理分布特点,提出 MS 可能起源于北欧维京(Viking)人种。

(2)移民流行病学资料表明,15 岁以后从 MS 高发病区移民至低发病区人群发病率仍高,15 岁以前移民发病率降低,说明从 MS 高发区到低发区移民至少部分人群携带本国的发病风险,尽管发病在移民 20 年之后才变得明显,但在南非和以色列都可以见到这种情况。迪恩(Dean)测定南非本地白种人发病率为(3~11)/10 万,从北欧移民者发病率约为 50/10 万,仅略低于北欧本地居民。阿尔特(Alter)等人发现,在以色列出生的欧洲移民后裔发生 MS 风险很低,与本地出生以色列人相似,近期移民者中,每一国家移民群体发病率均接近于出生地发病率。因此,普遍认为移民关键年龄约为 15 岁,15 岁以前从北欧移居南非的移民较成年以后移居者 MS 患病率低,也就是说,15 岁以前移入移民,要承担移入地区的风险,15 岁以后移出流行地区或高危地区移民,仍保持出生地风险。这一结果有力地提示,15 岁以前与一个共同的环境因素接触可能在 MS 发病中起重要作用,但此阶段并未发病,经较长潜伏期后才显示临床症状。以色列半数以上人口由移民构成,是进行移民流行病学研究的理想国家,它位于北纬 32°,应类似美国南部各州 MS 相对低发病区,来自高发区北欧移民及低发区亚非国家移民几乎各半。尽管北欧移民 MS 发病风险明显大于亚非移民,但在当地出生子女患病风险却介于父辈高风险与当地低风险之间。有人发现,由低发区向高发区移民似乎患 MS 呈增加趋势,如英国、法国、荷兰在亚洲和非洲殖民地向本土移民属这种情形。

Kurtzke 和 Hyllested(1986 年)报告位于北大西洋苏格兰北部法罗岛 MS 发病率流行病学调查结果,1940 年前该岛无 MS 病例,1946 年、1957 年和 1969 年出现 3 次 MS 发病高峰。调查显示,第二次世界大战期间数千名英国士兵上岛可能是与该事件唯一有关的原因,可能某种感染因子或潜伏病毒在战时传入该岛青春期人群,因毒力较低使疾病传播较慢。

夫妻罹患 MS 很少,可能因夫妻早年并未共同暴露于 MS 风险因素之中。为验证这一假说,沙皮拉(Schapira)等人在有两个以上患者家庭成员中确定共同暴露或共同居住的时间,计算出共同暴露的平均年龄为 14 岁,潜伏期约 21 年,与移民研究数据基本相同。

总之,流行病学研究显示,作为患病危险因素,出生地较以后居住地更重要。MS 与其说与某地区特殊种族人群有关,不如说是与特殊地区有关,强调环境因素在发病时的重要性,也提示 MS 直接病因可能在环境因素中被发现。

(3)MS 发病期为 10~60 岁,约 2/3 病例发病于 20~40 岁,高峰年龄 22 岁,其余是 20 岁前起病,少数为成年晚期(60 岁前后)发病,但 15 岁前和 55 岁后发病较少。尸检结果提示,MS 实际发病率可能高于统计数字 3 倍。女性患 MS 较男性高 2~3 倍,女性平均起病年龄小于 30 岁,男性略晚,原因不清。儿童发病率很低,10 岁前发病仅占所有病例的 0.3%~0.4%,但也有 2 岁典型 MS 病例报道。豪瑟斯(Hausers)等人分析 3 例儿童期病例发现,儿童与成人病例表现型并无差异,发病风险随年龄增长,约 30 岁达到高峰,40 岁前居高不下,约 50 岁降低。有人指出,MS 具有单峰型年龄发作曲线,与许多传染性疾病年龄特异性发作曲线相似。

(4)MS 与不同种族基因易感性有关,MS 主要侵犯白种人和欧洲人定居的地方。流行病学资料显示,某些民族如因纽特人、西伯利亚的雅库特人、非洲的班图人及吉卜赛人根本不患

MS。生活在北美和南美的日本人、中国人、马耳他人和未混血印度人，MS 患病率很低，约少于当地白种人群的1/10。生活在夏威夷和美国大陆的第一代日本和中国移民仍表现出如他们出生国一样的低 MS 发病率，美国黑种人与白种人混血儿呈现介于两者间的发病率。MS 在某些近亲结婚白种人如加拿大胡特瑞特人中几乎不存在。

目前，我国尚无完备的 MS 流行病学资料，1949 年前国内无 MS 病例报告，尽管后来在北京协和医院1926 年病案中发现有典型 MS 临床经过及症状体征描述。20 世纪 60 年代中期前也普遍认为 MS 在我国罕见，至 70 年代后期，随着医生对 MS 认识逐渐提高，病例报道愈见增多，MS 在我国并非少见疾病，估计我国与日本相似，属低发病区。

四、病理

尸检可见 MS 脑和脊髓萎缩，脑沟增宽，脑室扩大，脑和脊髓冠状切面可见较多分散的脱髓鞘病灶，呈粉灰色轻微凹陷，大小不一，直径 $1\sim20$ mm，最大可达整个脑叶白质，形态各异。多数斑块发生在脑室旁白质或灰白质交界处，约 40% 出现于脑室周围白质、中脑、脑桥和延髓等处，小脑齿状核周围、脊髓、视神经和胼胝体亦相当常见。小静脉周围常有大量炎症细胞，如 T 细胞、浆细胞、大单核细胞和巨噬细胞等浸润，急性期可见软脑膜轻度充血和脑水肿，弥漫性炎症反应也累及脑脊膜，蛛网膜下腔可见巨噬细胞、淋巴细胞和浆细胞等。长期病程的严重病例可见软脑膜增厚、局限性或广泛性脑萎缩等。急性期脊髓病变可见节段性肿胀、脱髓鞘，长期病程慢性期可见脊髓节段性萎缩变细。视神经、视交叉和视束切面可见局灶性肿胀或萎缩硬化斑，脊髓以颈段病损多见，切面可见灰白质病灶境界不清。

颈髓斑块数是颈体以下斑块数的 2 倍，典型斑块呈扇形，位于脊髓侧索，可引起下肢无力，可能是 MS 患者出现疲乏症状的原因。锥体束损害引起痉挛，后索和脊髓丘脑束斑块引起针刺样感觉异常和麻木，莱尔米特（Lhermitte）征是颈体斑块脱髓鞘纤维机械变形的结果。我国 MS 病理表现坏死灶较多见，仅少数病例表现如欧美病例的典型硬化斑。同一患者脑组织斑块外观、大小及新旧程度不同。急性期新鲜斑块境界不清，呈暗灰色或粉色、质软，斑块生长方式是自斑块边缘指样延伸生长或相邻损害融合，可见局限性轻度肿胀。长期病程陈旧性斑块境界清楚，呈浅灰色半透明，较坚硬，可见局限性脑萎缩和脑室扩张。

髓磷脂和少突胶质细胞破坏后遗留完整而裸露的轴突，脱髓鞘早期形成髓磷脂间囊泡，使髓磷脂分为层状结构，斑块外围异常薄的髓质称为影斑，为髓鞘再生区，是 MS 特征性表现。影斑含形态一致的薄髓磷脂，郎飞（Ranvier）结间长度较正常髓鞘短，是髓鞘再生神经纤维的特性。髓鞘再生是早期活动性 MS 病灶的显著标志，可能由于少突胶质细胞不是损害的最初靶子，甚至在高度破坏性损害的急性 MS 中仍保存许多可快速诱导髓鞘再生的少突胶质细胞，MS 晚期少突胶质细胞被广泛破坏，故影斑少见。任何新出现的少突胶质细胞都来源于干细胞库，是造血干细胞移植治疗 MS 的理论基础。同一区域复发性脱髓鞘和少突胶质细胞破坏最终不仅耗竭了发病前存在的少突胶质细胞，且耗竭了干细胞库，可能是疾病晚期无髓鞘再生的原因。星形胶质细胞充填于脱髓鞘缺损部位，出现胶质增生和硬化。

MS 斑块分为炎症（活动）性或脱髓鞘斑块和休眠（静止）性斑块。前者表现脱髓鞘及少突胶质细胞丧失，静脉周围炎性巨噬细胞和 T 细胞浸润，BBB 破坏加重；后者表现脱髓鞘而无降解产物，不同程度的炎性细胞浸润，轻到中度 BBB 破坏，斑块胶质形成。施万细胞形成周围神经髓鞘,少突胶质细胞形成 CNS 髓鞘,但 MS 脊髓型常含施万细胞形成的髓鞘再生,导致 CNS 出现周围型髓磷脂形成。

综上所述,早期、晚期和急性(Marburg 型)MS 斑块的病理学区别是:①早期 MS:广泛脱髓鞘及髓鞘再生(影斑),轴索大多保留,少突胶质细胞数相对正常,血管周围炎,浆细胞较少。②晚期 MS:脱髓鞘,少突胶质细胞显著减少,髓鞘再生稀疏,轴索密度减低,炎症反应不明显,浆细胞较多,形成神经胶质瘢痕。③急性 MS:斑块呈强炎性反应,广泛髓鞘破坏和轴索丧失,浆细胞较少,少突胶质细胞、星形胶质细胞变性。

MS 可见无症状性斑块,MRI 追踪扫描发现,数月后无症状性斑块体积增加,尔后减小,无症状可能由于发生在临床静区,大脑半球斑块常见;神经系统可塑性,当一种神经通道破坏时,另一神经通道表现相同功能;慢性斑块出现有效的冲动传导。

总之,CNS 炎症性脱髓鞘是 MS 临床表现的病理基础。MS 早期髓鞘再生明显,但并不意味着功能改善,因新生髓鞘存在生理学异常。尽管如此,髓鞘再生仍是临床症状缓解的一个原因,髓鞘再生不会导致进展型 MS。抑制炎症反应及增加少突胶质细胞的髓鞘再生能力是治疗的基本原则。

五、临床表现

(一)病程

MS 多为慢性病程,半数以上的病例,病程中有复发、缓解。我国 MS 患者多为急性或亚急性起病,复发时也可为急性或亚急性,可复发数次或 10 余次,缓解期可长可短,最长可达 20 年,每次复发通常都残留部分症状和体征,逐渐积累使病情加重,少数病例呈阶梯式进展,无缓解而逐渐加重。McAlpine 等人(1972 年)分析219 例MS 患者的起病方式,约 20% 的病例在数分钟发病,20% 在数小时发病,30% 在一至数日发病,20% 在数周至数月内完全形成疾病,其余 10% 在数月或数年内症状隐袭出现,呈较长稳定期或间断性进展,多见于 40 岁以上患者。传统观点认为,MS 多在年轻人健康状态极佳时患病,实际上病史中常可追溯到患者在发生神经症状前数周或数月已有疲劳、精力缺乏、体重减轻、肌肉和关节隐痛等。感冒、发热、感染、败血症、外伤、外科手术、拔牙、妊娠、分娩、过劳、精神紧张、药物过敏和寒冷等可诱发或引起复发,但最新研究认为,妊娠期病情通常不恶化,反而减轻,产后 3 个月病情恶化增加。

(二)神经系统受累

约半数患者以肢体无力、麻木或两者并存为首发症状起病,可表现一侧或双侧下肢拖曳或控制不良,以至痉挛性或共济失调性轻截瘫、腱反射亢进、腹壁反射消失及病理反射阳性。可有不同程度深浅感觉缺失、肢端针刺感及围绕躯干或肢体的束带感,可能为脊髓后索受累;可出现莱尔米特征,常主诉下背部有令人痛苦的钝痛,与 MS 病灶的关系不确定;定位不明确的烧灼痛及一个肢体或躯干某部位根性撕裂痛不常见,可能是脱髓鞘病侵及神经根所致,可为首发症状或见于任何时期。球后视神经炎及横贯性脊髓炎常为 MS 典型发作症状,常是确诊病例的特征性表现,但也可见于其他疾病,在一段时间内可为推测性诊断。我国统计 MS 首发症状多为肢体力弱、单眼或双眼视力减退及失明、感觉异常、肢体疼痛或麻木、复视、共济失调、智能或情绪改变等。国外 MS 首发症状依次为走路不稳、复视、眩晕和排尿障碍、偏瘫、面瘫、耳聋、三叉神经痛,其他发作性症状仅见于少数病例。缓慢进展的颈脊髓病常见于老年妇女,早期表现为下肢无力和共济失调,与颈椎病难以鉴别;MS 以眼球震颤和共济失调起病并不少见,可伴肢体无力和强直,提示小脑和皮质脊髓束受累。

(三)症状体征

有一句有意义的"格言":"多发性硬化患者有一条腿的症状,却可能有两条腿的体征。"患者主诉一侧下肢无力、共济失调、麻木和针刺感,但查体可能发现双侧皮质脊髓束病损或巴宾斯基征,以及双侧后索病损。约半数患者表现视神经、脑干、小脑和脊髓受累,为混合型,30%~40%的患者表现脊髓型,出现不同程度痉挛性共济失调和肢体远端深感觉障碍,混合型加脊髓型至少占80%。无论哪种类型,不对称性痉挛性轻截瘫都是进行性MS最常见的表现。病变主要累及小脑或脑桥,延髓仅约5%,黑矇型发病率与之相似。MS典型症状体征有以下几种。

1.肢体瘫痪

肢体瘫痪最多见,国外发生率为83%。开始多为下肢无力、疲劳及沉重感,继而变为痉挛性截瘫、四肢瘫,亦有偏瘫、单瘫,伴腹壁反射消失、腱反射亢进和病理反射。

2.视力障碍

视力障碍约46%,多从一侧开始,隔一段时间侵犯另一侧,亦可在短时间内两眼先后受累,常伴眼球疼痛。多数病例发生较急,有缓解复发。早期眼底无改变,后期可见视神经萎缩和球后视神经炎,视神经炎引起视敏度损害和眼球疼痛,可出现双颞侧偏盲、同向性偏盲等。多数患者视力可于数周后开始改善,约50%的病例可遗留颞侧视盘苍白,但患者可不觉察有视力障碍。

3.眼球震颤及眼肌麻痹

约半数病例可出现,水平性多见,可有水平加垂直、水平加旋转及垂直加旋转等,病变位于脑桥前庭神经核、小脑及联系纤维。约1/3的病例出现眼肌麻痹及复视,多因侵及内侧纵束,导致核间性眼肌麻痹,眼球同向运动联系纤维内侧纵束病损可引起凝视麻痹,特征是侧视时对侧眼球内收不全,同侧眼球外展伴粗大震颤。MS多表现双侧病损,年轻患者出现双侧核间性眼肌麻痹应高度怀疑MS。有时可出现一个半综合征,是脑桥被盖部病变引起一侧脑桥旁正中网状结构(PPRF),即眼球同向运动的皮质下中枢受损造成向病灶侧凝视麻痹,使同侧眼球不能外展,对侧眼球不能内收,若病变同时累及对侧已交叉过来的支配同侧动眼神经核的内侧纵束,则同侧眼球也不能内收,仅对侧眼球可以外展,一个半综合征最常见的病因是脑干脱髓鞘或腔隙性脑梗死。眼震和核间性眼肌麻痹是高度提示MS的两个体征,若两者同时并存可指示脑干病灶,需高度怀疑MS的可能。核上性联系中断也可引起凝视麻痹,动眼、外展神经的髓内路径受累可出现个别眼肌麻痹,以展神经最多,动眼神经次之。

4.其他脑神经受损

面神经瘫多为中枢性,病灶在大脑半球白质或皮质脑干束,少数为周围性,病灶在脑干;脑桥病变可出现耳聋、耳鸣、简单幻听(因迷路联系受累)、眩晕和呕吐(前庭联系受累),以及咬肌力弱;延髓病变或小脑病变引起咽部肌肉共济失调可出现构音障碍、吞咽困难;舌肌瘫痪而无舌肌萎缩和纤颤为大脑或皮质脑干束病变所致;严重病例可见上述脑干症状的集合,并伴四肢轻瘫及小脑性共济失调等。

5.感觉障碍

见于半数以上病例,可为疼痛、感觉异常等主观症状,痛温觉减退或缺失、深感觉障碍及龙贝格(Romberg)征,以及节段性和传导束性感觉障碍,肢体多见而面部少见,是病变累及脊髓、脑干和大脑感觉传导路或脊髓后根纤维的节段性装置所致。

6.共济失调

共济失调出现率约50%,表现为断续性言语、意向性震颤、共济失调步态及躯干节律性不稳等,病变位于小脑及其联系纤维;严重者轻微移动躯干或肢体可引发强烈不能控制的共济失调性震颤,病灶可能位于中脑被盖,并侵及齿状核-红核-丘脑束及邻近结构。查科(Charcot)三主征(眼球震颤、意向震颤、吟诗样或断续样语言)只见于部分MS晚期患者。小脑性共济失调可与感觉性共济失调并发,或小脑受累为主,或深感觉障碍为主,后者为累及脊髓后索或脑干内侧丘系。

7.发作性神经症状

发作性神经症状是MS较少见的特征性表现,疾病复发和缓解期均可出现,极少为首发症状,个别患者倾向于固定模式。卡马西平通常对控制症状十分有效。①最常见的发作性神经症状是构音障碍、共济失调、单肢痛性发作及感觉迟钝、多发性面肌痉挛、闪光、阵发性瘙痒和强直性发作等,持续数秒或数分钟,有时一日之内可反复发作,可表现为手、腕和肘部屈曲性肌张力障碍性痉挛,伴下肢伸直、感觉刺激等,过度换气可以诱发。②Lhermitter征:部分患者表现为颈部过度前屈时自颈部出现一种异常针刺样、串电样不适感,并沿肩背部或脊柱向下放散,可传导至大腿前侧或直达足部和小腿,是颈髓受累征象。Lhermitte征更像是一个症状,而不是体征,仅在少数MS患者中出现,并非MS特有,也见于其他颈髓病变。巴宾斯基(巴宾斯基)首先对一例颈髓外伤病例进行了描述,莱尔米特(Lhermitte)注意到该病征可见于MS,可能是脱髓鞘轴突对牵张或受压敏感性增高表现。③痛性强直性痉挛发作是发生于四肢的放射性异常疼痛及强直性痉挛,可因手指运动或刺激诱发,数十秒消失,在MS患者中常可与Lhermitte征并存。④发生于年轻人短暂性面部感觉缺失或三叉神经痛常提示MS,是三叉神经髓鞘及髓内纤维受累,归因于病灶内相邻脱髓鞘轴突间神经元接触传递或"对话"。⑤2%~3%的MS患者病程中有一次或反复癫痫发作,是邻近皮质的白质病灶所致。⑥严重而短暂的疲劳是MS另一特殊症状,发烧或疾病活动时更易发生。这些短暂性症状可突然出现,数日、数周或更长时间内频繁再发,然后可完全缓解,体现了复发的短暂性表现,很难确定是否代表一次恶化或出现一个新病灶。蒂格森(Thygessen)对60例MS患者105次恶化的分析提示,新症状仅占19%,其余仅是旧症状的一次再现。

8.精神障碍

MS患者可面对自己明显的神经功能缺陷而表现出欣快、兴奋等不适当反应,Charcot称之为"愚蠢的漠然",维尔皮安(Vulpian)称为"病态的乐观"。患者常可伴脑损害其他体征,某些病例是假性延髓性麻痹综合征的一部分,如强哭、强笑等。多数病例表现抑郁、易怒和脾气暴躁或淡漠、嗜睡、反应迟钝、重复语言、猜疑和迫害妄想等。疾病晚期也可规律地发生精神混乱状态,复发期的精神障碍发生率明显增高。

9.认知功能障碍

约半数MS患者可出现认知功能障碍,通常表现为保持性记忆丧失、近记忆障碍、持久注意力损害和智能低下等,实际上是完全性痴呆的表现。认知损伤与皮质下痴呆表现一致,晚期常以明显意志缺失的额叶综合征为特征。

10.自主神经功能障碍

如尿流不畅、尿急、尿频和尿失禁等,提示为脊髓受累,侵及骶髓而发生尿潴留者较少见。男性患者常可合并阳痿,如不特殊问及,患者可能不主动叙述而被遗漏。MS 患者也可发生半身多汗和流涎等。

由于 MS 病灶散在多发,中枢神经系统不同部位病变组合构成其临床症状谱。某些症状体征在 MS 中罕见,如失语症、偏盲、锥体外系运动障碍、严重肌萎缩和肌束颤动等,出现这些症状体征常提示可能不是 MS。

(四)罕见症状

有些患者以罕见症状及非常规方式起病,导致诊断困难。

(1)年轻患者出现典型三叉神经痛,可为双侧性,其后出现面部感觉缺失或其他体征而确诊 MS。

(2)有些患者出现臂痛、胸痛或腰骶部疼痛,是痛觉传导路病变刺激所致,常使诊断困难,直至发现新病灶才可确诊。

(3)起病较急的右侧偏瘫和失语,易误诊为脑卒中,当出现脑和脊髓的其他症状和体征才得以确诊。

(4)有些患者表现缓慢进展的偏瘫,颇似脑胶质瘤。

(5)MS 患者可于复发期发生昏迷,最后常导致死亡。

(6)可在长期病程中仅表现反复非致残性脊髓型发作。

(7)有的患者以精神错乱伴嗜睡为首发症状,其后病情复发,出现小脑和脊髓症状。

(8)可表现缓慢智力减退伴缓慢进展的轻度小脑性共济失调。

(9)可以迅速进展的上行性下肢瘫痪起病,伴尿便障碍和骶部剧痛,反射消失,颇似脊髓病变,CSF-MNC数为数十个$\times 10^6$/L,2 年后症状缓解,可重新行走。

(10)晚发型于 50～60 岁起病,症状和体征完全符合 MS 临床诊断标准,一些病例表现如缓慢进展的颈髓病。

本病临床症状体征多样性取决于不同部位脱髓鞘病灶及病变程度,临床常见下肢轻截瘫、感觉异常、视力障碍、复视、眼震、构音障碍、意向性震颤、共济失调、深感觉障碍、膀胱功能障碍和情感反应异常等。MS 病变的空间多发性(散在分布于 CNS 的多数病灶)及时间多发性(病程中复发缓解)构成其症状、体征及临床经过的主要特点。

六、MS 变异型

MS 变异型包括急性多发性硬化、MS 合并周围神经病、视神经脊髓炎和席尔德(Schilder)弥漫性硬化等。

(一)急性多发性硬化

急性多发性硬化是针对慢性复发缓解型 MS 而言。马尔堡(Marburg 年)(1906)报告 1 例急性 MS,故该型也称"Marburg 变异型"。以往曾有人认为急性 MS 短暂的病程与急性播散性脑脊髓炎(ADEM)迁延型一致,后者是一种急性单相性疾病,可持续 4～8 周及以上,但目前多认为两者并不完全相同。急性 MS 大体病理可见 MS 典型斑块,组织学显示许多同期斑块,静脉周围脱髓鞘区融合较明显,少数病灶形成空洞,较典型 MS 和 ADEM 的病损严重。

临床表现:①极少数急性 MS 患者表现为高度恶化型,突然起病,表现大脑、脑干和脊髓症状,数周内患者呈现昏睡、昏迷及去大脑状态,伴脑神经受损,通常为无任何缓解的单向进行性病程,发病后数月内死亡。国外作者曾描述急性致死型 MS 病例,可在发病数周至 2 个月死亡,病前未患过疹病,无预防接种史,通常脑脊液细胞反应明显,有些儿童及青少年急性 MS 病例是非致命的,也有些患者数月后意外痊愈。②有些患者出现复发,其后呈典型 MS 临床过程,但可有急性恶化的相似症状发作,复发多见于发病第一年和中年患者。诊断根据患者临床表现,脑和脊髓 MRI 显示多发的 T2WI 高信号,有增强效应,CSF 通常寡克隆带缺如,淋巴细胞中度增多,确诊需病理证实。应与脑血管炎性病变鉴别。多数急性 MS 患者对静脉注射大剂量皮质类固醇反应良好,但有些患者反应不良,甚至病情恶化。坎特(Kanter)等人报道,血浆交换可使病情迅速改善,ADEM 也有同样疗效,但多数急性脊髓炎对此治疗无反应。

(二)MS 合并周围神经病

MS 患者可合并多发性神经病或多发性单神经病,可因脊髓及周围神经同时发生自身免疫性脱髓鞘病变所致,后者可表现为慢性炎症性多发性神经病,根性或周围神经运动和感觉症状可由侵及神经根进入脊髓区或离开腹侧白质纤维脱髓鞘而引起。

七、临床分型

(一)按病程分型

MS 可分为以下五型,该分型与 MS 治疗决策有关(表 8-2)。

表 8-2　MS 与治疗决策有关的临床病程分型

病程分型	临床表现
复发缓解型 MS(R-RMS)	临床最常见,约占 85%,疾病早期出现多次复发和缓解,可急性发病或病情恶化,之后可恢复,两次复发间病情无进展
继发进展(SP)型 MS	R-RMS 患者经过一段时间可转为此型,患病 25 年后 80% 的患者转为此型,病情进行性加重不再缓解,伴或不伴急性复发
原发进展型 MS	约占 10%,起病年龄偏大(40~60 岁),发病后轻偏瘫或轻截瘫在相当长时间内缓慢进展,发病后神经功能障碍逐渐进展,出现小脑或脑干症状,MRI 显示造影剂钆(gadolinium)增强病灶较继发进展型 MS 少,CSF 炎性改变较少
进展复发型 MS	临床罕见,在原发进展型 MS 病程基础上同时伴急性复发
良性型 MS	约占 10%,病程呈现自发缓解

(二)按临床表现分型

1.急性型

起病急,发热;组织病理学显示多数同期斑块和小静脉周围脱髓鞘区融合;少数重症患者出现昏睡、昏迷或去大脑状态,伴脑神经和皮质脊髓束受损,常在数周至数月内死亡,部分患者可恢复,转变为复发缓解型 MS。

2.发作型

最常见共济失调和构音障碍,还可见肢体强直、感觉异常、运动障碍和复视等发作,有时每日可发作数次。

3.肿瘤型

较少见,常见于儿童及年轻人,患者表现头痛、癫痫发作、失语、局灶性运动和感觉障碍,以及颅内压增高症状和体征。最初 MRI 表现支持原发性脑瘤,MRI 典型表现为单发的中至大的 T2WI 高信号脱髓鞘病灶,急性期显示环状增强,通常需立体定向或开颅活检才能确诊。

4.良性型

隐袭起病或短暂发作后永久缓解,无神经系统体征,仅于 MRI 检查或尸检时发现。

(三)按病变部位分型

1.脊髓型

亚洲及我国多见,急性、慢性或暴发性起病,表现完全或不完全性中枢性截瘫、四肢瘫或脊髓半离断,呈横贯性或节段性感觉障碍、疼痛、麻木及束带感,可有 Lhermitte 征、痛性强直性痉挛发作、尿便及性功能障碍等。

2.脑干或脑干小脑型

表现周围性或中枢性面瘫、三叉神经痛、眩晕、耳聋及眼球震颤,少数患者出现复视、眼外肌麻痹、核间性眼肌麻痹和吞咽困难等,可有小脑性共济失调、Charcot 三主征。

3.大脑半球型

较少见,表现精神症状或智能障碍,如欣快、抑郁、人格改变、精神错乱和强哭强笑等,少数出现癫痫发作、单瘫、偏瘫、失语和皮质盲等。

八、辅助检查

(一)脑脊液检查

尽管近年来神经影像学技术如 CT、MRI 及诱发电位等取得长足进步,为 MS 临床诊断提供了有力手段,但 CSF 检查在 MS 临床及研究方面的重要性仍是其他方法无法取代的。

1.脑脊液单个核细胞(CSF-MNC)计数

患者 CSF-MNC 计数正常或轻度增高,一般在 $15×10^6/L$ 以内。约 1/3MS 患者,尤其是急性起病或恶化病例可有轻到中度 CSF-MNC 增多,通常不超过 $50×10^6/L$,超过此值应考虑其他疾病。脑干严重脱髓鞘时,可达到或超过 $100×10^6/L$,暴发型病例多形核白细胞比例较大,CSF 细胞增多是衡量疾病活动的唯一指标。

2.检测 IgG 鞘内合成

(1)CSF-I 扣指数:约 40% 的 MS 患者 CSF 总蛋白含量轻度增高,超过 1.0 g/L 者罕见,可考虑其他疾病;约 2/3 的 MS 患者 IgG 比例增高,超过总蛋白 12%;70% 以上患者 CSF-IgG 指数增高。CSF-IgG 指数表示为:(CSF-IgG/S-IgG)/(CSF-Alb/S-Alb)[S 代表血清,Alb 代表白蛋白]。IgG 指数,0.7 提示 CNS 内 IgG 合成。测定这组指标也可计算 CNS 24 小时 IgG 合成率,其意义与 IgG 指数相似。IgM 测定也有一定意义,但因含量微、检测困难及阳性率低,诊断价值有限。

(2)寡克隆带(oligoclonal bands, OB):已证明 MS 患者 CSF-IgG 增高是 CNS 内合成,在琼脂糖凝胶电泳中表现异常分离的区带寡克隆 IgG 带,是 MS CSF 常规诊断方法和重要免疫学指标。通过琼脂糖等电聚焦和免疫印迹技术、双抗体过氧化物酶标记及亲和素-生物素放大系统,可使 OB 阳性检出率在 95% 以上。

OB 检测需 CSF 与血清并行检查,如 CSF 和血清同时出现类似区带并不提示鞘内 IgG 合成,只有 CSF 存在而血浆缺如才是寡克隆区带。需强调的是,CSF 寡克隆区带并非 MS 特异性改变,在莱姆(Lyme)病、神经梅毒、亚急性硬化性全脑炎(SSPE)、人类免疫缺陷病毒(HIV)感染和多种结缔组织病患者的 CSF 中,也可检出,因此诊断需密切结合临床,对结果解释也需慎重,在 MS 临床上与这类疾病不难区别。检出 CSF-OB 对诊断早期或非典型 MS 更有帮助。穆兰(Moulin)等人认为,MS 首次发作即出现 CSF-OB 可能预示慢性复发性 MS。目前,CSF-IgG 指数和 CSF-OB 测定是 MS 最可靠的实验诊断方法。

3.放射免疫分析(RIA)

放射免疫分析(RIA)证明,许多急性期 MS 患者 CSF 含高水平 MBP,慢性进行性 MS 患者 MBP 水平较低或正常,缓解期也正常。因 MBP 水平增加也见于脑梗死等髓鞘破坏病变,检测又需特殊设备和试剂,所以它在诊断性试验中应用不广。已经证明,MS 患者 CSF 中髓鞘素组分,如 MBP、PLP、MAC 和 MOG 等抗体,生成细胞数明显增多,CSF 中 MBP、PLP 多肽片段的自身应答性 T 细胞数也在增加。MS 是一种器官特异性炎症性疾病,CSF 又紧邻炎症攻击的 CNS 靶器官,并易于获得,故检测 CSF 免疫细胞及免疫分子成为研究 MS 免疫发病机制的最佳途径。

(二)诱发电位检查

MS 早期或 MS 脊髓型,当临床资料提示 CNS 仅有一个病灶时,视觉诱发电位(VEP)、脑干听觉诱发电位(BAEP)和体感诱发电位(SEP)等检查,以及视觉刺激知觉延迟、眼电图、眨眼反射及视觉图像闪光融合等可确定无症状病灶存在。国外报道,VFP 异常见于约 80% 的临床确诊 MS 患者和约 60% 的临床可能或可疑 MS 患者。SEP 的相应数值为 69% 和 51%,BAEP(通常为波内潜伏期延长或第 5 波幅降低)分别为 47% 和 20%。在哈利迪(Halliday)和麦克唐纳(McDonald)的系列研究中,50%～90% 的 MS 患者有一项或多项试验异常。

(三)CT 扫描和 MRI 成像

1.CT 扫描

偶可意外显示脑部病损,双倍剂量造影剂和注药后 1 小时延迟 CT 扫描可提高 MS 病情恶化时病灶显示率。应注意两点。

(1)急性斑块可显示强化的环状病灶,类似脓肿或肿瘤。

(2)类固醇治疗后脑室旁病灶可变得不明显,颇似 CNS 淋巴瘤。

2.MRI 成像

MRI 是检出 MS 病变高敏感性的理想方法,可发现小脑、脑干、视神经和脊髓的无症状性 MS 斑块,不仅可进行 MS 定位及定性诊断,连续 MRI 检查还可动态观察病灶进展、消退及转归,还可用于药物疗效评价。MS 的 MRI 表现如下。

(1)侧脑室周围、半卵圆中心、胼胝体、胼胝体与脑室间可见类圆形或融合性斑块,T1WI 低信号,T2WI 高信号,大小不一,常见于侧脑室前角和后角周围(图 8-1),大融合性斑块多累及侧脑室体部,脑干、小脑、脊髓可见不规则斑块。

(2)病程较长伴脑室系统扩张、脑沟增宽等脑白质萎缩征象。

(3)T2WI 显示大脑白质 MS 斑块较好,质子密度加权像显示脑干和小脑斑块较清晰,

T1WI 可鉴别 MS 陈旧与新鲜斑块,前者 T1WI 呈明显低信号,注射 Gd-DTPA 后不强化,后者呈模糊等信号,有显著强化效应。斯图尔特(Stewart)等人(1987 年)发现 80％确诊的 MS 病例 MRI 显示多灶病损;在奥默罗德(Ormerod)等人的 114 例临床确诊 MS 患者中,除 2 例外均发现脑室旁 T2WI 异常信号,除 12 例外均发现大脑白质分散病灶。脑室旁 T2WI 高信号可见于多种病理过程,甚至正常老年人,但后者改变常较轻微,T2WI 显示数个不对称界限清楚、紧邻脑室表面病灶常提示 MS,与纤维束走行一致的放射性分布脱髓鞘区更有诊断意义,急性期病灶有增强效应。

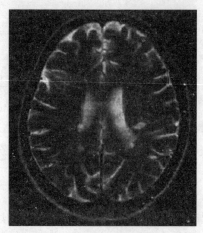

图 8-1　多发性硬化 MRI 示 T2WI 侧脑室周围白质多发性斑块

总之,MS 诊断需要提供时间上和空间上的离散性病灶的证据,CSF-MNC 数、IgG 指数和 OB 检测可提供 MS 的免疫学证据,诱发电位、CT 和 MRI 检查可发现 MS 亚临床病灶,但没有任何一项实验室、电生理及神经影像学检查可以单独作为完全可靠的 MS 诊断依据。

九、诊断及鉴别诊断

(一)诊断

复发缓解型 MS 的病史及症状体征提示 CNS 有一个以上的分离病灶,是长期以来指导临床医生诊断 MS 的准则。然而,近年来磁共振成像和诱发电位等可以识别临床不明显的病损,使 MS 诊断不再只依靠于临床标准。目前,国内尚无 MS 的诊断标准,长期以来沿用国外标准,如 Schumacher、麦克唐纳和 Poser 等人的诊断标准。

1.Schumacher 诊断标准

Schumacher(1965 年)临床确诊 MS 诊断标准:

(1)病程中有 2 次或 2 次以上缓解复发,间隔 1 个月,或呈进展型,病程 6 个月。

(2)有 2 个及以上病变体征。

(3)病变主要在神经系统白质。

(4)发病年龄 10～50 岁。

(5)排除其他病因。

2.麦克唐纳(1977 年)诊断标准

(1)确诊的 MS:经尸体解剖确定。

(2)临床确诊 MS：①病史中有 2 次或 2 次以上缓解复发。②CNS 有 2 个或 2 个以上分离性病灶的体征。③病变主要在 CNS 白质。④发病年龄 10～50 岁。⑤体征或症状存在的时间超过 1 年。⑥排除其他病因。

(3)早期可能或潜伏期 MS：①提示 MS 的一次发作，CNS 有 2 个或 2 个以上分离性病灶体征。②呈复发缓解型病程，仅 1 个与 MS 有关的病灶体征。

(4)进展性可能 MS：①进行性截瘫病史。②CNS 有 2 个或 2 个以上分离性病灶的体征。③排除其他病因。

(5)进展性可疑 MS：①进行性截瘫病史。②仅有 1 个病灶体征。③排除其他病因。

(6)推测的 MS：提示 MS 的一次发作，无病灶体征或仅有 1 个病灶体征，或者单侧或双侧复发性视神经炎，伴视神经以外的另一次发作，但无视神经以外的病灶体征。

3.Poser(1983 年)诊断标准(表 8-3)

表 8-3　Poser(1983 年)MS 诊断标准

诊断分类	诊断标准(符合其中 1 条)
1.临床确诊 MS	①病程中两次发作和两个分离病灶临床证据
	②病程中两次发作，一处病变临床证据和另一部位病变亚临床证据
2.实验室检查支持确诊 MS	①病程中两次发作，一个临床或亚临床病变证据，CSF-OB/IgG
	②病程中一次发作，两个分离病灶临床证据，CSF-OB/IgG
	③病程中一次发作，一处病变临床证据和另一病变亚临床证据，CSF-OB/IgG
3.临床可能 MS	①病程中两次发作，一处病变的临床证据
	②病程中一次发作，两个不同部位病变临床证据
	③病程中一次发作，一处病变临床证据和另一部位病变亚临床证据
4.实验室检查支持可能 MS	病程中两次发作，CSF-OB/IgG，两次发作需累及 CNS 不同部位，需间隔至少一个月，每次发作需持续 24 小时

注：CSF-OB/IgG 表示 CSF 寡克隆带阳性或 CNS 内 IgG 合成增加(CSF-IgG 指数增高)人。

(1)临床确诊 MS：①病程中有两次发作和两个分离病灶的临床证据。②病程中有两次发作，有一处病变的临床证据和另一不同部位病变的亚临床证据。

应注意两次发作必须涉及 CNS 不同部位，至少间隔 1 个月，每次发作至少持续 24 小时。某些病史资料也可作为两处病变之一的临床证据，如 50 岁以下患者出现 Lhermitte 征，放射线检查已除外颈椎病；因严重位置觉、实体觉缺失使手运用不灵；50 岁之前发生的典型视神经炎，视力丧失并伴眼球运动疼痛，或视力未完全丧失，但有视野缺损和辨色力障碍；有复视而无甲状腺疾病及先期眼眶外伤，当物体靠近任何一只眼睛时复视消失；40 岁以前发生的三叉神经痛；等等。以病史材料作为病变临床诊断证据必须慎重，如医生未亲自观察到上述发作，需有患者亲友加以证实。高温诱导试验、诱发电位、脑部 CT 和 MRI 检查也是获取 CNS 病变的亚临床证据方法，神经心理学鉴定发现 50 岁以下患者有肯定的认知缺陷对诊断本病也有帮助。表现缓解复发病程的典型病例诊断可能很少有疑义，但应注意其非典型临床经过及症状特点，如急性型、隐匿起病及缓慢进展病例，以及缺乏视神经炎等典型症状的患者。

(2)实验室检查支持确诊 MS(laboratory-supported definite MS，LSPMS)：指 CSF-IgG

寡克隆带或 CSF-IgG 合成增加，患者血清无寡克隆带，血清 IgG 水平为正常范围，需除外梅毒、亚急性硬化性全脑炎（SSPE）、类肉瘤病和胶原血管病等。

诊断标准：①病程中有两次发作，有一个临床或亚临床病变证据，CSF-OB 阳性或 CNS 内 IgG 合成增加（表示为 CSF-OB/IgG）；②病程中有一次发作，两个分离病灶的临床证据，并有 CSF-OB/IgG；③病程中有一次发作，有一处病变的临床证据和另一不同部位病变的亚临床证据，并有 CSF-OB/IgG。

应注意病史资料不能作为临床或亚临床证据。第一次检查时的两处病变必须不同时间存在，至少间隔一个月，这种时间间隔的要求旨在尽量不把急性播散性脑脊髓炎包括在内。进展型患者最初出现轻截瘫时，不应同时存在视神经受累的临床或亚临床证据，若两者同时存在，且病情稳定进展至少 6 个月以上，应诊断为 MS。

（3）临床可能 MS(clinical probable MS，CPMS)：①病程中有两次发作和一处病变的临床证据，这两次发作必须涉及 CNS 不同部位，病史材料不能作为病灶的临床证据；②病程中有一次发作和两个不同部位病变的临床证据；③病程中有一次发作和一处病变的临床证据和另一不同部位病变的亚临床证据。

（4）实验室检查支持可能 MS(LSPMS)：病程中有两次发作和 CSF-OB/IgG，两次发作需累及 CNS 不同部位，间隔至少一个月，每次发作持续 24 小时。

4.关于我国 MS 临床诊断标准的建议

从上述 Schumacher、麦克唐纳和 Poser 等三个诊断标准，可一窥 MS 临床诊断的发展沿革，随着检测手段的进步，诊断可靠性也在提高。目前，Poser 诊断标准被国际上广泛采用，实验室指标具有较好的预见性，VEP、BAEP、CSF-IgG 指数和 CSF-OB 可使 90% 临床可能 MS 病例上升为实验室检查支持确诊 MS。然而，无论是从临床应用还是研究角度出发，都应尽量减少分类层次，便于临床及实验研究减少分组，尽量多地纳入临床确诊病例。麦克唐纳和 Poser 标准都显得烦琐。实际上，相对于病理确诊而言，症状体征和实验室、电生理、影像学证据均应属于临床确诊，不能完全满足该标准为临床可能。目前，国内外临床确诊 MS 都纳入 CSF-OB/IgG 标准，这几乎成为公认的惯例，并视为临床确诊的必要条件。1982 年，华盛顿 MS 诊断专题会议新诊断标准方案，将 CSF-OB 和 CSF-IgG 指数或 24 小时鞘内 IgG 合成率定为实验室指标，将诱发电位、CT 或 MRI 定为亚临床隐匿性病灶证据。鉴于此，建议简化 MS 诊断标准，除病理确诊外，将临床诊断标准划分为两类（表 8-4）：

表 8-4　建议的 MS 分类标准

诊断分类	诊断标准
1.临床确诊 MS(Clinical definite MS，CDMS)	①病程中有两次或两次以上发作，CNS 有两个或两个以上分离病灶的临床证据，CSF-OB/IgG（＋）
2.临床可能 MS(Clinical probable MS，CPMS)	①病程中两次发作（不需是 CNS 不同部位），一处病变临床证据
	②病程中一次发作，两个不同部位病变临床证据
	③病程中一次发作，一处病变临床证据，另一病变亚临床证据，CSF-OB/IgG 均为（＋）或（－）。符合其中 1 条即可

注：病变亚临床证据是经 CT、MRI、VEP 和 BAEP 证实者。

(1)临床确诊 MS(Clinical definite MS，CDMS)：①病程中有两次或两次以上发作；②CNS 有两个或两个以上分离病灶的临床证据；③CSF 寡克隆带阳性及/或 CSF-IgG 指数增高(CSF-OB/IgG)。

(2)临床可能 MS(Clinical probable MS，CPMS)：①病程中有两次发作和一处病变的临床证据，两次发作并非必须涉及 CNS 的不同部位；②病程中有一次发作和两个不同部位病变的临床证据，或病程中有一次发作和一处病变的临床证据和另一不同部位病变的亚临床证据(经 CT、MRI、VEP 和 BAEP 等证实)；③有或无 CSF-OB/IgG。

该建议标准体现 MS 作为 CNS 炎症性脱髓鞘性自身免疫疾病的两个临床特点，CNS 在多数病灶及病程中缓解-复发，也突出了 MS 的免疫学特点，CSF-IgG 指数增高及 CSF 寡克隆带。该标准可简化地表示为 2-2(+)和 2-1(+&-)：①临床确诊 MS(CDMS)：2-2(+)，即 2 次发作和 2 个病灶，CSF-OB/IgG(+)。②临床可能 MS(CPMS)：2-1(+&-)，即 2 次发作和 1 个病灶或 2 个病灶和 1 次发作，CSF-OB/IgG(+)或(-)。

多数 MS 患者年轻，生活正面临许多重要抉择，如教育、结婚和子女等，诊断需周密慎重。主要依据临床表现，结合必要的实验室、电生理及 MRI 检查，切忌轻率地把 MS 标签贴在患者身上，可导致医生注意力转移，将以后出现的任何神经事件都用 MS 解释，不考虑其他可能治愈的疾病。

(二)鉴别诊断

(1)急性播散性脑脊髓炎(ADEM)，是急性炎症性脱髓鞘性或坏死性病变，ADEM 患者相对年轻，发病快，多有前驱病毒感染或疫苗接种史，表现广泛的 CNS 病变，出现多灶性神经功能障碍，呈自限性和单相性病程；可有发热、脑膜炎、意识障碍或昏迷等，MS 罕见；BBB 明显受损，幕下病变多见。98%的患者 MRI 显示脑室周围白质受累，40%有丘脑病变，可累及胼胝体，MS 很少累及丘脑和胼胝体。

(2)某些 MS 患者首发症状类似急性迷路性眩晕或三叉神经痛，经细致的神经系统检查可发现脑干受损体征，CSF 检查可能有帮助。亚急性进展病例累及传导束和脑神经可误诊脑干神经胶质瘤，病情缓解或 MRI 追踪可确诊，有些病例脑干症状可显著缓解。

(3)系统性红斑狼疮(SLE)、Sjögren 综合征、硬皮病、混合型结缔组织病和原发性胆管硬化等在 CNS 白质中可出现多发病灶，系统性红斑狼疮(SM)可有复发。5%～10%的 MS 患者可检出抗核抗体或抗双链 DNA 抗体，MS 可与 SLE 并发。MRI 狼疮病灶与 MS 斑块类似，视神经和脊髓反复受累，临床连续发作类似 MS，狼疮病理损害为小梗死灶，少数病例可见炎性脱髓鞘。神经白塞病(Behcet 病)表现多灶性脑病症状，临床特征是反复发作虹膜睫状体炎，脑膜炎，口腔及生殖器黏膜溃疡，关节、肾和肺部症状，等等；单纯以神经症状发病者较难确诊。临床已注意到虹膜睫状体炎与 MS 的联系，但有些病例后来证明为脑淋巴瘤。

(4)多发性脑海绵状血管畸形和小的脑干动静脉畸形伴多次出血发作，脑膜血管梅毒、某些少见的脑动脉炎可类似 MS 发作，血管造影可阴性，MRI 见小血管病变周围血液产物可证实诊断。神经系统以外结节性动脉周围炎或血管炎可产生类似 MS 多灶损害，有些少见病例表现复发性神经症状或类固醇反应性脊髓炎，鉴别困难，CSF-MNC 可达 100×10^6/L 或更多。

(5)地中海地区慢性型布鲁杆菌病、遍及北美和欧洲的莱姆病(Lyme Disease，LD)均可导致脊髓病或脑病,影像学可见多发性白质病变。神经 Lyme 病除特征性慢性游走性红斑(ECM),30%～50%病例在 ECM 后 2～6 周发生脑膜炎、脑炎、脑神经炎、运动和感觉神经炎等神经症状。急性传染病史和流行病史是重要鉴别点。

(6)MS 脊髓型表现进行性痉挛性截瘫伴不同程度后索损害,易与颈椎病脊髓型混淆,但颈椎病患者常可见到由脊神经根受累所致的颈部根性痛、颈椎固定和肌萎缩,MS 少见。反之,腹壁反射消失、阳痿,膀胱功能障碍常见于脱髓鞘脊髓病早期,颈椎病不发生或晚期发生。颈椎病 CSF 蛋白明显增高,MS 主要是 IgG 指数增高和出现 CSF 寡克隆带。最终判定 MS 脊髓型或颈椎病所致脊髓压迫靠 MRI 和 CT 脊髓造影,应注意急性脊髓炎 MRI 可见脊髓局部肿胀,有的患者因此做了毫无意义的椎板切除术。

(7)热带痉挛性截瘫(tropic spastic paraplegia, TSP)或人类嗜 T-细胞病毒-Ⅰ型(HTLV-Ⅰ)相关脊髓病(HAM),是 HTLV-Ⅰ感染后自身免疫反应。临床及检查颇似 MS,如 35～45 岁发病,女性稍多,CSF 细胞数可增多,淋巴细胞为主,多数患者 CSF 可见寡克隆带,VEP 多表现单侧或双侧 P_{100} 潜伏期延长或伴波幅降低,BAEP 表现波间潜伏期轻、中度延长,偶见单个波幅消失或降低,SEP 提示脊髓内传导阻滞。与 MS 鉴别点:①隐袭发病后病情进行性加重;②突出特点是痉挛性截瘫,双下肢疲乏沉重,伴腰骶部疼痛,针刺或烧灼样向足部放射,多双侧受累,可先累及上肢;③部分患者首发症状是尿急、尿频和阳痿,下肢感觉异常,数月或数年后下肢力弱加重,痉挛步态,无明显肌萎缩,感觉异常逐渐减轻,括约肌功能障碍日趋明显;④肌电图和神经传导速度多正常或轻度神经源性损害;⑤放免或 ELISA 可检出血清和脑脊液 HTLV-Ⅰ抗体。

(8)肌萎缩侧索硬化(ALS)表现为肌萎缩、肌束震颤及四肢锥体束征,无感觉障碍,发病年龄较晚,慢性进行性病程,易于鉴别。

(9)脊髓亚急性联合变性(SCD)特征性表现为先出现对称性后束受累,再出现侧束受累,血清维生素 B_{12} 水平降低,胃酸缺乏,巨细胞性贫血,希林(Schilling)试验可确定维生素 B_{12} 吸收障碍。

(10)扁平颅底与颅底凹陷症常合并发生,特点是:①多在成年后起病,缓慢进行性加重;②患者常有短颈,后发际低,颈部活动稍受限,声音嘶哑、吞咽困难、构音障碍和舌肌萎缩等后组脑神经症状,枕项部疼痛,颈强直,上肢麻木、肌萎缩和腱反射减弱等颈神经根症状,四肢无力、瘫痪及锥体束征、吞咽和呼吸困难等上颈髓及延髓症状,眼球震颤和小脑性共济失调等小脑症状,少数患者有椎基底动脉供血不足、颅高压症状;③可合并小脑扁桃体下疝畸形、导水管狭窄和脊髓空洞症等。④X 线摄片测量枢椎齿状突位置是确诊本病的重要依据。

(11)阿诺德-基亚里(Arnold-Chiari)畸形(不伴脊髓脊膜突出)可误诊为 MS。该畸形临床特点是:①延髓和上颈髓受压症状,如偏瘫或四肢瘫、腱反射亢进、锥体束征阳性、感觉障碍、尿便障碍和呼吸困难等。②脑神经和颈神经根症状如面部麻木、复视、耳鸣、听力障碍、构音障碍、吞咽困难和枕下部疼痛。③眼球震颤及步态不稳等小脑症状。④头痛和视盘水肿等颅高压症。⑤脑干及上段颈髓受压,周围蛛网膜粘连增厚形成囊肿,延髓和颈髓可因受压缺血及脑脊液压力影响而形成继发性脊髓空洞症,出现相应症状。⑥头部 MRI 矢状位可清晰显示小脑扁桃体下疝及继发囊肿、脊髓空洞症等,是诊断的重要依据。还应注意 MS 与枕大孔、桥小脑角、斜坡和后颅窝肿瘤导致的神经综合征鉴别。有时一个孤立的脑干病变可给人以播散性病灶的印象,误认为是脑干、小脑、低位脑神经及上位颈髓等多部位症状和体征。应掌握的准则是,当患者所有症状和体征能被脑-脊髓轴一个区域病损解释时,则不应做出 MS 诊断。

(12)遗传性共济失调常可通过家族发病及相关遗传特征、隐匿起病、缓慢稳定进展和固定临床表现加以区别;腹壁反射和括约肌功能可不受损,通常有弓形足、脊柱后侧凸和心脏疾病等支持遗传病的诊断。

(13)大脑淋巴瘤包括较常见的血管中心淋巴瘤,其脑室旁病损在 MRI 可与 MS 斑块极类似,并导致 CNS 多灶性、复发性和类固醇反应性疾病,但 CSF 中寡克隆带缺如。

十、治疗

多年来,MS 的许多治疗方法被认为是成功的,但必须注意到该病自然缓解的特性。目前,多数治疗方法都基于 MS 作为器官特异性自身免疫病的假说,由于迄今尚未找到 MS 特有的免疫异常证据,目前治疗的主旨在于抑制炎症性脱髓鞘病变进程,防止急性期病变进展恶化及缓解期复发,晚期采取对症及支持疗法,减轻神经功能障碍。治疗方法的选择主要依据病程分类,即复发缓解型 MS 和进展型 MS。

(一)复发缓解型 MS 治疗

1.促皮质素及皮质类固醇类

主要治疗 MS 急性发作及复发,有抗炎、免疫调节、恢复血脑屏障(BBB)功能、减轻水肿及改善轴索传导等作用,缩短急性期和复发期病程。已证明对临床症状体征和 MRI 显示病损有作用。主张大剂量短程疗法,近期有效率达 74.8%,远期疗效尚不确定。临床常用药物如下。

(1)甲泼尼龙:显效较快,作用持久,不良反应较小,促进急性发作的恢复优于 ACTH 及其他皮质类固醇制剂,近年有取代后者的趋势。中度至严重复发病例可用 1 000 mg/d 加于 5% 的葡萄糖500 mL中静脉滴注,3~4 小时滴完,连用 3~5 天为一个疗程。继以泼尼松 60 mg/d 口服,12 天后逐渐减量至停药。

(2)促肾上腺皮质激素:20 世纪 70 年代至 80 年代很流行,可促进复发的恢复。80 U/d 静脉滴注或肌内注射1 周,减量为 40 U/d,用 4 天;20 U/d,4 天;10 U/d,3 天。

(3)泼尼松:80 mg/d 口服 1 周,减量为 60 mg/d,用 5 天;40 mg/d,5 天;以后每 5 天减 10 mg,4~6 周为1疗程。

(4)地塞米松:30~40 mg 加入生理盐水 50 mL 中静脉缓慢推注,5 分钟内注完,短时间使血药浓度达到高水平,迅速有效抑制免疫活性细胞,缓解临床症状,1~2 次可望完全控制急性发作。此药不良反应较大,半衰期较长,对水电解质代谢影响较大。为避免复发可在第 1、3、5、8 和 15 天注射 5 次。也可用地塞米松 20 mg 加氨甲蝶呤 10 mg 鞘内注射,对急性发作及重症者效果好,可 1 周后再行第 2 次注射。

皮质类固醇应用大剂量很重要,如大剂量甲泼尼龙冲击疗法对终止或缩短急性、亚急性MS 或ON 恶化有效,也可口服泼尼松 60~80 mg/d,优点是无须住院。临床经验提示,严重发作尤其是脊髓炎对大剂量静脉给药反应迅速,但急性恶化 MS 可无反应,有些患者疗程结束后一个月或更长时间疗效不明显,无明显可影响病程或预防复发的证据,皮质类固醇用药时间通常限制在 3 周内,如症状反复可延长用药时间。短期用药很少产生不良反应,可有失眠、抑郁、急躁等,超过数周易出现肾上腺皮质功能亢进,如高血压、高血糖、糖尿病失控、骨质疏松、髋臼无菌性坏死、白内障和较少见的胃肠道出血和结核病活动,适量补钾是必要的。经验表明,类固醇隔日用药几乎无效,连续口服易耐受,每月一次大剂量类固醇静点药脉冲疗法可使某些患者免于复发。

2.β-干扰素疗法

三种类型干扰素(interferon,IFN)即 IFN-α、IFN-β 和 IFN-γ 均曾用于 MS 治疗。IFN-α 和 IFN-β 称为 I 型干扰素,分别由白细胞和成纤维细胞产生,有较强的抗病毒作用;IFN-γ 为 II 型干扰素,由 T 细胞产生,有较强免疫调节作用。MS 患者非特异性抑制细胞效应明显减低,IFN-α 及 IFN-β 可增强抑制功能;IFN-γ 可增强 MS 病灶中活性小胶质细胞和血管周围浸润细胞表达 MHC-II,使病情加重。IFN-β 有免疫调节作用,IFN-β_{1a} 和 IFN-β_{1b} 两类重组制剂已作为治疗 R-RMS 推荐用药在美国和欧洲被批准上市。IFN-β_{1a} 是糖基化重组哺乳动物细胞产物,氨基酸序列与天然 IFN-β 相同,IFN-β_{1b} 是非糖基化重组细菌细胞产物,17 位上丝氨酸为半胱氨酸所取代。

IFN-β_{1a} 治疗 MS 首次发作可用 22 μg 或 44 μg,皮下注射,1～2 次/周;确诊的 R-R MS,22 μg,2～3 次/周。耐受性较好,发生残疾较轻。IFN-β_{1b} 为 250 μg,隔日皮下注射。IFN-β_{1a} 和 IFN-β_{1b} 均需持续用药 2 年以上,通常用药 3 年疗效下降。常见不良反应为流感样症状,持续 24～48 小时,2～3 个月后通常不再发生。IFN-β_{1a} 可引起注射部位红肿及疼痛、肝功能损害及严重变态反应如呼吸困难。IFN-β_{1b} 可引起注射部位红肿、触痛,偶引起局部坏死、血清转氨酶轻度增高、白细胞计数减少或贫血。妊娠时应立即停药。

IFN-β 主要用于 MS 缓解期治疗,剂量应个体化。两类 IFN-β 均可减少 MS 临床复发率和 MRI 显示的疾病活动,耐受性均较好,患者对 IFN-β_{1a} 耐受似乎更好。38％的患者用药 3 年后疗效下降,治疗 1 和 2 年后分别有 14％和 22％的患者血清 IFN-β_{1a} 中和活力降低。IFN-β 疗法理想的治疗时机、持续时间、长期疗效及哪种制剂疗效更好等问题有待解决,长期用药风险未定,轻症患者慎用,对每例患者应行药物风险及疗效评估。重组 IFN-α_{2a} 治疗 R-RMS 停药 6 个月复发,说明疗程应更长。IFN-β_{1b} 研究提示患者治疗反应可持续 5 年。6 个月内病情持续进展和血清出现 IFN-β 中和抗体为停药指征。

3.醋酸格拉太咪尔

醋酸格拉太咪尔(glatiramer acetate),也称为 Copolymer I,用量 20 mg,1 次/天,皮下注射。本药是人工合成的亲和力高于天然 MBP 的无毒类似物,是 L-丙氨酸、乙谷氨酸、L-赖氨酸和 L-酪氨酸以 6.0∶1.9∶4.7∶1.0 mol/L 浓度比偶然合成的多肽混合物,免疫化学特性模拟抗原 MBP,作为"分子诱饵"进行免疫耐受治疗,可作为 IFN-β 治疗 R-RMS 的替代疗法,国际 MS 协会推荐醋酸格拉太咪尔和 IFN-β 作为 MS 复发期的首选治疗方法。本药耐受性较好,但注射部位可产生红斑,约 15％的患者注射后出现暂时性面红、呼吸困难、胸闷、心悸和焦虑等。醋酸格拉太咪尔和 β-干扰素两种新疗法展示了适当改变本病自然史的希望。

4.硫唑嘌呤

2～3 mg/(kg·d)口服。可抑制细胞和体液免疫,降低 MS 复发率,但不能影响残疾进展。可试用于 IFN-β 和乙酸格拉默治疗无效的 R-RMS 患者,对 ON 和复发性脊髓炎也可能有效。硫唑嘌呤长期疗法是否增加非霍奇金淋巴瘤或皮肤癌的危险尚未确定。

5.大剂量免疫球蛋白静脉输注(IVIg)

0.4 g/(kg·d),连续 5 天。对降低 R-RMS 患者复发率有肯定疗效,但最好在复发早期应用。可根据病情需要每月加强治疗 1 次,用量仍为 0.4 g/(kg·d),连续 3～6 个月。

(二)进展型 MS 治疗

与 R-RMS 比较,进展型 MS 患者治疗反应较差,皮质类固醇无效,可采用非特异性免疫抑制疗法。临床常用药物有:

(1)氨甲蝶呤(methotrexate,MTX):抑制二氢叶酸还原酶,可抑制细胞及体液免疫,并有抗炎症作用。65 例非卧床慢性进展型并有中、重度残疾 MS 患者用 MTX 7.5 mg/周,治疗 2 年,与安慰剂组比较,病情持续恶化显著减轻。可用于进展性恶化患者,继发进展型疗效尤佳,临床取得中等疗效时毒性很小。

(2)环磷酰胺:是一种强细胞毒及免疫抑制药,最适宜治疗快速进展型 MS,特别是氨甲蝶呤治疗无效者。大剂量静脉给药单盲对照试验,无论是否追加注射对慢性进展型 MS 均有效;每月给予冲击量也可降低 R-RMS 恶化率。毒副反应有脱发、恶心、呕吐、出血性膀胱炎、白细胞计数减少、心肌炎、不孕症和肺间质纤维化等。其他抗肿瘤药如硫唑嘌呤、可拉屈滨和米托蒽醌可能有助于终止继发进展型 MS 病情进展,但尚无定论。

(3)环孢素(cyclosporine A,CsA):是强力 T 细胞激活免疫抑制药,间接影响抗体生成。用药2 年可延迟完全致残时间。剂量应在 2.5 mg/(kg·d)之内,>5 mg/(kg·d)易发生肾中毒,需监测血清肌酐水平(<13 mg/L),为减少毒性可分 2～3 次口服。84%的患者出现肾脏毒性,高血压常见。

(4)最近临床及 MRI 研究提示,IFN-β_{1b}(及可能 IFN-β_{1a})可降低继发进展型 MS 病情进展速度。确诊的 SPMS 可用 IFN-β_{1a} 44 μg,2～3 次/周,皮下注射。

(三)对症治疗

病变原发性症状、并发症及功能障碍导致精神和躯体症状,可使患者陷入极端痛苦,影响正常休息和恢复。处理 MS 这种慢性致残性疾病时,医生对患者的同情心非常重要,要耐心向患者提供有关日常生活、婚姻、妊娠、用药和预防接种等方面的建议,解释他们所患疾病性质和症状,应始终强调疾病的乐观方面,患者期望对病情和预后有一个坦诚的评价,许多患者认为预后不确定要比实际上病残还糟糕。

(1)规定足够的卧床休息期和康复期,保证病情最大限度地恢复,防止过度疲劳和感染。使用康复措施,如牵拉带、轮椅、坡路行走、升降器、手控电瓶车等来推迟疾病的卧床期。卧床患者可使用压力转换床垫、硅树脂凝胶垫等预防压疮。

(2)疲劳是 MS 患者常见主诉,常与急性发作有关,盐酸金刚烷胺(早晨和中午各 100 mg)或苯异妥英(早晨 25～75 mg)可在一定程度上缓解症状。

(3)膀胱直肠功能障碍是治疗中的严重问题,氯化氨基甲酰甲基胆碱有助于缓解尿潴留。监测残余尿量可预防感染,尿量达 100 mL 通常可被较好耐受。尿急或尿频(痉挛性膀胱)较常见,溴丙胺太林(普鲁本辛)或盐酸奥昔布宁可使逼尿肌松弛,最好间断用药。尿潴留患者宜采取间断插导尿管方法,患者自行插管,并可减少尿路感染危险性。严重便秘可间断灌肠,肠管训练法也可能有效。

（4）严重痉挛性截瘫和大腿痛性屈肌痉挛：氯苯氨丁酸鞘内注射可能有效，可安置微型泵及内置导管；痉挛程度较轻者口服即可有效。背侧脊神经前根切断术、脊髓切开术和闭孔神经碾压术等外科方法可使症状长期缓解。

（5）震颤：由肢体轻微运动引发的严重震颤，单侧性可采用丘脑腹外侧核切开术治疗。哈利特（Hallett）等人报道该型严重姿势性震颤可用异烟肼治疗，300 mg/d 口服，每周增加300 mg，直至1 200 mg/d。每日并用吡哆醇100 mg。少数用卡马西平或氯硝西泮有效。

（四）治疗前景

口服及鼻黏膜免疫耐受治疗显示临床应用前景，但仍需改进。韦纳（Weiner）在 30 例早期R-RMS 患者（入院前 24 个月至少经历 2 次确定临床发作）中进行口服耐受临床试验，随机双盲分为 2 组，每组 15 例，治疗组每日口服牛髓鞘素 300 mg，对照组服安慰剂，时间为 1 年。试验发现治疗组反应因 HLA-DR2 表型不同而异，6 例 HLA-DR2 阴性治疗组患者无一例发作，较安慰剂组有显著改善，9 例 HLA-DR2 阳性患者中 6 例仍有临床发作。之后 515 例 R-RMS患者双盲、安慰剂对照单次剂量牛髓鞘素口服耐受三期临床试验，并未发现治疗组与对照组复发次数有差异，但 MRI 显示治疗有效。

特异性阻断 T 细胞受体与髓鞘素肽段结合可有效抑制 EAE 发病，但免疫抑制有赖于删除或阻断自身应答性 T 细胞，该途径因免疫反应异质性和髓鞘素决定簇的复杂性而受到限制，分子内及分子间决定簇扩散更使其受到限制。Linomide 非特异性免疫调节、TNF-α 可溶性受体细胞因子、转移生长因子-β（TGF-β）和 IL-10 等抗炎症性细胞因子的应用，均在试验之中。

近年来研究发现，趋化因子（chemokines）可能与炎性细胞进入 CNS 有关，其中调节活化因子（RAN-TES）和单核细胞炎性蛋白（MIP-1）与 MS 的复发缓解有关。卡布斯（Karpus）等人报道抗 MIP-1α 抗体可阻止被动转移的 EAE 发展，这种保护作用可能对 EAE 有治疗价值。

T 细胞受体疫苗包括两种，即减活或灭活同源或自体自身反应性 T 细胞和 TCR 肽段疫苗。动物实验显示对预防和治疗 EAE 有效，临床试验用射线灭活的自体 MBP 反应性 T 细胞克隆可诱发 CD_8^+ T 细胞的溶细胞反应，特异性识别、溶解及清除患者循环内 MBP 反应性 T 细胞。树突状细胞（DC）是抗原呈递细胞，发挥重要免疫调节作用，近年发现在 MS 中有致病性和促恢复双重作用，不同的 DE 可诱导不同的 Th1/Th2 反应，部分 DC 起修饰 T 细胞、启动免疫作用，部分诱导 T 细胞耐受，认为 DC 有可能成为治疗 MS 的突破口。病理性抗体也是潜在治疗靶目标，胶质细胞移植或基因重组生长因子刺激髓鞘再生，目前还处于实验阶段。

十一、预后

（一）MS 病程特点及影响因素

患者初次发作后可完全缓解，较少数出现一系列恶化，严重时导致四肢瘫和假性延髓性麻痹，每次均完全缓解。麦卡尔平（McAlpine）和康普斯顿（Compston）计算，MS 复发率为 0.3～0.4 次/年，在 McAlpine 病例中，1 年内复发占 30%，2 年内约 20%，5～9 年约 20%，10～30 年约 10%。约 10% 的病例开始即呈进展性病程，多为表现痉挛性截瘫的脊髓型。妊娠对 MS 无不利影响，但产后数月病情恶化风险可增高 2 倍。

（二）MS 临床类型与病程

MS 临床类型不同,病程差异颇大,预后迥异。绝大多数预后较乐观,病后存活期为 20～30 年。极少数急性型病情进展迅猛,可于发病后数周内死亡,少数病后数月或数年死亡。美国明尼苏达州罗彻斯特(Rochester)常居人口60 年评估显示,74% 的 MS 患者存活 25 年,25 年间 1/3 的存活者仍工作,2/3 未卧床。

（三）预后分型

与病程分类相似,按疾病进展和预后分四型。

1.良性型 MS

急性起病,复发次数少,可完全或基本缓解,病程 10 年以上仍功能正常或轻度残疾,约占 10%。

2.复发缓解型 MS

急性起病,反复发作,可部分缓解或有数月至数年缓解期,每次发作均使症状加重,占50%～60%。

3.缓解进展型 MS

发病初期同复发缓解型 MS,多急性起病、反复发作,其后缓解愈来愈少,病情进行性加重,占20%～30%。

4.慢性进展型 MS

慢性隐匿起病,逐渐加重或阶梯进展,无明显缓解,病残发生早且重,占 10%～20%。

预后类型常与发病年龄有关,良性型、复发缓解型和缓解进展型 MS 发病年龄为 27～30 岁,急性、亚急性起病进展慢,预后较好。慢性进展型 MS 平均发病年龄 43 岁,单一症状较多发症状易缓解,单一症状中,复视、球后视神经炎和眩晕较痉挛性瘫痪、共济失调等预后好。文献报告 MS 第 1 年最可能复发,前 5 年内复发和严重残疾可能最大。

（四）病变迅速恶化及预后不良指征

(1)发病后呈进展性病程。

(2)出现运动及小脑体征。

(3)前两次复发间隔期短,复发后恢复较差。

(4)发病时 MRI 的 T2WI 可见多发病灶。

第二节　弥漫性硬化

脱髓鞘性弥漫性硬化或称弥漫性硬化,主要见于儿童及青少年时期,是以进行性视力障碍、痴呆、精神紊乱和痉挛性偏瘫、四肢瘫或截瘫为主要临床表现的亚急性或慢性脑白质广泛脱髓鞘性疾病。席尔德(Schilder)于 1912 年以弥漫性轴周脑炎首先报道,故后人又称之为"弥漫性硬化"或"席尔德病"。

一、病因和病理

弥漫性硬化是一种原因不明的散发病例。普遍认为弥漫性硬化属于自身免疫性疾病。病理特点是：①大脑半球白质是病变特有的部位，可为单一的大片状广泛脱髓鞘区，多累及半卵圆中心，以枕叶为主，或为多数散在的病灶。两侧病变常不对称。病灶呈大片状，累及枕叶或颞叶等一个脑叶，可经胼胝体扩展至对侧，与正常脑组织间界限分明。某些病例双侧半球可对称性受累。②轴索累及较轻。③新鲜病灶可见血管周围有淋巴细胞浸润和巨噬细胞反应，淋巴细胞内有髓鞘分解颗粒。④晚期有胶质细胞增生。⑤视神经、脑干和脊髓可发现与多发性硬化相似的病灶，故有人认为弥漫性硬化是发生于幼年或少年期的严重而广泛的多发性硬化的变异型。

二、临床表现

本病起病年龄多见 5～14 岁，10 岁以前发病者占 48%。男女发病之比约为 4∶1，大多呈慢性、亚急性进行性恶化病程，多于数月至数年内死亡，但也有存活 10 余年的病例。少数以突发的痫性发作为首发症状。本病无特异性临床表现，最常见的临床表现是痴呆或智能减退、精神障碍、同向性偏盲、皮质盲、皮质聋、不同程度的偏瘫或四肢瘫和假性延髓性麻痹，也可见痫性发作、行走困难、锥体束征、共济失调、眼外肌麻痹、眼球震颤、面瘫、吞咽困难、失语症和尿便失禁等。

临床应注意，在弥漫性硬化患者中确有一组特征性病例，其临床表现符合席尔德的原始描述。患者是非家族性的，常见于儿童和青年，但其临床经过颇似 MS，呈进展性病程，或稳定而无缓解，或有多次间断性发作而急骤恶化。极少见的情况是，病情可在数年中停止发展，个别患者甚至可有短时间的改善。痴呆、同向性偏盲、皮质盲、皮质聋、偏瘫、四肢瘫和假性延髓性麻痹是常见的临床表现，脑症状出现之间或之后可发生视神经炎。CSF 改变可与慢性复发性MS 相似，但常常检不出寡克隆区带，而 CSF 中可含有大量髓鞘素碱基蛋白（MBP）。

三、辅助检查

（一）电生理学检查

1.脑电图（EEG）

EEG 可表现为轻度至重度程度不同的异常。但这些异常均为非特异性改变，仅反映脑组织病变的部位和范围。可出现进行性的节律失调，以高波幅慢波占优势，也可见阵发性棘波。

2.诱发电位

因枕叶白质最易受累而导致皮质盲，故视觉诱发电位（VEP）多有异常。采用模式翻转VEP 检查发现，皮质盲患者的 VEP 异常与患者的视野及主观的视敏度缺陷相一致。MS 患者的 VEP 异常多提示视神经受损，具有一定的鉴别意义。

3.神经传导速度（NCV）

因弥漫性硬化不累及周围神经，所以 NCV 正常，而肾上腺白质营养不良（ALD）常累及周围神经，可以此与 ALD 鉴别。

（二）影像学检查

（1）CT 扫描可显示脑白质大片状低密度区，病程中追踪观察可为复发性，以枕、顶和颞区为主，可累及一侧或两侧半球，但常不对称。急性期病灶边缘可有轻度强化。急性期因有水肿或肿胀，CT 上表现颇似胶质瘤，数月后形成局限性脑萎缩。

（2）MRI 扫描显示本病的脱髓鞘病灶优于 CT，脑白质可见长 T1、长 T2 弥漫性病灶，多累及双侧半球而不对称,可见囊性变及占位效应。如病情有缓解复发,则可显示病灶大小及其分布的相应变化,急性加重期病灶可呈环状增强。

(三)脑脊液(CSF)检查

单个核细胞(MNC)可完全正常或轻度增高,约可达 $15×10^6/L$。蛋白轻度增高,部分患者可见CSF-IgG指数增高,个别病例可检出寡克隆区带。

(四)血液生化检查

临床怀疑为弥漫性硬化的患者应常规检查血液中极长链脂肪酸(VLCFA)的含量,因本病临床上易与肾上腺白质营养不良(ALD)相混淆,血中极长链脂肪酸升高是 ALD 特异性诊断标准,应常规检查。

四、诊断与鉴别诊断

(一)诊断

目前,弥漫性硬化的诊断尚无特异性临床及辅助检查指标,主要根据病史、病程经过、临床表现及某些辅助检查综合判定,以下标准可作为临床诊断的参考:①幼儿或青少年期发病,男性较多。无病毒感染史,免疫功能正常。②呈慢性、亚急性进行性加重病程,多于数月至数年内死亡。③临床虽无特异性症状和体征,但痴呆或智能减退、精神障碍、同向性偏盲、皮质盲、皮质聋、不同程度的偏瘫、四肢瘫、截瘫及锥体束征和假性延髓性麻痹等弥漫性脑损害症状较为常见。④影像学检查有脑白质大片脱髓鞘证据,CT 显示脑白质大片状低密度区,以枕、顶和颞区为主,可累及一侧或两侧半球。MRI 可显示脑白质长 T1、长 T2 弥漫性病灶。⑤EEG 可出现轻度至重度异常,以高波幅慢波占优势,为非特异性改变。⑥NCV 正常。⑦外周血中 VLCFA 含量正常。

(二)鉴别诊断

弥漫性硬化临床上最易与肾上腺白质营养不良混淆,此外还需与 MS、急性播散性脑脊髓炎(ADEM)、亚急性硬化性全脑炎(SSPE)和弥漫性脑占位病变鉴别。

1.与肾上腺白质营养不良(ALD)鉴别

ALD 仅累及男性,多伴有周围神经受累而有神经传导速度异常,部分病例可有艾迪生病的表现,血液中极长链脂肪酸升高是特异性诊断指标。

2.与多发性硬化(MS)鉴别

MS 发病年龄以 20~40 岁最多见且女性常见。多为急性、亚急性起病,早期首发症状多为肢体力弱、单眼或双眼视力减退或失明、感觉异常、肢体疼痛或麻木、复视、共济失调等。而以智力障碍、精神异常和痫性发作起病者极少见。临床确诊的 MS 病程中有 2 次发作,或有 2 次及以上的缓解复发;中枢神经系统有 2 个及以上分离性病灶的体征,且病变可累及脑干、小脑、脊髓和视神经等。CSF 寡克隆带阳性率可高达 90%,CSF-IgG 指数增高可达 70%。

3.与急性播散性脑脊髓炎(ADEM)鉴别

本病以儿童多见。急性起病,病前 1 个月内常有前驱感染或疫苗接种史。出现严重的脑和脊髓弥漫性损害的临床表现,精神症状和意识障碍较突出,脊髓损害出现截瘫、上升性麻痹和尿便障碍等。病情险恶,多在病后数日至 1 个月死亡。CT 和 MRI 可发现脑和脊髓白质内散在的多发病灶。肾上腺皮质类固醇制剂治疗有效。

4.与亚急性硬化性全脑炎(SSPE)鉴别

SSPE 是麻疹样病毒引起的脑慢病毒感染疾病:①发病隐袭,潜伏期平均可达 6 年。②发病年龄2～20 岁,学龄儿童多见,男女发病率比 3∶1,农村多于城市。③早期(数周至数月)性格与行为改变、情绪不稳、学习成绩下降、记忆力减退、逐渐出现痴呆;其后(1～3 个月)的典型症状是肌阵挛抽搐或舞蹈样动作、手足徐动、肌强直、共济失调、癫痫发作等;继之出现角弓反张、去大脑强直和昏迷。④血清和 CSF 麻疹病毒抗体滴度增高。⑤EEG 周期性发作高波幅慢波或棘、慢波,周期 4～20 秒。⑥CT 显示脑室扩大、皮质萎缩,也可见单个或多数低密度病灶。

五、治疗

本病目前尚缺乏有效的治疗方法。文献报告皮质类固醇和环磷酰胺等免疫抑制剂可使患者的临床症状有所缓解,在部分患者影像学中可显示病灶缩小。有些弥漫性硬化患者应用大剂量甲泼尼龙静脉滴注(IVMP)治疗有效

有 1 例弥漫性硬化患儿表现为进行性病程的行动笨拙和行为异常,给予肾上腺皮质激素ACTH 后仍然进展为左侧偏瘫,加用环磷酰胺 300 mg/(m² · d),7 天后患儿能够抬起他的左手,之后可以独立行走,2 个月后仅遗留反射异常和认知困难,ACTH 与环磷酰胺共同使用 12天,直至白细胞计数低于4.5×10⁹/L。患儿于 9 个月后复发,出现右侧偏瘫,应用 ACTH 加用环磷酰胺治疗仍然有效(Konkoletal,1987 年)。

由于认为弥漫性硬化可能是 MS 的变异型,对于应用皮质类固醇无效和仍快速进展的患者,可以尝试使用治疗 MS 的其他方式,如米托蒽醌(mitox-antrone)、血浆交换或大剂量免疫球蛋白静脉滴注(IVIG)治疗,但疗效还有待评估。

宣武医院报道一组 25 例弥漫性硬化患者,22 例采用皮质类固醇静点或口服治疗,4 例(18.2%)临床稍有好转,18 例(81.8%)无效,其余 3 例使用大剂量维生素和中药治疗均无效。

六、预后

本病通常预后不良,多于数月至数年内死亡。患者病情持续或迅速进展,发病后即呈进行性加重,多无缓解期,平均病程 6.2 年,最短仅数天,最长可达数十年。一年内死亡约占 40%,10 年以上死亡占 25%,死因多为肺炎、皮肤及尿路感染。近年,由于影像学的发展,对该病的诊断与干预更趋早期,预后较以前有改善的趋势,但缺乏长期及大样本临床证据支持,病情演变过程并不乐观。

第三节　同心圆性硬化

同心圆硬化症(concentric sclerosis,CS)又称"巴洛病",是一种罕见的中枢神经系统脱髓鞘疾病。该病好发于青壮年,其病理特征性改变是病变区髓鞘脱失带与髓鞘相对正常带呈同心圆性层状交替排列,犹如树木的年轮、大理石的花纹或洋葱样排列,这种同心圆病灶仅仅累及深层白质,不影响灰质,因此叫"同心圆性硬化"。

一、病因与发病机制

本病的病因与发病机制目前仍不清楚，以往所有的报道一致认为同心圆性硬化的这种同心圆病灶是一种特殊类型的脱髓鞘病变，早期许多学者通过尸解后的病理得出一些假说：①巴洛（Balo）（1928年）认为可能存在一种溶髓磷脂物质，经过血管和脑室内液侵犯中枢神经系统的白质，引起脱髓鞘反应；②坎贝尔（Campbell）（1938年）发现在脑内小动脉阻塞造成的软化灶旁出现了这种脱髓鞘病变，因此推测与软化灶的皱缩引起的循环障碍有关；③考维尔（Courville）（1970年）认为，这种同心圆病灶是多发性硬化的病灶产生的脂质颗粒栓塞微血管，引起微血管坏死所致；④哈勒沃多姆（Hallervordom）、施帕茨（spatz）和贝尔（Behr）（1950年）认为可能与病毒感染有关，这种病毒的活性被抗体周期性抑制，所以产生同心圆病灶。⑤波尔·D.（Pohl D.）等人发现其可能与HHV-6病毒感染后的免疫反应有关。CS与MS的关系在过去一直持有争议，目前大多数学者认为它是急性MS的一种特殊类型。

近年来，许多学者用MRI来研究这种同心圆病灶的发病机制，Chen CJ等人推测在疾病的最早先有同心圆中心的苍白脱髓鞘病灶，然后其周围出现炎症性的环（T1和T2加权像上的等密度区），并在一定程度上能限制病变的发展，然而这种炎症性屏障并不能阻止病变的发展，病变逐步向外发展形成新的脱髓鞘带和炎症带，从而产生脱髓鞘和相对髓鞘保存交替的同心圆病灶，并进一步推测穿透这种炎症性屏障的原因可能与不同人种的免疫机制有关。

关岛（Sekijima）等人（1997年）对MRI诊断的CS进行研究发现，患者脑脊液白介素-6和α-肿瘤坏死因子增高，通过免疫吸附血浆置换病情有好转，因此认为本病与体液免疫和细胞介导的免疫有关。

以往许多研究发现，在解剖上这种同心圆病灶往往和其他多发性硬化病灶同时并存，最近（G. Iannucci，2000年）一篇文章也显示，同心圆病灶和多发性硬化的病灶在同一患者中同时存在，并且同心圆病灶随着时间改变会转变为典型的多发性硬化的改变，因此G. 拉努齐（Iannucci）等人认为，CS和多发性硬化是同一疾病的不同表现，而不是两个独立的疾病实体。

二、病理

CS的病理特点是以血管周围淋巴细胞、浆细胞和吞噬细胞为主的袖套样浸润，本病特征性病理改变是同心圆病灶，它主要位于大脑白质，脑干、小脑和脊髓很少受累。大体标本上，这种同心圆病灶触之发软，但没有充血和出血，为多个散在、大小不一的圆形或不规则形浅灰或灰黄色软化灶，直径0.2～5 cm，呈灰白相间的多层同心圆排列，似树木的年轮、大理石的花纹。电镜下，大脑白质中的同心圆样病灶可见髓鞘脱失区与髓鞘相对正常区呈同心圆性层状交互排列；髓鞘脱失区髓鞘崩解、脱失，少突神经胶质细胞明显减少脱失，伴有大量的吞噬细胞和散在的肥大星形细胞，小血管周围淋巴细胞浸润。这种同心圆病灶中髓鞘保存区初看髓鞘似乎正常，实际上电镜下髓鞘均有轻度改变，所以说同心圆的灰白相间排列只不过是髓鞘破坏的程度不同而已。有些病例还可在脑室周围、脑干和小脑同时存在均质性脱髓鞘病灶，因此许多学者认为，CS是一种多发性硬化的变异型。

三、临床表现

临床上青壮年多见，急性或亚急性进展型起病，可以出现各种各样的脑部症状和体征，最常见的临床表现是头痛、失语、认知及行为能力异常和癫痫发作。运动障碍包括肢体无力、肌张力增高、反射活跃和病理征阳性等。严重者可以有去皮层状态,晚期常合并肺部感染、泌尿系感染及压疮等。

四、实验室检查

(1)血沉正常或轻度增快;脑脊液常规、生化检查基本正常,个别病例压力稍高,脑脊液中可以有髓鞘蛋白增高,白细胞介素-6、α-肿瘤坏死因子等炎症性因子增高,以及寡克隆区带阳性。

(2)脑电图可以出现中、高度弥漫性异常。

(3)多种诱发电位检查可以正常或异常。视觉诱发电位可见一侧或双侧 P_{100} 延长,短潜伏期脑干诱发电位出现 I-V、III-V 波峰间期延长,磁刺激运动诱发电位显示中枢性运动传导时间延长。

(4)CT 扫描显示大脑白质中多个、散在类圆形低密度,但看不见同心圆、大理石或洋葱头状结构,急性活动期病灶在增强扫描时可见强化。

(5)MRI 特征性的"同心圆样"或"洋葱皮样"改变已经成为诊断该病的直接证据。典型同心圆样病灶在 T1WI 像呈稍长、等信号,T2WI 像呈稍高或高信号交替的环状改变,增强扫描后病灶呈环状或半环状强化。DWI 像病灶呈高、低信号交替的环形。病灶常为多发,多累及双侧大脑半球脑白质,额叶、顶叶和半卵圆中心是其最好发部位,其次为颞叶、枕叶和脑室周围,在视神经、视交叉、脑桥、延髓、小脑和脊髓中也可看到不典型的同心圆样病灶。在 T1 加权像上是低密度和等密度交互排列的环,层次分明,共 3~5 个环;T2 加权像上是高密度和等密度交互排列的环。这些等密度环代表髓鞘相对保存的白质,增强扫描时,在 T1 和 T2 加权像上的等密度都会出现强化,使得同心圆样改变更加分明;质子密度加权像上病灶类似 T2 加权像上病灶的改变,但不如 T2 加权像上密度高。弥散加权像 MRI 显示这种同心圆样病灶不同层次有不同的弥散值。

(6)^{1}H-MRS 可进一步观察脱髓鞘区病变的代谢改变:急性期,同心圆性硬化的特征性波谱变化是 N-乙酰天门冬氨酸/肌酸(NAA/Cr)比值下降、胆碱/肌酸(Cho/Cr)比值升高和出现异常的脂质峰,这种改变与多发性硬化的急性期脱髓鞘斑[1]H-MRS 所见非常相似,但其他疾病也可出现类似波谱变化。NAA 作为神经元标记物,其降低提示神经元、轴索丧失或胶质增生,Cho 的升高意味着髓鞘鞘磷脂的分解,出现异常脂质峰的意义还不清楚。文献报道同心圆性硬化的[1]H-MRS 随着治疗的有效而变化,因此还可作为同心圆性硬化治疗效果好坏的随访措施。

五、诊断与鉴别诊断

本病的临床表现无特异性,可以出现各种各样的脑部症状和体征,其中以精神症状多见。因此本病临床上难以与急性脱髓鞘性脑病和病毒性脑炎鉴别,但临床上后者伴体温增高、脑脊液中白细胞数和蛋白含量增高,以及 CT 和 MRI 显示多见脑灰、白质均有病变。本病的确定诊断需要借助头颅磁共振的全面检查或脑活检。

六、治疗

目前,对本病治疗方面的研究主要集中在调整体内免疫状态上,类固醇激素的应用和免疫吸附血浆置换对本病均有效,在一定程度上能够很好地稳定病情,缓解症状,同时应合并使用神经细胞活化剂。

七、预后

以往认为该病起病急,病程为快速进展性致死性过程,多数病例存活时间仅数周至数月。而近年来国内外报道多数病例均为非致死性,进展较慢,有的呈半自限性发展,预后良好。

第四节　脑白质营养不良

脑白质营养不良多数为家族性脑白质营养不良,临床常见双侧偏瘫、皮质盲及去皮层状态等。

晚发型脑白质营养不良有几种变异型,有些由代谢障碍引起,有些则原因不明。所有病例都不同于脑皮质病变,如灰质营养不良。灰质营养不良患者首发症状为痫性发作、肌阵挛、舞蹈症、舞蹈手足徐动症及震颤等。

脑白质营养不良分类主要根据皮质脊髓束、皮质脑干束、大脑脚、感觉传导路和内侧纵束等传导束产生的症状体征,以及视觉通路如视神经、视交叉及膝状体-距状裂等,也包括脑电图显示痫性发作、肌阵挛及棘慢复合波等异常不频繁发放或缺如。然而,这种分类在疾病晚期可能不可靠。异染性、嗜苏丹和正色素性等术语是指示特定的脑白质营养不良髓磷脂不同变性产物及白质染色特性。

临床表现:①进行性痉挛及强直综合征伴痉挛性构音障碍和假性延髓性麻痹有时不易诊断,有时推测患者可能存在皮质脊髓束病变,特别是腱反射较活跃,跖反射却为屈性,面部反射不增强;如存在巴宾斯基征,但腱反射减弱或缺如,常意味着皮质脊髓束与周围神经病变并存,这恰是异染性白质脑病、肾上腺脊髓神经病或亚急性脊髓联合变性(维生素 B_{12} 缺乏)等疾病的特征性表现。②早期表现白质损害症状,中期和晚期可出现脑皮质、小脑和锥体外系损害,可见痴呆、四肢瘫、腱反射消失、病理反射、皮质盲及去皮层状态等,姿势异常和肌强直通常提示锥体外系病变,伴精神衰退和痴呆,如工作粗心、出错,性情冷淡、顽固和易激惹等,提示轻型晚发型异染性脑白质营养不良,常作为白质脑病的范例。③白质脑病晚期症状变得明显,临床及影像学需与多发性硬化(MS)鉴别。早期发病病例髓磷脂尚未正常形成,代谢障碍导致髓鞘形成减少,如佩利措伊斯-梅茨巴赫(Pelizaeus-Merzbacher)病;青春期或成年期发病的病例是已形成的髓鞘破坏,在代谢性疾病鉴别诊断中,判定临床体征是否为对称性和稳定进展性、认知障碍早期发生和脑白质对称性广泛变性,有助于鉴别诊断,因为这些特点 MS 并不多见。

一、肾上腺脑白质营养不良

肾上腺脑白质营养不良(ALD)或称嗜苏丹型脑白质营养不良伴青铜色皮肤和肾上腺萎缩,Blaw(1970 年)首先描述,是遗传代谢性疾病的过氧化物酶体病。

本病特点是大脑白质进行性髓鞘脱失,伴肾上腺皮质功能低下。文献记载第一例病例可追溯到西默林(Siemerling)& 克罗伊茨费尔特(Creutzfeldt)(1923 年)的描述,患儿 4 岁时出现双手紫铜色皮肤,7 岁时出现四肢瘫伴明显构音障碍及吞咽困难,8 岁时发生痫性发作,9 岁时在患儿死前不久出现去皮层状态和无反应性。

（一）病因及病理

1.病因

脑白质营养不良与艾迪生病原曾包括在希尔德病中，但目前已成为独立的代谢性脑病。该病已确定两种遗传形式，儿童或青年期发病为 X 连锁隐性遗传，突变基因位于 Xq28，发病率为 1/2 万；新生儿型为常染色体隐性遗传。本病由于细胞内过氧化体遗传缺陷，导致体内多种氧化酶活力缺乏，基本缺陷是过氧化物酶体氧化极长链脂肪酸障碍，脑和肾上腺组织大量未经 β-氧化的长链和极长链脂肪酸蓄积，缺损膜蛋白是靠近色觉基因的性染色体 X28 编码。

2.病理

病变为大脑皮质及白质萎缩，脑室扩大。脑白质可见对称的褐色、浅灰色斑块，顶、枕及颞后部明显，可见白质髓鞘脱失和巨噬细胞增生，大脑皮质神经元缺失和胶质细胞增生，巨噬细胞可见吞噬的碎片。可有肾上腺皮质萎缩，睾丸明显间质性纤维化。电镜可见巨噬细胞和胶质细胞有特异的层状胞质包涵体。

（二）临床表现

（1）X 连锁遗传型 ALD 多侵犯男孩，4～10 岁发病，女孩极罕见。肾上腺功能减退可为本病首发症状，表现为肌无力、血压低和皮肤（尤其乳晕周围、膝部和阴囊部）色素沉着，逐渐出现下肢活动不灵，痉挛性瘫痪，吞咽困难，构音障碍，视力、听力减退和去皮质强直等，痉挛性瘫痪通常发生于 30 岁前后，进展缓慢。部分患者以脑症状首发，如一侧下肢无力，逐渐发展为双侧瘫、延髓麻痹、视力及听力减退，有的患者出现皮质盲，有的以发作性呕吐起病，学习成绩下降、人格改变伴傻笑哭闹、晕厥发作、步态不稳、上肢共济失调及意向震颤等。有的成人患者脑症状很轻微，认知功能正常，表现为人格古怪、痉挛性步态、排尿困难、性功能障碍和秃头等，最后出现肾上腺功能不全表现。女性基因携带者很少出现肾上腺功能不全，头发稀少可能是肾上腺功能障碍的微妙表现。患者多在 10～30 岁死于并发症。

新生儿型 ALD 为常染色体隐性遗传，乌利齐（Ulrich）等人（1978 年）首先报道。婴儿期起病，常在 1 岁以内出现发育迟滞、肌张力增高，以及视力、听力减退和痴呆等，症状严重，发展较快，多于 3～5 年死于并发症。与脑-肝-肾综合征（brain-lever-kidney syndrome）等广泛的过氧化物酶体病难以区别，本病血浆中 VLCFA 增高是最重要的鉴别点。

（2）肾上腺脊髓神经病（adrenomyeloneuropathy，AMN）是 ALD 变异型，由格里芬（Griffin）等人首先报告。此型肾上腺功能不全症状在儿童早期出现，20 岁后出现进行性痉挛性截瘫和轻度多发性神经病，肌痉挛有时可不对称，可有共济失调步态。女性病态基因携带者神经系统表现轻微，可无肾上腺功能不全症状。

（3）莫泽（Moser）等人根据临床症状及生化改变把 ALD 分成以下亚型：①经典型。年轻男性脑白质进行性变性，常伴皮质盲。②家族性艾迪生（Addison）病在男性中无神经系统受累，女性可有轻度痉挛性截瘫。③青少年及青年男性累及脑和脊髓病变过渡型。④成年男性进行性脊髓传导束变性。⑤杂合子女性慢性非进行性痉挛性截瘫。⑥男性婴儿型可能出生时即有症状。莫泽认为，脑型 ALD 占 30%，肾上腺脊髓神经病型占 20%，其余约半数为儿童脑型及脊髓病型，约 50% 的杂合子发生神经系统损害。本病在同胞中可呈现出多样性。马斯登（Marsden）等人及小林（Kobayashi）等人均报道了家族性脊髓小脑综合征（familial spinocerebellar syndrome)，大野(Ohno)等人曾报道一例以橄榄脑桥小脑萎缩(OPCA)为主要临床表现的散发型 ALD。

(4)VLCFA 增高可反映本病最基本的生化缺陷，即过氧化体中脂肪酸氧化障碍，是本病特异性实验室指标。血浆 VLCFA(C_{20}、C_{22}、C_{24}、C_{26}、C_{30})普遍增高，血浆、红细胞、白细胞和培养的成纤维细胞中二十六己酸(hexacosanoid acids)增高，正常人不存在，故有诊断意义，C_{26}/C_{24} 比值也增加。如果同时检测皮肤成纤维细胞和血浆，93% 的女性基因携带者可发现 VLCFA 异常。血清钠及氯水平降低、钾增高可反映肾上腺萎缩，肾上腺萎缩导致皮质类固醇排出减少，血清皮质醇水平(corti-sol)下降，用 ACTH 刺激后 17-羟酮皮质类固醇(17-hydroxycorticosteroids)不增高，24 小时尿中 17-羟皮质类固醇排出减少，肾上腺功能不全可为本病唯一实验室发现。脑脊液蛋白含量增高。

(5)CT 显示脑室周围白质对称性低密度区，顶、枕区显著。多数脑症状患者及部分其他类型患者显示 MRI 异常，可见脑室周围白质 T1WI 低信号、T2WI 高信号。

(三)诊断及鉴别诊断

(1)诊断：根据典型神经系统表现及肾上腺皮质功能不全症状、血浆 VLCFA 增高、24 小时尿中 17-羟皮质类固醇排出减少，神经影像学检查显示顶枕部对称性白质病变。皮肤成纤维细胞或羊水细胞培养检测极长链脂肪酸含量有助于诊断不典型病例。

(2)本病主要应与多发性硬化鉴别，特别是 20% 的杂合子 MRI 可显示白质病变。

(四)治疗

肾上腺皮质激素替代疗法可延长生命，部分缓解神经系统症状。食用含丰富不饱和脂肪酸膳食和避免食用极长链脂肪酸膳食，可使某些病例病程进展减慢。迄今 50 例儿童进行骨髓移植显示，可稳定临床症状，使 MRI 改变逆转，远期疗效尚有待观察。

二、异染性脑白质营养不良

异染性脑白质营养不良(MLD)为常染色体隐性遗传，属于溶酶体贮积病，是芳基硫酸酯酶 A 缺乏，硫脑苷脂在脑白质、周围神经及内脏贮积引起的临床症状。

临床表现：①任何年龄都可发病，青少年型通常 4～12 岁起病，成年型可在中年甚至 60 岁后发病，因此有些成年期散发病例可能被误诊为脑部多发性硬化。②所有成年期发病的病例均可表现智能下降，伴痉挛性无力、腱反射亢进、巴宾斯基征、强直和小步态等；如疾病已进展 3～5 年，可出现视力丧失，不能讲话，以后可出现听力丧失，最终成为去皮层状态。③许多病例的脑白质病变无法与佩利措伊斯-梅茨巴赫病和科凯恩(Cockayne)综合征鉴别。

三、家族正染性脑白质营养不良

家族正染性脑白质营养不良是弥散性对称性大脑、小脑和脊髓白质变性病，无内脏损害。

(一)病因及病理

1.病因

本病遗传学分类Ⅰ、Ⅱ型多发生于男性，呈 X 连锁隐性遗传，也有散发病例，Ⅲ型主要是散发的，Ⅳ型多呈常染色体显性遗传，表现为科凯恩病。

2.病理

各型的主要病变是斑片状脱髓鞘区与髓鞘保存完好区形成虎斑状外观。

(二)临床表现

(1)发病年龄 1~15 岁,均有痉挛性瘫痪、肢体僵硬、走碎步、智力减退、反射活跃和巴宾斯基征等,发病3~5 年后出现视力、听力及言语功能丧失,最后出现去皮质状态。

(2)变异型可有肾上腺脑白质营养不良、纹状体及小脑钙化,伴小头畸形、大耳、目距过大和内眦赘皮等,最后出现四肢瘫、视神经萎缩和舞蹈手足徐动症等。

(3)有些病例不易与佩利措伊斯-梅茨巴赫病病(又称"家族性中叶性硬化",是一种肾上腺脑白质营养不良)鉴别。

四、脑腱黄瘤病

脑腱黄瘤病也称"胆甾烷醇增多症",是一种罕见疾病,可能为常染色体隐性遗传,常见于近亲婚姻所生的子女。施耐德(Schneider)(1936 年)和范·博盖尔特(Van Bogaert)(1937 年)首先报道。

(一)病因及病理

1.病因

本病是胆固醇-27 羟化酶活性缺乏,该酶基因已定位于 2 号染色体,并发现在同外显子或内含子10 余种点突变、移码突变及超前终止等突变型。本病基本病变是原发性胆酸合成障碍,导致胆固醇及胆甾烷醇(cholestanol)肝性产物增加,此产物可沉积于脑、肌腱和其他组织中。

2.病理

病理检查在脑干、小脑,有时在脊髓可见大量晶状胆甾烷醇或二氢胆固醇沉积,对称性髓磷脂破坏,神经组织和肌腱可见肉芽肿样病损,可发现额叶萎缩,小脑半球可见黄色肉芽肿,有时肺部可有类似病变。镜检可见神经组织广泛脱髓鞘及囊性变,囊内含大形空泡及泡沫细胞,大量中性脂肪沉积,血管壁含双折光性胆固醇类结晶,肌腱中也有类似结晶存在。

(二)临床表现

(1)患者通常在青少年期起病,最早期神经症状为学习困难、保持性记忆受损、注意力及视空间定向缺失等,随疾病进展可出现痴呆、共济失调性或共济失调-痉挛性步态、构音障碍、吞咽困难和多发性神经病等。

(2)发病之初还可出现白内障,肌腱和肺部发生黄瘤肉芽肿样病损,肌腱出现暗黄色赘生物,跟腱最常见,肱三头肌、胫骨结节和手指伸肌腱也可发生。有些患者可发生早发的动脉硬化、冠心病、肾结石、骨质疏松、慢性腹泻及甲状腺功能减退等。发病 5~15 年后,患者可出现肌萎缩和假性延髓性麻痹,卧床不起,多数病例可存活至 20~30 岁。部分患者的预后较好。

(3)血清和红细胞中胆甾烷醇水平增高,杂合子也可有同样升高。血清胆固醇水平多正常,有些病例高达 450 mg/dL。脑脊液中胆甾烷醇及胆固醇水平均增高。肌腱黄瘤活检可发现含胆固醇,其中4%~9%为胆甾烷醇。CT 及 MRI 检查可见广泛性脑萎缩。

(三)诊断及鉴别诊断

1.诊断

根据青少年期起病,出现学习困难、记忆认知受损、共济失调及构音障碍等神经系统症状,伴肌腱黄瘤和白内障等可考虑本病。血清和红细胞中胆甾烷醇水平增高,肌腱活检有胆甾烷醇结晶明显增多可确诊。

2.鉴别诊断

应与遗传性吸收障碍综合征鉴别,后者有肝脾大、基底节钙化、淋巴结肿大、胆固醇及甘油三酯在组织内沉积,神经系统症状表现为智力发育障碍。

(四)治疗

目前,本病主要采取对症治疗,神经系统症状出现前开始治疗较理想。鹅胆酸750 mg/d,长期口服,可使临床症状改善,血清和红细胞中胆甾烷醇水平下降,但不能使黄瘤消失。也有人推荐应用胆酸类、胆固醇合成酶、HMG-辅酶 A 还原酶抑制物等,有利于降低生化指标,对改善临床症状无裨益。

第五节 视神经脊髓炎

视神经脊髓炎(optical neuromyelitis)也称"德维克病",是一种主要累及视神经和脊髓的原发性中枢神经系统炎性脱髓鞘性疾病,很少累及大脑。临床以急性或亚急性视神经炎或球后视神经炎与脊髓横贯性损害为表现。既往认为其是多发性硬化的一个变异型,但近年来研究表明,视神经脊髓炎可能是一种独立的疾病,这对视神经脊髓炎的治疗及预后有重要意义。

一、发病机制及病理

本病迄今病因不明,可能是与病毒感染或毒素作用有关的感染性或中毒性变态反应性疾病,起病急,病情重。病理特点为常选择性地累及视神经和脊髓,出现脊髓炎和(或)视神经炎的症状,脊髓病灶可累及多个节段,一般 3 个以上。脊髓节段灰质及白质均可受累。受累脊髓肿胀、软化,出现广泛的脱髓鞘病变,典型的病灶位于脊髓中央,病灶周围是髓鞘保留区。视神经损害多位于视神经及视交叉部位,偶尔可有视束受累。

二、临床表现

(一)年龄与性别

本病多见于 20~40 岁青壮年,小儿视神经脊髓炎较少见,男女均可受累。

(二)起病情况

大多数呈急性或亚急性起病,少数呈慢性起病。病程中常有缓解和复发。急性者突然起病,几天内症状达高峰。亚急性者起病缓慢,1~2 个月内症状加重。少数起病缓慢,症状逐渐进展,数月后症状达高峰。首发症状以视神经受累多见,脊髓受累次之,同时受累者较少见。视神经炎和脊髓病变先后发生时间的间隔,可数日至数年不等。

(三)眼部症状

眼部的主要症状有双侧或单侧眼球转动疼痛、视物模糊、视力下降,可有不同形式的视野缺损,甚至完全失明。视神经受损分为视神经盘炎和球后视神经炎,视神经盘炎早期眼底改变为视盘水肿,后期可继发视盘萎缩;球后视神经炎早期眼底正常,后期出现原发性视盘萎缩。

(四)脊髓症状

脊髓损害多为脊髓横贯受累,完全横贯型脊髓炎表现为病变水平以下运动、感觉完全消失,尿便潴留;而不完全横贯型脊髓炎,感觉障碍不完全缺失,多为温痛觉减退,而深感觉、触觉无明显障碍,肌力可维持Ⅱ～Ⅳ级,可不对称,排尿障碍较轻,常不出现脊髓休克或出现很短。膀胱直肠括约肌功能障碍在急性期以尿潴留为主,恢复期以尿失禁为主。颈髓受累可能合并霍纳综合征。按肢体运动功能可分为:轻度是指肢体无力程度轻,且可自由活动;中度是指患儿需借助单或双拐才能行走;重度是指严重瘫痪需坐轮椅或卧床。

三、辅助检查

(一)脑脊液

视神经脊髓炎病理表现为脱髓鞘改变,故常规脑脊液检查显示蛋白细胞分离,但由于病变可波及脑膜或脊膜,故脑脊液白细胞可轻度增高,以淋巴细胞为主,通常不超过 $100×10^6/L$,勿据此诊断为颅内感染,蛋白含量正常或轻度增高,糖和氯化物含量正常,寡克隆抗体可为阳性。

(二)视觉诱发电位

视觉诱发电位能早期发现亚临床视力损害,表现为 P_{100} 潜伏期延长,可有波幅下降或消失。

(三)脊髓 MRI 检查

对脊髓病变范围、程度、性质提供最确切的资料,MRI 所见损害往往早于临床症状出现,且较临床损害病灶更加广泛。可显示脊髓内纵行斑片长 T1、T2 信号,以 T2 加权高信号显示清楚,病变多发生在颈段、胸段或颈胸段同时受累。

(四)视神经脊髓炎-IgG

最近,列侬(Lennon)等人在视神经脊髓炎患者血清中发现了一种称为视神经脊髓炎-IgG的自身抗体,可作为视神经脊髓炎特异性的标志。此检查方法具有高敏感性和高特异性,今后可能作为发病初期一个强有力的诊断依据。

四、诊断与鉴别诊断

典型病例诊断不难。据文献报道诊断标准如下:①轻重程度不等的横贯性脊髓炎;②急性对称性或非对称性视神经炎;③一般无视神经和脊髓以外的临床征象;④病程多呈单相性。由于视神经和脊髓受累可间隔时间不定而先后发病,因此对不明原因的急性视神经炎或急性脊髓炎应定期随访,视力、眼底检查应列为常规,注意有无演变成视神经脊髓炎。本病患儿可有缓解与复发,在一种症状反复 1 至多次后出现另一种症状。本病应与急性散播性脑脊髓炎、多发性硬化、系统性红斑狼疮伴神经系统损害等鉴别。

五、治疗

本病与多发性硬化治疗基本相同,主要肾上腺皮质激素治疗,甲泼尼龙 15～30 mg/(kg·d),共用3～5 天,之后给予泼尼松 1.5～2 mg/(kg·d)口服维持,2～4 个月内酌情渐减。每周减 2.5 mg,依次减完后停用,总疗程为 4～6 个月。大剂量丙种球蛋白(每天 400 mg/kg,共 5 天),是新近明确的对于视神经脊髓炎治疗有效的一种手段,如果急性期不能除外感染,可先选择大剂量丙种球蛋白,继之以激素治疗,亦可迅速有效控制症状,并防止激素治疗的不良反应(如感染扩散)。同时给予抗炎,注意保护视力,营养神经,B 族维生素及神经生长因子等综合治疗。

第六节 急性播散性脑脊髓炎

急性播散性脑脊髓炎(acute disseminated encephalomyelitis，ADEM)是以中枢神经系统急性炎症脱髓鞘为特征，细胞免疫介导的自身免疫性疾病，本病通常发生于急性感染或疫苗接种后，故又称感染后脑脊髓炎或疫苗后脑脊髓炎。病前既无接种史或感染史，可以统称为"急性播散性脑脊髓炎"。

一、流行病学

ADEM 主要发生于热带地区，温带地区罕见，其准确发病率还不清楚。过去，ADEM 常继发于小儿传染病，如麻疹、天花、水痘等，发病率及病死率均很高。随着感染性疾病控制能力的显著提高，目前在发达国家，ADEM 最常见于非特异性上呼吸道感染后，其病原学还不清楚。在发展中国家及贫穷国家，由于免疫接种工作实施不佳，麻疹及其他病毒感染仍很流行，成为感染后脱髓鞘病变的主要原因。据报道，ADEM 继发于麻疹后的发病率为 0.1%，继发于水痘后的发病率较低，约 0.01%，而继发于风疹后的发病率为 0.2%。与麻疹感染相比，接种后和狂犬病感染后 ADEM 的病死率高达 25%，存活者中，25%～40%的患者遗留永久性神经系统损害。

另一种 ADEM 继发于免疫接种，其临床表现与感染后 ADEM 难以鉴别，不同之处在于，前者更易于累及周围神经系统。目前，该类 ADEM 多见于麻疹、流行性腮腺炎及狂犬病疫苗接种后。与麻疹病本身所继发的 ADEM 相比，接种后而致 ADEM 的发生率要低得多，约为前者的 5%。神经系统后遗症的发生率也要低得多。

二、发病机制

现有证据表明，ADEM 是针对髓鞘或其他自身抗原而发生的一过性自身免疫反应，具体是通过分子模拟或自身反应性 T 细胞克隆的非特异性反应而发生的。微生物蛋白质的肽类与宿主本身的肽类在结构上可能很相似，并足以诱导自身反应性 T 细胞，该机制即称为分子模拟。非特异性病毒感染或疫苗接种后，通过分子模拟机制导致了中枢神经系统(CNS)小静脉旁炎性反应，即病毒蛋白上的某些肽段与髓鞘蛋白如髓鞘碱性蛋白(myelin basic protein，MBP)与髓鞘脂蛋白的结构相似，它们致敏的 T 细胞通过血液循环，在黏附因子作用下黏附于 CNS 血管内皮细胞，同时释放炎性细胞因子，使血脑脊液屏障(BCB)通透性发生改变，致敏细胞更易通过，继而趋化因子募集多种淋巴细胞到中枢内，导致免疫损害。单核巨噬细胞作为抗原呈递细胞摄取抗原并处理成肽段，与细胞表面的主要组织相容性复合物Ⅱ类分子(MHC-Ⅱ)形成复合物，同时分泌 IL-1 等细胞因子，诱导 T 细胞产生其他细胞因子。一些细胞因子可使星形胶质细胞和内皮细胞表达 MHC-Ⅱ分子而成为呈递细胞。抗原/MHC-Ⅱ分子复合物与辅助性 T 细胞膜受体结合，在协同刺激因子作用下激活辅助性 T 细胞，并使之增殖，释放细胞因子。这些细胞因子进一步激活 B 细胞和细胞毒性 T 细胞而导致病理损害。

三、病理

本病最显著的病理特点是在中枢神经系统的白质，围绕血管周围，尤其在小静脉周围可见髓鞘脱失。疾病早期,可见无数直径约 1 mm 的脱髓鞘病灶,广泛分布于脑和脊髓的白质,视神经和颞叶最显著。轴索相对完整。血管周围水肿且有明显的炎性细胞浸润。疾病晚期,病变周围胶质细胞增生,瘢痕形成。一般来说,本病所有病灶的病理改变是相同的,反映本病属临床单时相疾病。本病主要累及脑白质,但也可累及脑灰质,后者主要见于基底节、丘脑,甚至皮层灰质。

四、临床表现

本病可发生于任何年龄,但以儿童多见,性别无差异。急性起病,病前 1 个月以内常有前驱感染或疫苗接种史,经过数天后出现神经系统症状,一般前驱感染与疫苗接种的时间距神经系统症状出现的时间间隔为 1～3 周。根据临床特征可分为三型,脑脊髓型即脑与脊髓均受累,脑型即指脑症状突出,脊髓型即脊髓受累突出。起病时发热可有可无,而且发热和神经系统表现不一定同步,中枢神经系统症状通常在几天内即达高峰,表现多样,以脑症状为主,常有头痛、头晕、呕吐、惊厥、轻重不等意识障碍、精神症状及脑膜刺激征、偏侧肢体麻木、颅神经麻痹及轻度瘫痪。脑干症状可有颅神经受累,小脑受损可有共济失调、眼震等。脊髓受累部位不同,可有截瘫或四肢瘫、感觉障碍平面及尿潴留。病情通常在几天内开始好转,并于数周或数月内痊愈,个别病例几天内即痊愈。病死率在 10％～30％,而痊愈率为 50％。麻疹后较接种后 ADEM 预后要差。少数 ADEM 也可表现有反复,有人称之为"多相播散性脑脊髓炎"或"复发性感染后脑脊髓炎"。但很少有 2 次以上的发作。

五、实验室检查

(一)脑脊液

所见是非特异的。CSF 可表现有压力增高、中度淋巴细胞增多、蛋白轻至中度增加(一般<1 g/L)。有时可发现髓鞘碱性蛋白增高。寡克隆区带多为阳性,IgG 指数常增高。坏死型患者的 CSF 可能以中性多核白细胞为主,偶可见到红细胞。但也有约 1/3 的患者其 CSF 完全正常。

(二)脑电图

多有弥漫性慢波活动变化。

(三)影像学检查

1.脑 CT 检查

影像学改变在 ADEM 的诊断中极具价值。典型的 CT 所见为双侧额、顶叶脑室旁的低密度灶,偶尔低密度改变也可见于基底节及丘脑。增强 CT 可出现环形或结节状增强,也可表现为混杂信号,有时还会出现脑室周围和脑回的增强。个别患者 CT 也可能未能发现异常。神经病学检查体征与 CT 所见不一定完全相符,CT 异常可以出现得晚些,一般发病后 5～14 天才有改变。

2.脑 MRI

MRI 对发现病灶要更为敏感些,在 T2 加权像时在幕上或幕下的脑白质常可以发现多发的高密度病灶,一般不太对称,无出血或团块效应。T1 加权像没有 T2 敏感,但有时也可见到低信号灶。在 MRI 上病灶也可见于间脑、脑干及后颅窝。儿童以小脑及脑干多见。偶尔病灶比较大,并出现团块效应,类似肿瘤。临床与 MRI 的相符性是多变的,患者神经病学体征较少或较轻,但 MRI 可见到多发病灶。临床的改善一般都伴随有 MRI 病灶的缩小或消失。有文献报告临床恢复后 MRI 异常可持续 3 年。脊髓病变仅能由 MRI 显示,呈现脱髓鞘改变,T1 可改变不明显,T2 高信号,局部脊髓增粗或正常,可有强化。

六、诊断与鉴别诊断

本病诊断主要依据典型病史、病程、神经系统受累及脑 MRI 特征。但需除外其他脑脊髓疾病。诊断标准:①急性或亚急性起病。②病前多有前驱感染症状。③有脑实质损害的症状和体征,常伴有不同程度的精神症状和意识障碍。④脑脊液正常或轻度异常。⑤脑电图示不同程度弥漫性或局限性慢波。⑥头部 CT、MRI 检查提示脑白质弥漫性病灶。⑦激素治疗效果较明显。⑧排除其他原因所致的脑部损害。脑和脊髓损害的症状体征常重叠出现,其间没有明显界限,因此我们认为在脑实质受累基础上出现的脊髓定位症状体征包括呼吸衰竭、二便潴留、明显的四肢瘫痪等,应及时考虑 ADEM。在诊断上应注意急性播散性脑脊髓炎的一种特殊类型,称为"急性出血性白质脑炎"。有人认为,它是急性播散性脑脊髓炎的爆发型。急剧起病,年龄介于 2.5~60 岁。病理特点是单侧或双侧不对称顶叶与额叶后部广泛出血、水肿、坏死,脑干和脊髓也可受累。血管周围明显髓鞘脱失,淋巴细胞浸润。病前患儿常有病毒感染,几天后出现精神系统症状,如发热、偏瘫、失语、抽搐等。可早期出现昏迷,几天之内即可迅速死亡。病死率高,预后不好。

本病应与多发性硬化、病毒性脑炎、散播性坏死性脑白质病等相鉴别。

(一)与多发性硬化(MS)的鉴别

与多发性硬化(MS)的鉴别如下:①MS 多发于青壮年,女性稍多于男性。ADEM 多发于儿童,男女之比无差异。②ADEM 常有明确的前驱感染或疫苗接种史,MS 一般不明确。③临床表现中,MS 反复发作,ADEM 很少反复发作。④MRI:ADEM 病灶多以皮层下白质为主,而 MS 以中央区白质为主,胼胝体受累多见于 MS,深部灰质受累多见于 ADEM。

(二)与病毒性脑炎的鉴别

与病毒性脑炎的鉴别如下:①ADEM 前驱感染及疫苗接种史较为明确,且前驱感染与症状出现时间有一定间隔,而病毒性脑炎一般无预防接种史,且前驱感染症状迅速进展。②ADEM 临床表现更加多样化,但以肢体障碍多见,且发热与神经系统表现可能不一致,而病毒性脑炎临床表现以惊厥和意识障碍多见,且发热与之相平行。③头颅 MRI 在鉴别中很重要,ADEM 主要表现为白质区多病灶,病毒性脑炎主要以灰质病灶为主。④脑脊液检查:ADEM 脑脊液常规,白细胞数及蛋白量可以轻度升高,而病毒性脑炎脑脊液常规,白细胞数及蛋白量既有轻度升高,也有较多升高,脑脊液病毒抗体 ADEM 一般为阴性,而病毒性脑炎可为阳性。⑤治疗:ADEM 需要早期使用类固醇皮质激素治疗,而病毒性脑炎一般不适用激素治疗。

七、治疗

(一)糖皮质激素

根据本病的病理改变,其临床治疗首选免疫抑制剂糖皮质激素,激素不仅能促进脑脊髓炎的神经功能恢复,而且早期足量激素能抑制免疫功能,稳定溶酶体膜,减轻脑和脊髓的充血水肿,抑制脱髓鞘过程,能提高本病的治疗及显效率。常用剂量:地塞米松 0.5 mg/(kg·d),7~

14 天为 1 个疗程,现认为甲泼尼龙对脱髓鞘疾病的疗效优于地塞米松,静脉给予大剂量的甲泼尼龙 3～5 天,然后继以泼尼松口服,并逐渐减量,5 周后逐渐减量停用。

(二)免疫球蛋白

有免疫调节作用。可静脉滴注人血丙种球蛋白,400 mg/(kg·d),连用 5 天,该药目前亦用于许多自身免疫性疾病。

(三)血浆置换

有数篇血浆置换对重症患者有益的报道,这些患者随着置换而同时有临床进步,有一定的说服力。因此,对重症 ADEM 患者应用血浆置换是合理的。

(四)支持治疗

除上述治疗外,支持治疗非常重要。如体温、抽搐和颅高压的控制,辅助呼吸,皮肤的保护,注意水电解质平衡,以及避免合并感染的发生和控制都非常重要,以给患者的恢复创造良好的条件。

八、病程和预后

因感染的种类和个体的差异,病情的轻重和病程不尽相同。一般常在感染或疫苗接种后,经过一段潜伏期(1～3 周)出现临床症状,病情逐渐加重,多数患者在数天内达到高峰。如果患者不死亡,则 2 周内一般转为稳定。好转后常遗留一定的后遗症,也有少数患者虽然昏迷时间很长,但经过积极的支持治疗可以恢复得很好,可以没有后遗症,或仅遗留轻微的后遗症。

ADEM 的病死率因诱发因素的不同而有相当的差异。据统计,麻疹后的 ADEM 病死率为 20%,后遗症也往往较重。而疫苗后的 ADEM 病死率约为 10%,疱疹水痘后的 ADEM 病死率较低,为 5%。如 ADEM 发生于非特异性呼吸道感染后,则预后良好,虽然恢复比较慢,但后遗症一般很少。

第七节　脑桥中央髓鞘溶解症

一、定义

脑桥中央髓鞘溶解症(central pontine myelinolysis,CPM)是一种较少见的脱髓鞘性疾病,主要表现为四肢瘫、假性延髓性麻痹和特殊的意识状态。

二、病因及发病机制

本病的病因及发病机制不明。酗酒和慢性乙醇中毒、高钠血症、低钠血症、高血糖症、氮质血症、正常血钠、低钾和低磷患者,以及慢性肝脏疾病、肝移植术后、脱水、不适当抗利尿激素分泌综合征、慢性肾病及肾衰、血液透析、肾上腺皮质激素缺乏、严重创伤、胰腺炎等均可引起脑桥中央髓鞘溶解症。其发病机制可有以下几点。

(一)脑内渗透压平衡失调

常见于高钠血症、低钠血症等。大量研究报道,在低钠血症及其纠正过快时可引发疾病。

(二)细胞凋亡假说

CPM 的发生与营养不良有关,其中最主要的为维生素 B_1、维生素 B_{12} 缺乏。维生素 B_1 缺乏时由于能量不足及核酸合成障碍,影响神经细胞膜髓鞘磷脂合成;维生素 B_{12} 缺乏时,脂肪酸合成异常,影响髓鞘的转换,结果使髓鞘变性退化。

(三)多因素的联合作用

如慢性乙醇中毒、严重营养不良伴严重低钠血症纠正过快、低钾血症、高镁血症及低血糖等,此时血渗透压骤变更易导致发病。

三、病理

特征性病理特点是脑桥基底部呈对称分布的神经纤维脱髓鞘,病灶边界清楚,直径可为数毫米或占据整个脑桥基底部,也可累及被盖部。神经细胞和轴索相对完好,可见吞噬细胞和星形细胞反应。少数 CPM 可出现脑桥外脱髓鞘损害,包括丘脑、内囊、小脑、皮质下白质、杏仁核、屏状核、外侧膝状体和内侧纵束,其损害多为对称性,约占尸解病例的 10%。

四、临床表现

(1)本病为散发性,任何年龄均可发生,以 30~50 岁为多,也见于儿童,男性多于女性。

(2)病前常有基础疾病或诱发因素,常伴发于严重的疾病(如肝衰竭、癌症晚期等),大量饮酒及长期酗酒,低钠血症患者快速补充钠盐时(一般最初 24 小时补钠不超过 12 mmol/L,48 小时内不超过20 mmol/L,超过者易发生)。

(3)起病急,进展快,多在原发病的基础上,以突然发生四肢瘫痪和假性延髓性麻痹为特征,但因病变累及部位及范围不同,临床症状表现复杂。

①脑桥基底皮质脊髓束和皮质延髓束受损——闭锁综合征:假性延髓性麻痹及其他脑神经损害,四肢痉挛性瘫痪或偏瘫。

②脑桥基底病变延伸到被盖累及上升性网状激活系统或由于双侧丘脑受损——昏迷。

③小脑、脑桥或小脑脚受损——共济失调。

④基底节受损——肌张力障碍,如舞蹈症、手足徐动症、帕金森综合征等。

⑤皮质下受损——癫痫发作、兴奋、多语。

在临床上脑桥外症状常被锥体束和脑干症状掩盖,常在昏迷和四肢瘫痪恢复后出现迟发性肌张力障碍——手足徐动症、帕金森综合征等,这些症状常在脑桥中央髓鞘溶解症发生后 3 周至 5 个月出现。

(4)本病临床症状常表现为双相:首先是低钠血症引起的全脑症状(低钠性脑病),在血钠纠正后症状改善;2~3 天后再次出现典型神经症状。

五、辅助检查

(一)腰穿

腰穿结果无特异性,CSF 压力升高者约占 30%,约 5% 的患者白细胞升高,偶有脑脊液黄变,髓鞘碱性蛋白常升高。

(二)EEG

EEG 也无特异性,可有广泛的慢波,且与意识状态有关。

(三)脑干听觉诱发电位

脑干听觉诱发电位有助于确定脑桥病变,但不能确定病灶范围。

(四)影像学检查

影像学检查最具诊断价值。

(1)头部 CT：常在起病后数天，平扫可见脑桥基底部低密度区，造影后无增强，无占位效应。

(2)MRI 对该病诊断价值较大，影像表现具有一定特异性。

①脑桥病变：位于脑桥中央；病灶形态轴位为圆形、三角形或蝶形，矢状面为卵圆形，冠状面为蝙蝠翼状；病灶范围上可延及中脑下缘，下可延及脑桥下部，少数可累及脑桥被盖，脑桥周边部一般不受侵。增强扫描有三种强化表现：a.病灶中央显著增强。b.病灶周边强化。c.病灶无强化，原因可能是病变处于不同时期及与胶质增生情况等有关(图 8-2)。

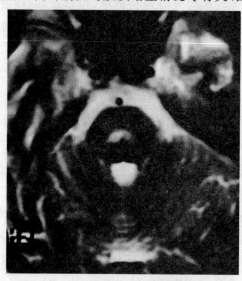

图 8-2　脑桥中央髓鞘溶解症

②脑桥外病变(约占 10%)：可分布在丘脑、下丘脑核、纹状体、内囊、杏仁核、外侧膝状体、小脑脚、穹隆、小脑白质、脑皮质(如颞、顶、枕)深部及皮质下。病灶一般为双侧对称分布。

③所有病变均呈 T1、T2 长信号，FLAI R 为明显高信号。DWI 上早期病灶表现为明显高信号，ADC 图为低信号，ADC 值明显减小，说明急性期确实存在细胞毒性水肿。

④所有病变均无占位效应，脑桥不增粗。

⑤影像学改变与临床表现并不具有相关性，有些病例在临床症状发生数周后才出现影像改变；有些病例影像改变可早于典型临床改变半年；大的病灶可以完全或相对无症状。

⑥病灶可随时间延长而改变，MRI 可通过 T1、T2 值的减少反映急性水肿的减轻。急性期过后病灶开始变小，更加清楚，准确反映脱髓鞘的范围。有的症状已基本恢复但病灶不消失，遗留的病灶可为瘢痕，成为永久性脱髓鞘病灶，并伴脑桥萎缩，特别是开始较大的病灶。开始病灶较小经治疗可消失，有的在6～7周后即恢复正常。

⑦病灶不显示不能排除本病：病灶太小且呈散在分布时不能显示，或病灶仅出现在脑桥外。

六、诊断

慢性酒精中毒、严重全身性疾病和低钠血症纠正过快的患者，突然出现皮质脊髓束和皮质脑干束受损的症状,如突发四肢弛缓性瘫痪、假性延髓性麻痹,数日内迅速进展为完全性或不完全性闭锁综合征,应高度怀疑 CPM 的可能。以往脑桥中央髓鞘溶解症的确诊主要依靠尸检,随着 MRI 的广泛应用,使生前诊断成为可能,早期诊断率也显著提高。大多数 CPM 患者脑桥病变很小,不超过 2~3 mm,位于中线一侧,仅累及部分皮质脊髓束或皮质脑干束,临床上也可全无症状和体征。有些 CPM 患者的临床表现可能被代谢性疾病出现的昏迷所掩盖。

七、临床分型

(一)脑桥中央髓鞘溶解症

出现四肢瘫痪和脑干功能障碍:假性延髓性麻痹、延髓麻痹、闭锁综合征等;脑桥 MRI 表现为脑桥中央有 T1 低信号、T2 高信号的蝶形病灶等异常。

(二)脑桥外髓鞘溶解症

比脑桥中央髓鞘溶解症少见,主要表现为运动障碍,如帕金森综合征、肌张力障碍、帕金森综合征合并肌张力障碍等。

(三)混合型

以上两种类型均存在。

(四)其他

少见者有脊髓后柱损害型、无临床症状型、有 MRI 表现而无症状型。

八、鉴别诊断

本病的 MRI 表现并非特异性,临床上应与脑桥基底部梗死、脑干脑炎、多发性硬化和脑桥肿瘤等鉴别。

(1)CPM 病灶较对称,不符合血管走行与分布的特点,可与脑干梗死相鉴别。然而,基底动脉闭塞引起的脑干梗死有时与 CPM 颇为相似。突然起病或临床上呈阶梯样进展、长束体征的不对称性、脑桥背盖部结构及中脑和丘脑较广泛的受累是椎-基底动脉血栓或栓塞可资鉴别的特征。在 MRI 检查中进展性梗死在弥散加权相(DWI)中可显示为高信号改变,而在渗透性髓鞘溶解症中的最初发现却是在 T2WI 上显示高信号。

(2)CPM 病程无缓解-复发的多次发作,病灶仅局限于脑桥,病理上无显著的胶质纤维增生,可与多发性硬化鉴别。在急性或慢性复发性 MS 的广泛性脑桥脱髓鞘中极少会产生纯脑桥综合征,患者的临床表现和发病背景也会提供正确诊断线索。

(3)CPM 与脑干脑炎的鉴别主要依据明确的感染史,炎症并不局限于脑干,可波及整个中枢神经系统,脑 MRI 检查可见脑弥漫性水肿及脱髓鞘病变,经抗感染、免疫治疗及支持治疗后症状有可能完全恢复。

(4)CPM 病灶无占位效应,可以与脑干肿瘤鉴别。

九、治疗

(1)积极处理原发病,纠正低钠血症应缓慢,慎用高渗盐水,限制液体入量,急性期可用甘露醇、呋塞米等治疗脑水肿。同时用维生素、微量元素对症处理。

(2)除常规治疗外,可能有效的治疗包括促甲状腺素释放激素、血浆置换、单用糖皮质激素或联用血浆置换、静脉应用免疫球蛋白。已有报道,使用促甲状腺素释放激素治疗有效,可能因为促甲状腺素释放激素可以增强左旋多巴的作用和增加局部血液供应。早期用大剂量激素冲击或免疫球蛋白治疗[静脉内免疫球蛋白 0.4 g/(kg·d),5 天]有效,机制在于清除髓鞘毒性物质、抗磷脂抗体和促使髓鞘再生。血浆置换以清除髓鞘毒性物质。

(3)纳洛酮治疗:中枢神经系统脱髓鞘时,患者血浆内 β-内啡肽含量增加,体内最强的缩血管肽——内皮素和氧自由基过量合成及释放,体内最强的舒血管肽——降钙素基因相关肽含量降低,这是脑组织继发性损害的重要因素,纳洛酮可拮抗 β-内啡肽毒性作用,降低内皮素及氧自由基,还可改善意识、维持脑灌注及减轻脑水肿。

(4)苯哌啶醋酸甲酯可以有效治疗 CPM 患者的精神症状。

十、预后

尚不能判定。一般认为,预后与急性期神经功能缺损程度、影像学关系不大。多数患者病情不断发展,可于数日或数周内死亡,有报道 1/3 的病例于 2 周内死亡,1 个月内病死率为 75%,2 个月内病死率为 90%。部分预后较好,经治后很少或没有后遗症。部分患者可遗留严重后遗症,如四肢强直、共济失调、记忆障碍等。

第九章　神经系统遗传及变性疾病

第一节　腓骨肌萎缩症

腓骨肌萎缩症又称"Charcot-Marie-Tooth 病"（CMT）或为遗传性运动感觉性周围神经病，由 Charcot、Marie 和 Tooth（1886 年）首先报道，是遗传性周围神经病中最常见的类型，发病率为1/2 500。遗传方式多为常染色体显性遗传，少部分是常染色体隐性遗传、X-性连锁显性遗传和 X-性连锁隐性遗传。临床特征为儿童或青少年起病，足内侧肌和腓骨肌进行性无力和萎缩，伴有轻到中度感觉减退、腱反射减弱和弓形足。根据神经传导速度不同，将 CMT 分为 1 型（脱髓鞘型）和 2 型（轴索型）：正中神经运动传导速度<38 m/s为 1 型，正常或接近正常为 2 型。基因定位后进一步将 CMT1 型分为 1A、1B、1C 和 1D 四个亚型，CMT2 型分为 2A、2B、2C 和 2D 四个亚型，以 CMT1A 型最常见。

一、病因与发病机制

CMT1 型是本病的标准型，占 CMT 的 50%，主要为常染色体显性遗传，少部分是常染色体隐性遗传、X-性连锁显性遗传和 X-性连锁隐性遗传。根据基因定位，至少有四个亚型。①CMT1A：占 CMT1 型的 71%，基因位于染色体 17p11.2-12，该基因编码 22 kD 的周围神经髓鞘蛋白 22（peripheral myelin protein 22，PMP22），主要分布在髓鞘施万细胞膜，占周围神经髓鞘蛋白的 2%～5%，其功能可能与维持髓鞘结构的完整性、调节细胞的增殖有关。它的重复突变导致 PMP22 基因过度表达（基因剂量效应）而使施万细胞的增殖失调，故引起髓鞘脱失（节段性脱髓鞘）和髓鞘再生（洋葱球样结构），PMP22 基因重复突变的机制可能是父源精子生成过程中的 PMP22 基因的同源重组；另有一小部分患者因 PMP22 基因的点突变，产生异常 PMP22 蛋白而致病。②CMT1B：较少见，基因位于染色体 1q22-23，该基因编码周围神经髓鞘蛋白零（peripheral myelin protein zero，PMP0），主要分布在髓鞘，占周围神经髓鞘蛋白的 50%，其功能可能为髓鞘两个板层之间的黏附分子，以形成和维护髓鞘的致密结构，调节施万细胞的增殖。PMP0 基因突变可使 PMP0 蛋白减少而导致髓鞘的形成障碍和施万细胞的增殖失调。③CMT1C：基因定位尚不明确。④CMT1D：基因位于 10q21.1-22.1，为早生长反应 2（early growth response-2，EGR2）基因突变造成施万细胞增殖紊乱和髓鞘的生长障碍。

CMT2 型占 CMT 的 20%～40%，主要为常染色体显性遗传，与其有关的基因至少有五个位点：染色体 1p35-36（CMT2A）、3q13-22（CMT2B）、7p14（CMT2D）、8p21（CMT2E）和 7q11-21（CMT2F）。CMT2E 为神经丝蛋白轻链（neurofilament protein light polypeptide，NfL）基因突变所致。正常时该基因编码神经丝蛋白轻链，它构成有髓轴突的细胞骨架成分，具有轴突再生和维持轴突寿命的功能。当该基因突变时，可引起神经丝蛋白轻链减少而导致轴突的结构和功能障碍。

CMTX 型占 CMT 的 10%～20%，主要为 X-性连锁显性遗传，基因位于 Xq13.1，该基因（Cx32）编码髓鞘间隙连接蛋白 Cx32，分布在周围神经髓鞘和脑。目前发现 Cx32 基因有 30 多种突变，包括碱基置换、插入、缺失和移码突变等，大多发生在基因编码区，也可发生在启动子区和剪接位点，使 Cx32 蛋白减少，髓鞘的结构和功能障碍，并可引起男性患者脑干听觉诱发电位异常。

二、病理

周围神经轴突和髓鞘均受累，远端重于近端。CMT1 型神经纤维呈对称性节段性脱髓鞘，部分髓鞘再生，施万细胞增生与修复组成同心圆层而形成"洋葱头"样结构（因而也称为"腓骨肌萎缩症肥大型"），造成运动和感觉神经传导速度减慢。CMTX 型与 CMT1 型的病理改变类似。CMT2 型主要为轴突变性（故又称为"腓骨肌萎缩症神经元型"）和有髓纤维慢性进行性减少，运动感觉传导速度改变不明显；前角细胞数量轻度减少，当累及感觉后根纤维时，薄束变性比楔束更严重；自主神经保持相对完整，肌肉为簇状萎缩。

三、临床表现

(一)CMT1 型(脱髓鞘型)

(1)儿童晚期或青春期发病。周围神经对称性、进行性变性导致远端肌萎缩，开始是足和下肢，数月至数年可波及手肌和前臂肌。拇长伸肌、趾长伸肌、腓骨肌和足固有肌等伸肌早期受累，屈肌基本正常，产生马蹄内翻足和爪形趾、锤状趾畸形，常伴有弓形足和脊柱侧弯，腓肠肌神经变性导致行走时垂足，呈跨阈步态。仅少数病例先出现手肌和前臂肌萎缩，而后出现下肢远端肌萎缩。

(2)检查可见小腿肌肉和大腿的下 1/3 肌肉无力和萎缩，形似鹤腿，若大腿下部肌肉受累也称"倒立的香槟酒瓶"状，屈曲能力减弱或丧失，受累肢体腱反射消失。手肌萎缩，并波及前臂肌肉，变成爪形手。萎缩很少波及肘以上部分或大腿的中上 1/3 部分。深浅感觉减退可从远端开始，呈手套、袜套样分布；伴有自主神经功能障碍和营养代谢障碍，但严重的感觉缺失伴穿透性溃疡罕见。部分患者伴有视神经萎缩、视网膜变性、眼震、眼肌麻痹、突眼、瞳孔不对称、神经性耳聋、共济失调和肢体震颤等。

(3)病程缓慢，在很长时期内都很稳定，颅神经通常不受累。部分患者虽然存在基因突变，但无肌无力和肌萎缩，仅有弓形足或神经传导速度减慢，有的甚至完全无临床症状。

(4)脑脊液正常，少数病例蛋白含量增高。

(二)CMT2 型(轴索型)

发病晚，成年开始出现肌萎缩，部位和症状与 CMT1 型相似，但程度较轻，脑脊液蛋白含量正常。

四、辅助检查

(一)肌电图和神经传导速度检测

检查神经传导速度（NCV）对分型至关重要。CMT1 型正中神经运动 NCV 从正常的 50 m/s 减慢为 38 m/s 以下，通常为 15～20 m/s，在临床症状出现以前可检测到运动 NCV 减慢。CMT2 型 NCV 接近正常。肌电图显示两型均有运动单位电位波幅下降，有纤颤或束颤电位，远端潜伏期延长，呈神经源性损害。多数患者有感觉电位消失。

(二)诱发电位检测

X-性连锁显性遗传患者脑干听觉诱发电位和视觉诱发电位异常,躯体感觉诱发电位的中枢和周围传导速度减慢,说明患者中枢和周围神经传导通路受损。

(三)肌肉及神经活检

肌肉活检显示为神经源性肌萎缩。神经活检 CMT1 型的周围神经改变主要是脱髓鞘和施万细胞增生形成"洋葱头";CMT2 型主要是轴突变性。神经活检还可排除其他遗传性神经病,如雷夫叙姆病(可见有代谢产物沉积在周围神经)、自身免疫性神经病(可见淋巴细胞浸润和血管炎)。

(四)基因分析

临床上不易对 CMT1 型和 CMT2 型进一步分出各亚型,需用基因分析的方法来确定各亚型。如 CMT1A 可用脉冲电场凝胶电泳法检测 PMP22 基因的重复突变,用 DNA 测序法检测其点突变;CMT1B 可用单链构象多态性(SSCP)法或 DNA 测序法检测 PMP0 基因的点突变;CMTX 可用 DNA 测序法检测 Cx32 基因的点突变。

(五)脑脊液

通常正常,少数病例蛋白含量增高。血清肌酶正常或轻度升高。

五、诊断

(一)临床诊断依据

(1)儿童期或青春期出现缓慢进展的对称性双下肢无力。

(2)"鹤腿",垂足、弓形足,可有脊柱侧弯。

(3)腱反射减弱或消失,常伴有感觉障碍。

(4)常有家族病史。

(5)周围神经运动传导速度减慢,神经活检显示"洋葱头"样改变(CMT1 型)或轴索变性(CMT2 型)及神经源性肌萎缩。

(6)基因检测 CMT1A 基因重复及相应基因的点突变等。

(二)CMT1 型与 CMT2 型的鉴别

1.发病年龄

CMT1 型 12 岁左右,CMT2 型 25 岁左右。

2.神经传导速度

CMT1 型明显减慢,CMT2 型正常或接近正常。

3.基因诊断

CMT1 型中的 CMT1A 为 17 号染色体短臂(17p 11.2)1.5Mb 长片段(其中包含 PMP22 基因)的重复或 PMP22 基因的点突变;CMT2 型中的 CMT2E 为 NfL 基因的点突变。

六、鉴别诊断

(一)远端型肌营养不良症

四肢远端肌无力、肌萎缩、渐向上发展,需与 CMT 鉴别。但该病成年起病,肌电图显示肌源性损害,运动传导速度正常可资鉴别。

(二)家族性淀粉样多神经病

通常在 20～45 岁起病,以下肢感觉障碍和自主神经功能障碍为早期特征,多需借助神经活检或 DNA 分析加以区别。

(三)慢性炎症性脱髓鞘性多发性神经病

进展相对较快,无足畸形,CSF 蛋白含量增多,泼尼松治疗效果较好,易与 CMT 鉴别。

(四)慢性进行性远端型脊肌萎缩症

该病的肌萎缩分布和病程类似 CMT 病,但伴有肌肉跳动、EMG 显示为前角损害,无感觉传导障碍可与 CMT 鉴别。

(五)遗传性共济失调伴肌萎缩

该病又称"Roussy-Lévy 综合征"。儿童期缓慢起病,有腓骨肌萎缩症、弓形足、脊柱侧凸、四肢腱反射减弱或消失,肌电图运动传导速度减慢需与 CMT 鉴别;但该病尚有站立不稳、步态蹒跚、手震颤等共济失调表现与 CMT 不同,也有人认为该病是 CMT 的变异型。

(六)遗传性压迫易感性神经病

因有肌无力、肌萎缩和传导速度减慢及显性遗传需与 CMT 鉴别,但 HNPP 是一种反复发作的、轻微的一过性疾病,在轻微牵拉、压迫或外伤后反复出现肌无力、麻木和肌萎缩、踝反射消失、弥漫性神经传导速度减慢,神经活检为节段性脱髓鞘和腊肠样结构改变。预后良好。

(七)植烷酸贮积病

该病也称"遗传性共济失调性多发性神经炎样病"(heredopathia atactica polyneuritiformis),由挪威神经病学家雷弗素姆(Refsum)(1949 年)首先报道,故又称"Refsum 病"。因对称性肢体无力和肌萎缩及腱反射减弱而需与 CMT 鉴别。但本病除有多发性周围神经损害外,还有小脑性共济失调、夜盲、视网膜色素变性和脑脊液蛋白增高等特点,易与 CMT 区别。

七、治疗

目前尚无特殊治疗,主要是对症治疗和支持疗法,垂足或足畸形可穿着矫形鞋。药物治疗可用维生素类促进病变神经纤维再生,神经肌肉营养药有一定帮助。针灸理疗及肌肉和跟腱锻炼、按摩可增强其伸缩功能。纠正垂足可穿高跟鞋、长筒靴或矫正鞋,踝关节挛缩严重者可手术松解或肌腱移植。勿过度劳累,注意保暖。

预防:应首先进行基因诊断,确定先证者的基因型,然后利用胎儿绒毛、羊水或脐带血,分析胎儿的基因型以建立产前诊断,终止妊娠。

八、预后

因病程进展缓慢,预后尚好。大多数患者发病后仍可存活数十年,对症处理可提高患者的生活质量。

第二节　肝豆状核变性

一、概述

肝豆状核变性又称"威尔逊氏病"(WD),是以铜代谢障碍为特征的常染色体隐性遗传病。

WD 基因(位于 $13q^{14.3}$)编码的蛋白(ATP7B 酶)突变,导致血清铜蓝蛋白合成不足,以及胆管排铜障碍,血清自由态铜增高,并在肝、脑、肾等器官沉积,出现相应的临床症状和体征。本病好发于青少年,临床表现为铜代谢障碍引起的肝硬化、基底节变性等多脏器病损。该病是全球性疾病,世界范围的患病率约为 30/100 万,我国的患病率及发病率远高于欧美。

二、临床表现

(一)肝症状

以肝病作为首发症状者占 40%～50%,儿童患者约 80%发生肝脏症状。肝脏受累程度和临床表现存在较大差异,部分患者表现为肝炎症状,如倦怠、乏力、食欲缺乏或无症状的转氨酶持续增高;大多数患者表现为进行性肝大,继而进展为肝硬化、脾肿大、脾功能亢进,出现黄疸、腹水、食管静脉曲张及上消化道出血等;一些患儿表现为暴发性肝衰竭伴有肝铜释放入血而继发的 Coomb 阴性溶血性贫血;也有不少患者并无肝大,甚至肝缩小。

(二)神经系统症状

以神经系统症状为首发的患者占 40%～59%,其平均发病年龄比以肝病为首发症状者晚 10 年左右。铜在脑内的沉积部位主要是基底节区,故神经系统症状突出表现为锥体外系症状。最常见的症状是以单侧肢体为主的震颤,逐渐进展至四肢,震颤可为意向性、姿位性或几种形式的混合,振幅可细小或较粗大,也有不少患者出现扑翼样震颤。肌张力障碍常见,累及咽喉部肌肉可导致言语不清、语音低沉、吞咽困难和流涎;累及面部、颈、背部和四肢肌肉引起动作缓慢僵硬、起步困难、肢体强直,甚至引起肢体或(和)躯干变形。部分患者出现舞蹈样动作或指划动作。WD 患者的少见症状是周围神经损害、括约肌功能障碍、感觉症状。

(三)精神症状

精神症状的发生率为 10%～51%。最常见为注意力分散,导致学习成绩下降、失学。其余还有情感障碍,如暴躁、欣快、兴奋、淡漠、抑郁等;行为异常,如生活懒散、动作幼稚、偏执等,少数患者甚至自杀;等等。极易被误诊为精神分裂症、躁狂抑郁症等精神疾病。

(四)眼部症状

具有诊断价值的是,铜沉积于角膜后弹力层而形成的凯-弗(K-F)环,呈黄棕色或黄绿色,以角膜上、下缘最为明显,宽约 1.3 mm,严重时呈完整的环形。应行裂隙灯检查予以肯定和早期发现。7 岁以下患儿此环少见。

(五)肾症状

肾功能损害主要表现为肾小管重吸收障碍,出现血尿(或镜下血尿)、蛋白尿、肾性糖尿、氨基酸尿、磷酸盐尿、尿酸尿、高钙尿。部分患者还会发生肾钙质沉积症和肾小管性酸中毒。持续性氨基酸尿可见于无症状患者。

(六)血液系统症状

其主要表现为急性溶血性贫血,推测可能与肝细胞破坏致铜离子大量释放入血,引起红细胞破裂有关。还有继发于脾功能亢进所致的血小板、粒细胞、红细胞减少,以鼻出血、齿龈出血、皮下出血为临床表现。

(七)骨骼肌肉症状

2/3 的患者出现骨质疏松,还有较常见的是骨及软骨变性、关节畸形、X 形腿或 O 形腿、病理性骨折、肾性佝偻病等。少数患者发生肌肉症状,主要表现为肌无力、肌痛、肌萎缩。

(八)其他

其他病变包括皮肤色素沉着、皮肤黝黑,以面部和四肢伸侧较为明显;鱼鳞癣、指甲变形;内分泌紊乱,如葡萄糖耐量异常、甲状腺功能低下、月经异常、流产;等等。少数患者可发生急性心律失常。

三、诊断要点

(一)诊断

任何患者,特别是 40 岁以下者,发现有下列情况应怀疑 WD,需进一步检查。

(1)其他病因不能解释的肝脏疾病、持续血转氨酶增高、持续性氨基酸尿、急性重型肝炎合并溶血性贫血。

(2)其他病因不能解释的神经系统疾病,特别是锥体外系疾病、精神障碍。

(3)家族病史中有相同或类似疾病的患者,特别是先证者的近亲,如同胞、堂或姨兄弟姐妹等。

(二)鉴别诊断

对疑似患者应进行下列检查,以排除或肯定 WD 的诊断。

1.实验室检查

对所有疑似患者都应进行下列检查。

(1)血清铜蓝蛋白(ceruloplasmin, CP):CP 降低是诊断 WD 的重要依据之一。成人 CP 正常值为270～370 mg/L(27～37 mg/dL),新生儿的血清 CP 为成人的 1/5,此后逐年增长,至 3～6 岁时达到成人水平。96%～98% 的 WD 患者 CP 降低,其中 90% 以上显著降低(0.08 g/L以下),甚至为零。杂合子的 CP 值多在0.10～0.23 g/L,但 CP 正常不能排除该病的诊断。

(2)尿铜:尿铜增高也是诊断 WD 的重要依据之一。正常人每日尿铜排泄量为 0.047～0.55 μmol/24 h(3～35 μg/24 h)。未经治疗的 WD 患者尿铜排泄量可略高于正常人,甚至达正常人的数倍至数十倍,少数患者也可正常。

(3)肝铜量:肝铜测定是诊断 WD 最重要的生化证据,但肝穿为创伤性检查,目前尚不能作为常规的检测手段。

(4)血清铜:正常成人血清铜为 11～22 μmol/L(70～140 μg/dL),90%的 WD 患者血清铜降低,低于9.4 μmol/L(60 μg/dL)时有诊断价值。需注意,肾病综合征、严重营养不良和失蛋白肠病也可出现血清铜降低。

2.影像学检查

颅脑 CT 扫描多显示双侧对称的基底节区、丘脑密度减低,多伴有不同程度的脑萎缩。MRI 扫描多于基底节、丘脑、脑干等处出现长 T1、长 T2 异常信号,约 34%伴有轻至中度脑萎缩,以神经症状为主的患者 CT 及 MRI 的异常率显著高于以肝症状为主的 WD 患者。影像学检查虽无定性价值,但有定位及排除诊断的价值。

(三)诊断标准

(1)肝、肾病史:肝、肾病征和(或)锥体外系病征。

（2）铜生化异常：主要是 CP 显著降低（<0.08 g/L）；肝铜增高（237.6 μg/g 肝干重）；血清铜降低（<9.4 μmol/L）；24 小时尿铜增高（>1.57 μmol/24 h）。

（3）角膜 K-F 环阳性。

（4）阳性家族史。

（5）基因诊断。

符合（1）（2）（3）或（1）（2）（4）可确诊 WD；符合（1）（3）（4）而 CP 正常或略低者为不典型 WD（此种情况少见）；符合上述（1）～（4）条中的两条，很可能是 WD（若符合 2、4 可能为症状前患者），此时可参考脑 MRI 改变、肝脏病理改变、四肢骨关节改变等进行诊断。

基因诊断虽然是金标准，但因 WD 的突变已有 200 余种，因此基因检测目前仍不能作为常规检测方法。

四、治疗方案及原则

（一）治疗目的

（1）排除积聚在体内组织过多的铜。

（2）减少铜的吸收，防止铜在体内再次积聚。

（3）对症治疗，减轻症状，减少畸形的发生。

（二）治疗原则

1.早期和症状前治疗

越早治疗越能减轻或延缓病情发展，尤其是症状前患者。同时应强调本病是唯一有效治疗的疾病，但应坚持终身治疗。

2.药物治疗

（1）螯合剂。①右旋青霉胺（D-penicillamine，商品名 Cuprimine、Depen）：首选的排铜药物，尤其是以肝脏症状为主者。以神经症状为主的患者服用青霉胺后 1～3 个月症状可能恶化，而且有37%～50%的患者症状会加重，且其中又有 50%不能逆转。使用前需行青霉素皮试，阴性者方可使用。青霉胺在开始治疗时剂量为 15～25 mg/kg，宜从小剂量开始，逐渐加量至治疗剂量。然后根据临床表现和实验室检查指标决定逐渐减量至理想的长期维持剂量。本药应在进餐前 2 小时服用。青霉胺促进尿排铜效果肯定，10%～30%的患者发生不良反应。青霉胺的不良反应较多，如发热、皮疹、胃肠道症状、多发性肌炎、肾病、粒细胞减少、血小板计数降低、维生素 B_6 缺乏、自身免疫疾病（类风湿关节炎和重症肌无力）等。补充维生素 B_6 对预防一些不良反应有益。②曲恩汀或三乙烯四胺双盐酸盐：本药排铜效果不如青霉胺，但不良反应低于青霉胺。250 mg，每日 4 次，于餐前 1 小时或餐后 2 小时服用。本药最适合用于不能使用青霉胺的 WD 患者。但国内暂无供应。③其他排铜药物，包括二巯丙醇（BAL，因不良反应大已少用）、二巯丁二钠（Na-DMS）、二巯丁二酸胶囊、二巯丙磺酸钠（DMPS）等重金属离子螯合剂。

（2）阻止肠道对铜吸收和促进排铜的药物。①锌制剂：锌制剂的排铜效果低于和慢于青霉胺，但不良反应低，是用于 WD 维持治疗和症状前患者治疗的首选药物，也可作为其他排铜药物的辅助治疗。常用的锌制剂有硫酸锌、醋酸锌、甘草锌、葡萄糖酸锌等。锌制剂应饭后服药，不良反应有胃肠道刺激、口唇及四肢麻木、烧灼感。锌制剂（以醋酸锌为代表）的致畸作用被

FDA 定为 A 级，即无风险。②四硫钼酸胺（TTM）：该药能在肠道内与蛋白和铜形成复合体排出体外，可替代青霉胺用作开始驱铜治疗，但国内无药。

（3）对症治疗：非常重要，应积极进行。神经系统症状，特别是锥体外系症状、精神症状、肝病、肾病、血液和其他器官的病损，应给予相应的对症治疗。脾肿大合并脾功能亢进者，特别是引起血液三种系统都降低者应行脾切除手术；对晚期肝衰竭患者进行肝移植是唯一有效的治疗手段。

3.低铜饮食治疗

避免摄入高铜食物，如贝类、虾蟹、动物内脏和血、豆类、坚果类、巧克力、咖啡等，勿用铜制炊具，可给予高氨基酸或高蛋白饮食。

第三节　遗传性共济失调

遗传性共济失调是指一组以慢性进行性脑性共济失调为特征的遗传变性病。临床症状复杂，交错重叠，具有高度的遗传异质性，分类困难。

三大特征：①世代相接的遗传背景。②共济失调的临床表现。③小脑损害为主的病理改变。

部位：遗传性共济失调主要累及小脑及其传导纤维，并常累及脊髓后柱、锥体束、脑桥核、基底节、脑神经核、脊神经节及自主神经系统。

传统分类：根据主要受累部位分为脊髓型、脊髓小脑型和小脑型。

哈丁（Harding）（1993 年）提出根据发病年龄、临床特征、遗传方式和生化改变的分类方法已被广泛接受（表 9-1）。近年来，常染色体显性小脑性共济失调（ADCA）部分亚型的基因已被克隆和测序，弄清了致病基因三核苷酸如（CAG）的拷贝数逐代增加的突变是致病原因。因为ADCA的病理改变以小脑、脊髓和脑干变性为主，故又称为"脊髓小脑性共济失调"（SCA），根据其临床特点和基因定位可分为 SCA1-21 种亚型。

表 9-1　遗传性脊髓小脑性共济失调的分类、遗传方式及特点

病名	遗传方式	染色体定位	三核苷酸重复	起病年龄/岁
早发性共济失调（20 岁前发病）				
常染色体隐性遗传				
Friedrech 共济失调	AR	9q	GAA(N<42,P>65~1 700)	13(婴儿~50)
腱反射存在的弗里德赖希共济失调				
Marinese-Sjögnen 综合征				
晚发性共济失调				
常染色体显性小脑性共济失调（ADCA）				
伴有眼肌麻痹或锥体外系特征，但无视				
网膜色素变性（ADCA I）				
SCA1	AD	6q	CAG(N<39,P≥40)	30(6~60)

续表

病名	遗传方式	染色体定位	三核苷酸重复	起病年龄/岁
SCA2	AD	12q	CAG(N=14～32,P≥35)	30(婴儿～67)
SCA3(MJD)	AD	14q	CAG(N<42,P≥61)	30(6～70)
SCA4	AD	16q		
SCA8	AD	13q	CTG(N=16～37,P>80)	39(18～65)
伴有眼肌麻痹或锥体外系特征和视网膜色素变性(ADCAⅡ)				
SCA7	AD	3q	CAG(N<36,P≥37)	30(婴儿～60)
纯 ADCA(ADCAⅢ)				
SCA5	AD	11 cent		30(10～68)
SCA6	AD	19q	CAG(N<20,P=20～29)	48(24～75)
SCA10	AD	22q		35(15～45)
齿状核红核苍白球丘脑底核萎缩	AD	12q	CAG(N<36,P≥49)	30(儿童～70)
已知生化异常的共济失调				
维生素 E 缺乏共济失调				
低 β 蛋白血症				
线粒体脑肌病	母系遗传		线粒体 DNA 突变	
氨基酸尿症				
肝豆状核变性	AR	13q14	点突变	18(5～50)
植烷酸累积症(refsum)				
共济失调毛细血管扩张症(ataxia tel-angiectasia)	AR	11q		

一、弗里德赖希(Friedreich)共济失调

(一)概述

1.概念

弗里德赖希共济失调是小脑性共济失调最常见的特发性变性疾病,由弗里德赖希(1863年)首先报道。

2.发病特点

为常染色体隐性遗传,男女均受累,人群患病率为 2/10 万,近亲结婚发病率高,可在5.6%～28%。

3.临床特征

儿童期发病,肢体进行性共济失调,腱反射消失,巴宾斯基征阳性,伴有发音困难、锥体束征、深感觉异常、脊柱侧突、弓形足和心脏损害等。

(二)病因及发病机制

Friedreich 共济失调(FRDA)是由位于 9 号染色体长臂(9q13-12.1)frataxin 基因非编码区 GAA 三核苷酸重复序列异常扩增所致。95%以上的患者有该基因第 18 号内含子 GAA 点

异常扩增,正常人 GAA 重复 42 次以下,患者异常扩增(66~1 700 次)形成异常螺旋结构可抑制基因转录。Friedreich 共济失调的基因产物 frataxin 蛋白主要位于脊髓、骨骼肌、心脏及肝脏等细胞线粒体的内膜,其缺陷可导致线粒体功能障碍而发病。

(三)病理

肉眼脊髓变细,以胸段为著。镜下脊髓后索、脊髓小脑束和皮质脊髓束变性,后根神经节和 Clark 柱神经细胞丢失;周围神经脱髓鞘,胶质增生;脑干、小脑和大脑受累较轻;心脏因心肌肥厚而扩大。

(四)临床表现

1.发病年龄

通常 4~15 岁起病,偶见婴儿和 50 岁以后起病者。

2.主要症状

(1)进展性步态共济失调,步态不稳、步态蹒跚、左右摇晃、易于跌倒。

(2)两年内出现双上肢共济失调,表现动作笨拙、取物不准和意向性震颤。

(3)早期阶段膝腱反射和踝反射消失,出现小脑性构音障碍或暴发性语言,双上肢反射及部分患者双膝腱反射可保存。

(4)双下肢关节位置觉和振动觉受损,轻触觉、痛温觉通常不受累。

(5)双下肢无力发生较晚,可为上或下运动神经元损害或两者兼有。

(6)患者在出现症状前 5 年内通常出现伸性跖反射,足内侧肌无力和萎缩导致弓形足伴爪型趾。

3.体格检查

可见水平眼震,垂直性和旋转性眼震较少,双下肢肌无力,肌张力低,跟膝胫试验和闭目难立征阳性,下肢音叉振动觉和关节位置觉减退是早期体征;后期可有巴宾斯基征、肌萎缩、偶有括约肌功能障碍。约 25% 的患者有视神经萎缩,50% 有弓形足,75% 有上胸段脊柱畸形,85% 有心律失常、心脏杂音,10%~20% 伴有糖尿病。

4.辅助检查

(1)骨骼 X 片:骨骼畸形。

(2)CT 或 MRI:脊髓变细,小脑和脑干受累较少。

(3)心电图:常有 T 波倒置、心律失常和传导阻滞。

(4)超声心动图:心室肥大、梗阻。

(5)视觉诱发电位:波幅下降。

(6)DNA 分析:FRDA 基因 18 号内含子 GAA 大于 66 次重复。

(五)诊断及鉴别诊断

1.诊断

(1)儿童或少年期起病,逐渐从下肢向上肢发展的进行性共济失调,深感觉障碍如下肢振动觉、位置觉消失,腱反射消失,等等。

(2)构音障碍,脊柱侧凸,弓形足,MRI 显示脊髓萎缩、心脏损害及 FRDA 基因 GAA 异常扩增。

2.鉴别诊断

不典型病例需与以下几种疾病鉴别。

(1)腓骨肌萎缩症:遗传性周围神经病,可出现弓形足。

(2)多发性硬化:缓解-复发病史和 CNS 多数病变的体征。

(3)维生素 E 缺乏:可引起共济失调,应查血清维生素 E 水平。

(4)共济失调-毛细血管扩张症:儿童期起病小脑性共济失调,特征性结合膜毛细血管扩张。

(六)治疗

无特效治疗,轻症给予支持疗法和功能锻炼,矫形手术如肌腱切断术可纠正足部畸形。较常见的死因为心肌病变。在出现症状 5 年内不能独立行走,10～20 年内卧床不起,平均患病期约为25 年,平均死亡年龄约为 35 岁。

二、脊髓小脑性共济失调(spinocerebellar ataxia, SCA)

(一)概述

1.概念

脊髓小脑性共济失调是遗传性共济失调的主要类型,包括 SCA1-29。

2.特点

成年期发病,常染色体显性遗传和共济失调.并以连续数代中发病年龄提前和病情加重(遗传早现)为表现。

3.分类

Harding 根据有无眼肌麻痹、锥体外系症状及视网膜色素变性归纳为 3 组 10 个亚型,即 ADCA Ⅰ型、ADCA Ⅱ型和 ADCA Ⅲ型,这为临床患者及家系的基因诊断提供了线索。SCA 的发病与种族有关,SCA1-2 在意大利、英国多见,中国、德国和葡萄牙以 SCA3 最常见。

(二)病因及发病机制

常染色体显性遗传的脊髓小脑性共济失调具有遗传异质性,最具特征性的基因缺陷是扩增的 CAG 三核苷酸重复编码多聚谷氨酰胺通道,该通道在功能不明蛋白和神经末梢上发现的P/Q型钙通道 á1A 亚单位上;其他类型突变包括 CTG 三核苷酸(SCA8)和 ATTCT 五核苷酸(SCA10)重复序列扩增,这种扩增片段的大小与疾病严重性有关。

SCA 是由相应的基因外显子 CAG 拷贝数异常扩增产生多聚谷氨酰胺所致(SCA8 除外)。每一 SCA 亚型的基因位于不同的染色体,其基因大小及突变部位均不相同。

SCA 由共同的突变机制造成 SCA 各亚型的临床表现雷同。然而,SCA 各亚型的临床表现仍有差异,如有的伴有眼肌麻痹,有的伴有视网膜色素变性,提示除多聚谷氨酰胺毒性作用之外,还有其他因素参与发病。

(三)病理

SCA 共同的病理改变是小脑、脑干和脊髓变性与萎缩,但各亚型各有特点,如 SCA1 主要是小脑、脑干的神经元丢失,脊髓小脑束和后索受损,很少累及黑质、基底节及脊髓前角细胞;SCA2 以下橄榄核、脑桥、小脑损害为重;SCA3 主要损害脑桥和脊髓小脑束;SCA7 的特征是视网膜神经细胞变性。

(四)临床表现

SCA 是高度遗传异质性疾病,各亚型的症状相似,交替重叠。SCA 典型表现是遗传早现现象,表现为同一家系发病年龄逐代提前,症状逐代加重。

1.共同临床表现

(1)发病年龄:30～40 岁,也有儿童期及 70 岁起病者。

(2)病程:隐袭起病,缓慢进展。

(3)主要症状:首发症状多为下肢共济失调,走路摇晃、突然跌倒;继而双手笨拙及意向性震颤,可见眼震、眼球慢扫视运动阳性、发音困难、痴呆和远端肌萎缩。

(4)体格检查:肌张力障碍、腱反射亢进、病理反射阳性、痉挛步态和震颤觉、本体感觉丧失。

(5)后期表现:起病后 10～20 年患者不能行走。

2.各亚型表现

除上述共同症状和体征外,各亚型各自的特点构成不同的疾病。

(1)SCA1 的眼肌麻痹,尤其上视不能较突出。

(2)SCA2 的上肢腱反射减弱或消失,眼球慢扫视运动较明显。

(3)SCA3 的肌萎缩、面肌及舌肌纤颤、眼睑退缩形成凸眼。

(4)SCA5 病情进展非常缓慢,症状也较轻。

(5)SCA6 早期的大腿肌肉痉挛、下视震颤、复视和位置性眩晕。

(6)SCA7 的视力减退或丧失、视网膜色素变性、心脏损害较突出。

(7)SCA8 常有发音困难。

(8)SCA10 的纯小脑征和癫痫发作。

(五)辅助检查

(1)CT 或 MRI:小脑和脑干萎缩,尤其是小脑萎缩明显,有时脑干萎缩。

(2)脑干诱发电位可异常,肌电图显示周围神经损害。

(3)脑脊液:正常。

(4)确诊及区分亚型可用外周血白细胞进行 PCR 分析,检测相应基因 CAG 扩增情况,证明 SCA 的基因缺陷。

(六)诊断及鉴别诊断

1.诊断

根据典型的共性症状,结合 MRI 检查发现小脑、脑干萎缩,排除其他累及小脑和脑干的变性病即可确诊。虽然各亚型具有特征性症状,但临床上仅根据症状体征确诊为某一亚型仍不准确(SCA7 除外),均应进行基因诊断,用 PCR 方法可准确判断其亚型及 CAG 扩增次数。

2.鉴别诊断

与多发性硬化、CJD 及感染引起的共济失调鉴别。

(七)治疗

尚无特效治疗,对症治疗可缓解症状。

(1)药物治疗:左旋多巴可缓解强直等锥体外系症状;氯苯胺丁酸可减轻痉挛;金刚烷胺改

善共济失调；毒扁豆碱或胞二磷胆碱促进乙酰胆碱合成，减轻走路摇晃、眼球震颤等；共济失调伴肌阵挛首选氯硝西泮；试用神经营养药，如 ATP、辅酶 A、肌苷和 B 族维生素等。

（2）手术治疗：可行视丘毁损术。

（3）物理治疗、康复训练及功能锻炼可能有益。

第四节　运动神经元病

运动神经元病（motor neuron disease，MND），是一组主要侵犯上、下运动神经元的慢性变性疾病。病变范围包括脊髓前角细胞、脑干运动神经元、大脑皮质锥体细胞，以及皮质脊髓束、皮质核束（皮质延髓束）。临床表现为下运动神经元损害所引起的肌萎缩、肢体无力和上运动神经元损害的体征，其中以上、下运动神经元合并受损者最为常见，一般无感觉缺损。这类患者俗称"渐冻人"，大多数患者发生于 30～50 岁，90％～95％的患者为散发性，5％～10％为家族性，通常呈常染色体显性遗传。年患病率0.13/10 万～1.4/10 万，男女患病率之比为(1.2～2.5)：1。起病隐袭，进展缓慢，常常伴有并发症。

MND 在世界各地的发病率无多大差别，但是在关岛和日本纪伊半岛例外，当地 MND 的发病率高。MND 的病死率为 0.7/10 万～1/10 万。种族、居住环境和纬度与发病无关。

一、病因

本病病因至今尚未明了，为此提出了多种可能的病因学说，涉及病毒感染、环境因素、免疫因素、兴奋性氨基酸（EAA）、细胞凋亡及遗传因素等，但均未被证实。

（一）病毒感染学说

很早就有人提出慢病毒感染学说，但由于始终无确切证据证明肌萎缩侧索硬化（ALS）患者神经系统内存在慢病毒而几乎被放弃，1985 年后该理论再度被提出。脊髓灰质炎病毒对运动神经元有特殊的选择性，似提示 ALS 可能是一种非典型的脊髓灰质炎病毒感染所致，但至今尚无从患者脑脊髓组织及脑脊液中分离出脊髓灰质炎病毒包涵体的报道。亦有人提出人类免疫缺陷病毒（HIV）可能损害脊髓运动神经元及周围神经引起运动神经元病。在动物实验中，应用 ALS 患者脑脊液组织接种至灵长类动物，经长期观察，未能复制出人类 ALS 的病理改变，未能证明 ALS 是慢病毒感染所致。

（二）环境因素学说

某些金属如铅、铝、铜等对神经元有一定的毒性。在某些 ALS 的高发地区，水及土壤中的铅含量增高。以铅等金属进行动物中毒实验，发现这些动物可出现类似人类 ALS 的临床及病理改变，只是除有运动神经元损害外，还有感觉神经等的损害。此外，在有铜/锌超氧化物歧化酶（Cu/Zn-SOD，即 SOD-1）基因突变的家族性 ALS（FALS）患者中，由于 SOD 酶的稳定性下降，体内可能产生过多的 Cu 和 Zn，这些贮积的金属成分可能对神经元有毒性作用。而总的来说，目前尚无足够的证据说明人类 ALS 是由这些金属中毒所致的。

（三）免疫因素学说

早在 20 世纪 60 年代就有人发现 ALS 患者血及脑脊液中免疫球蛋白的异常增高，使人们注意到 ALS 与免疫异常间的关系。近期杜阿尔特（Duarte）等人还发现患者血清单克隆免疫球蛋白较正常人明显升高。扎瓦利辛（Zavalishin）等人也证实 ALS 患者的血清及脑脊液中有抗神经元结构成分的抗体存在，且脑脊液中的含量高于血清。目前研究较多的是 ALS 与抗神经节苷脂抗体间的关系，神经节苷脂为嗜酸性糖脂，是神经细胞中的一种成分，对神经元的新陈代谢和电活性起调节作用。据报道，10％～15％的 ALS 患者存在此抗体，这些患者多为下运动神经元受损明显的患者，且研究显示，此抗体滴度似乎与病情严重程度有关，但不能证实 ALS 与抗体的因果关系。

新近还发现 ALS 患者血清中尚有抗钙通道抗体存在。史密斯（Smith）等人在动物实验中发现，75％的 ALS 患者血清 IgG 能与兔 L-型通道蛋白起抗原抗体反应，其强度与 ALS 病程进程呈正相关。木村（Kimura）等人也发现 ALS 患者 IgG 能特异性地与电压依赖性钙通道亚单位结合。以上试验都证实了 ALS 患者血清中存在抗电压依赖性钙通道的抗体，此抗体不仅能影响电压依赖性钙通道，还能改变激动药依赖性钙通道及钙依赖性神经递质的释放。

在细胞免疫方面，亦有报道 ALS 患者 CD3、CD8 及 CD4/CD8 比例异常，但对此方面尚无统一的结论。

（四）兴奋性氨基酸（EAA）学说

兴奋性氨基酸包括谷氨酸、天冬氨酸及其衍生物红藻氨酸（KA）、使君子氨酸（QA）、鹅膏氨酸（IA）和 N-甲基 D-天冬氨酸（NMDA）。兴奋性氨基酸的兴奋毒性可能参与 ALS 的发病。谷氨酸与 NMDA 受体结合可致钙内流，激活一系列蛋白酶和蛋白激酶，使蛋白质的分解和自由基的生成增加，脂质过氧化过程加强，神经元自行溶解。此外，过量钙还可激活核内切酶，使DNA 裂解及核崩解。ALS 的病变主要局限在运动神经系统可能与谷氨酸的摄取系统有关。

（五）细胞凋亡学说

特夫斯（Tews）等人在 ALS 患者肌肉组织中发现了大量 DNA 片段，大量凋亡促进因子bax、ICE 及抗凋亡因子 bcl-2 的表达，推断程序性细胞死亡在 MND 发病机制中起重要作用，并为以后抗凋亡治疗提供了理论依据。

（六）遗传因素学说

西迪克（Siddiqe）等人以微卫星 DNA 标记对 6 个 FALS 家系进行了遗传连锁分析，将FALS 基因定位于21 号染色体长臂。已确认此区主要包括了 SOD-1、谷氨酸受体亚单位GluR5、甘氨酰胺核苷酸合成酶、甘氨酰胺核苷酸甲酰转移酶四种催化酶基因，现今认为FALS 的发病与 SOD-1 基因突变关系密切，20％～50％的 FALS 是由 SOD-1 基因突变所致。1993 年，美国的罗森（Rosen）等人发现 18 个 ALS 家系并检测出 SOD-1 突变。迄今为止，已经发现 5 种遗传方式、139 种突变类型，其中大多数是错义突变，少数是无义、插入和缺失突变。非神经元（包括小胶质细胞）的突变在 ALS 中的作用越来越受到重视。

SOD-1 基因突变所致的细胞毒性作用，可能与 SOD-1 酶不稳定性有关，此可加速体内毒性物质的聚积，并可能产生对神经细胞的高亲和力，从而加重对神经细胞的损害。但尚不足以解释运动神经元损害及中年后发病等现象。有人提出 SOD-1 基因突变致基因产物的结构改变，使之产生新的蛋白功能，即所谓的"功能的获得"理论，但对这种具有"新"功能的蛋白质的作用尚有待进一步研究。

另外,近年来对神经微丝与 ALS 发病间的研究正逐渐受到重视。平野(Hirano)等人曾指出,无论是散发性或家族性 ALS 的神经元胞体及轴索内均有神经微丝的蓄积。李(Lee)等人的动物试验表明,神经微丝轻链基因点突变时,可复制出人类 ALS 的临床病理特征。众所周知,运动神经元较一级神经元大,且轴突极长,所以此细胞内的细胞骨架蛋白对维持运动神经元的正常生存较重要,此骨架蛋白功能异常,可致运动神经元易损性增加。

杰米恩·斯雷德哈兰(Jemeen Sreedharan)及其在英国和澳大利亚的同僚,对英国的一个遗传性 ALS 的大家族进行了分析。他们在一个叫作"TAR DNA binding protein"(TDP-43)的基因中发现了一种变异,而该变异看来与该疾病有关。研究人员在受 ALS 影响的神经元中发现了团簇状泛素化包涵体,其主要成分就是 TDP-43 蛋白,这些结果进一步加强了 TDP-43 与该疾病之间的关联性。研究显示,TDP-43 蛋白的生长不仅是这种基因导致的有害不良反应,而且可能是造成运动神经元最终死亡的原因。

综上所述,虽然 ALS 的病因有多种学说,但任何一种都不能很好地解释 ALS 的发病特点,可能是几种因素的综合作用,亦不能排除还有其他作用因素的存在。新近研究揭示出 SOD-1、TDP-43 基因突变与 FALS 间的联系最具振奋性,为最终揭示 ALS 病因提供了线索。

二、病理

脊髓前角和脑干神经运动核的神经细胞明显减少和变性,脊髓中以颈、腰膨大受损最重,延髓部位的舌下神经核和疑核也易受波及,大脑皮质运动区的巨大锥体细胞,即 Betz 细胞,也可有类似改变,但一般较轻。大脑皮质脊髓束和大脑皮质脑干束髓鞘脱失和变性。脊神经前根萎缩、变性。应用脂肪染色可追踪至脑干和内囊后肢甚至辐射冠,并可见髓鞘退变后反应性巨噬细胞的集结。动眼神经核很少被累及。肌肉表现出神经源性萎缩的典型表现。在亚急性与慢性病例中可看到肌肉内有神经纤维的萌芽,可能是神经再生的证据。

三、临床表现

根据病变部位和临床症状,可分为下运动神经元型(包括进行性脊肌萎缩症和进行性延髓麻痹)、上运动神经元型(原发性侧索硬化症)和混合型(肌萎缩侧索硬化症)三型。关于它们之间的关系尚未完全清楚,部分患者乃是这一单元疾病在不同发展阶段的表现,如早期只表现为肌萎缩以后才出现锥体束症状而呈现为典型的肌萎缩侧索硬化症,但也有的患者病程中只有肌萎缩,极少数患者则在病程中只表现为缓慢进展的锥体束损害症状。

(一)肌萎缩侧索硬化症(amyotrophic lateral sclerosis, ALS)

本病起病隐袭,缓慢进展,临床表现为进行性发展的上、下肢肌萎缩与无力,锥体束损害,以及延髓性麻痹,一般无感觉缺损。大多数患者发生于 30～50 岁,男性较女性发病率高 2～3 倍。多从一侧肢体开始,继而发展为双侧。首发症状为手指活动不灵,精细操作不准确,握力减退,继而手部肌肉萎缩,表现为"爪形手",然后向前臂、上臂和肩胛带肌发展,肌萎缩加重,肢体无力,直至瘫痪。肌萎缩区有肌肉跳动感,与此同时,患肢的腱反射亢进,并出现病理反射。上肢受累后不久或同时出现下肢症状,两下肢多同时发病,肌萎缩一般不明显,但腱反射亢进与病理反射较显著,即下肢主要表现为上运动神经元受累的特征。感觉系统客观检查无异常,患者主观有麻木、发凉感。随着病程延长,无力症状扩展到躯干及颈部,最后累及面部及延髓支配肌肉,表现延髓麻痹的临床表现。至疾病晚期,双侧胸锁乳突肌萎缩,患者无力转颈和抬头,多数病例还出现皮质延髓束、皮质脑桥束受累的脑干上运动神经元损害症状,如下颌反射、吸吮反射等亢进。病初一般无膀胱括约肌功能障碍,后期可出现排尿功能异常。呼吸肌受累,导致呼吸困难、胸闷、咳嗽无力,患者多死于肺部感染。

少数不典型病例的首发症状,可从下肢远端开始,以后累及上肢和躯干肌。关岛的查莫洛(Chamorro)族及日本纪伊半岛当地人群的肌萎缩侧索硬化常合并帕金森病和痴呆,称"帕金森痴呆"和"肌萎缩侧索硬化复合征"。

（二）进行性脊肌萎缩症(progressive spinal muscular atrophy,PSMA)

运动神经元变性仅限于脊髓前角细胞,而不累及上运动神经元,表现为下运动神经元损害的症状和体征。发病年龄在 20～50 岁,男性较多,隐袭起病,缓慢进展,50 岁以后发病极少见。临床主要表现为上肢远端的肌肉萎缩和无力,严重者出现爪形手,再发展至前臂、上臂和肩部肌群的肌萎缩。肌萎缩区可见肌束震颤。肌张力低,腱反射减弱或消失,感觉正常,锥体束阴性。首发于下肢者少见,本病预后较肌萎缩侧索硬化症好。

（三）原发性侧索硬化症

本病仅限于上运动神经元变性而不累及下运动神经元。本病少见,男性居多,临床表现为锥体束受损。病变多侵犯下胸段,主要表现为缓慢进行性痉挛性截瘫或四肢瘫,双下肢或四肢无力,肌张力高,呈剪刀步态,腱反射亢进,病理征阳性,无感觉障碍。上肢症状出现晚,一般不波及颈髓和骶髓,故无膀胱直肠功能障碍。

（四）进行性延髓麻痹(progressive bulbar paralysis,PBP)

本病多发病于老年前期,仅表现为延髓支配的下运动神经元受累,大多数患者迟早会发展为肌萎缩侧索硬化症。临床特征表现为构音不良、声音嘶哑、鼻音、饮水呛咳、吞咽困难及流涎等。检查时可见软腭活动和咽喉肌无力,咽反射消失,舌肌明显萎缩,舌肌束颤似蚯蚓蠕动。下部面肌受累可表现为表情淡漠、呆板。如果双侧皮质延髓束受累时,可出现假性延髓性麻痹症状群。本病发展迅速,通常在 1～2 年,因呼吸肌麻痹或继发肺部感染而死亡。

四、诊断和鉴别诊断

根据发病缓慢隐袭,逐渐进展加重,具有双侧基本对称的上或下、上下运动神经元混合损害症状,而无客观感觉障碍等临床特征,结合肌电图呈神经源性损害表现,肌肉活检为失神经性肌萎缩的典型病理改变,并排除有关疾病后,一般诊断并不困难。

本病脑脊液的压力、成分和动力学检查均属正常,少数患者蛋白量可有轻度增高。虽有肌萎缩但血清酶学检查(磷酸肌酸激酶、乳酸脱氢酶等)多为正常。部分 MND 患者 CSF 及血中谷氨酸盐水平升高,这可能是由谷氨酸盐转运异常所致。这一发现有助于临床对抗谷氨酸盐治疗效果的评价。脑脊液中神经递质相关因子,如乙酰胆碱合成酶降低,细胞色素 C 降低,谷氨酸转氨酶降低,而胶原纤维酸性蛋白(GFAP)片段升高。这些生化改变往往先于临床症状出现。

患肌的肌电图(EMG)可见纤颤、正尖和束颤等自发电位,运动单位电位的时限宽、波幅高,可见巨大电位,重收缩时运动单位电位的募集明显减少。肌电图检查时应多选择几块肌肉,包括肌萎缩不明显的肌肉进行检测,胸锁乳突肌、胸段脊肌和舌肌 EMG 对诊断非常重要。腹直肌 EMG 检查本病胸段脊髓的临床下运动神经元损害,可提高临床早期诊断率。建立三叉神经颈反射(TCR)检测方法并用于检测 ALS 最早累及的上颈段及延髓区脑干的临床下运动神经元损害,可提高亚临床的检出率。应用运动单位计数的方法和技术对 ALS 病情变化进行动态评估和研究,可客观监测疾病发展的自然过程,定量评估病情进展与治疗的效果。应用单纤维 EMG 技术对早期 ALS 与颈椎病进行鉴别。

脊髓磁共振检查可显示脊髓萎缩。应用弥散张力磁共振显像(difusion tensor imaging, DTI)技术能早期发现 ALS 上运动神经元损害。

五、主要诊断依据

(1)中年后发病,进行性加重。

(2)表现为上、下运动神经元损害的症状和体征。

(3)无感觉障碍。

(4)脑脊液检查无异常。

(5)肌电图呈神经源性损害表现,神经传导速度往往正常。

(6)肌肉活检为失神经性肌萎缩的典型病理改变。

(7)已排除颈椎病、颈髓肿瘤、脊髓空洞症、脑干肿瘤等。

六、诊断标准

1998 年,罗兰(Rowland)提出以下诊断标准。

(一)ALS 必须具备的条件

(1)20 岁以后起病。

(2)进展性,无明显的缓解期和平台期。

(3)所有患者均有肌萎缩和肌无力,多数有束颤。

(4)肌电图显示广泛失神经。

(二)支持脊髓性肌萎缩(SMA)的条件

(1)上述的下运动神经元体征。

(2)腱反射消失。

(3)无霍夫曼征和巴宾斯基征。

(4)神经传导速度正常。

(三)支持 ALS 的条件

(1)具备支持脊髓性肌萎缩诊断的下运动神经元体征。

(2)必须有霍夫曼征或巴宾斯基征阳性或有膝、踝震挛。

(3)可有假性延髓性麻痹和情感不稳定或强哭强笑(emotional lability)。

(4)多为消瘦体型。

(四)有可疑上运动神经元体征的 ALS(ALS-PUMNS)

(1)上述下运动神经元受累体征。

(2)肢体有肌无力和肌萎缩,但腱反射保留,有肌肉抽动。

(3)无霍夫曼征或巴宾斯基征或膝、踝震挛。

(五)原发性侧索硬化的诊断标准

(1)必要条件:①成年起病。②无卒中史或支持多发性硬化的缓解复发病史。③家族中无类似病史。④痉挛性截瘫。⑤下肢腱反射亢进。⑥巴宾斯基征阳性或有踝震挛。⑦无局限性肌无力、肌萎缩及肢体或舌肌束颤。⑧无持续性的感觉异常或肯定的感觉缺失。⑨无痴呆。⑩肌电图无失神经的证据。

（2）符合和支持诊断的条件：①假性延髓性麻痹（吞咽困难、构音障碍）。②上肢的上运动神经元体征（手活动不灵活、轮替动作缓慢笨拙、双臂腱反射活跃、霍夫曼征阳性）。③痉挛性膀胱症状。④MRI显示运动皮质萎缩及皮质脊髓束高信号。⑤磁共振光谱（MRS）有皮质乙酰天门冬氨酸缺失的证据。⑥运动皮质磁刺激显示中枢运动传导损害。

（3）诊断原发性侧索硬化还应注意排除下列疾病：①MRI排除多发性硬化、后脑畸形、枕骨大孔区压迫性损害、颈椎病性脊髓病、脊髓空洞和多发性脑梗死。②血液检查排除维生素 B_{12} 缺乏、HTLV-1、肾上腺脑白质营养不良、Lyme病、梅毒、副蛋白血症。③脑脊液检查排除多发性硬化、HTLV-1感染和神经梅毒。原发性侧索硬化的临床为排除性诊断，确诊要靠尸体解剖。

七、鉴别诊断

（一）颈椎病

颈椎病为中老年人普遍存在的脊椎退行性变性，当引起上肢肌萎缩，伴下肢痉挛性肌力弱且无感觉障碍时，与运动神经元病表现相似，有时鉴别甚为困难。但颈椎病病程十分缓慢，再根据颈椎X线片或颈椎CT扫描或脊髓MRI上的阳性发现，并与临床症状仔细对比分析，可做出正确判断。

（二）颅颈区畸形

颅底凹陷症等颅颈区畸形，可引起后4对脑神经损害，上肢肌萎缩，下肢痉挛性瘫痪，但多早年起病，病程缓慢，常有颈项短、小脑损害症状及感觉障碍，X线片有相应阳性发现，可做鉴别。

（三）脊髓和枕骨大孔附近肿瘤

颈髓肿瘤可引起一侧或两侧上肢肌萎缩伴痉挛性截瘫，后者还有后4对脑神经损害症状，但肿瘤有神经根性刺激症状和感觉障碍，膀胱排尿功能障碍常见，双侧症状往往不对称，脑脊液蛋白增高，可有椎管梗阻表现，脊髓造影和磁共振检查可提供较确切的诊断依据。

（四）颈髓蛛网膜炎

颈髓蛛网膜炎也可引起上肢肌萎缩和下肢痉挛性瘫痪，但多呈亚急性起病，病情常有反复，双侧症状不对称，感觉障碍弥散而零乱，脑脊液常有异常。

（五）继发于其他疾病的肌萎缩侧索硬化症状群

如某些代谢障碍（低血糖等）、中毒（汞中毒等），以及恶性肿瘤，有时也可引起类似肌萎缩侧索硬化症的临床表现，此时需注意查找原发疾病。

八、治疗

（一）处理原则

MND作为一种神经系统慢性致死性变性疾病，目前尚无将其治愈的方法。在考虑MND治疗的具体方案时，可参考1999年美国神经病学会发布的运动神经元病处理原则。

（1）要高度重视患者自身的决定和自主性，要充分考虑患者及其家属的社会文化心理背景。

(2)给予患者及其家属充分的信息和时间,以便做出对各种处理方案的选择,而且这些选择会随病情变化而改变。

(3)医务人员应给予患者连续和完整的医疗和护理。

(二)主要治疗方法

当前的主要治疗包括病因治疗、对症治疗和多种非药物的支持治疗。现阶段治疗研究的发展方向包括神经保护药、抗兴奋毒性药物、神经营养因子、抗氧化和自由基清除剂、干细胞和基因治疗等方面。

(1)维生素 E 和 B 族维生素口服。

(2)三磷腺苷(ATP)100 mg,肌内注射,每日 1 次;辅酶 I 100 U,肌内注射,每日 1 次;胞磷胆碱250 mg,肌内注射,每日 1 次,可间歇应用。

(3)针对肌肉痉挛可用地西泮 2.5～5.0 mg,口服,每日 2～3 次;氯苯氨丁酸(baclofen)50～100 mg/d,分次服。

(4)利鲁唑(力如太):能延长 MND 患者的存活期,但不能推迟发病时间。它通过三种机制发挥抑制作用,即抑制兴奋性氨基酸的释放、抑制兴奋性氨基酸受体受刺激后的反应及维持电压门控钠离子通道的非活动状态。用药方法为 50 mg,每日 2 次,口服,疗程为 1～1.5 年。该药耐受性好,常见不良反应有恶心、乏力和谷丙转氨酶升高。

(5)患肢按摩,被动活动。

(6)吞咽困难者,以鼻饲维持营养和水分的摄入。

(7)呼吸肌麻痹者,以呼吸机辅助呼吸。

(8)防治肺部感染。

(9)干细胞移植:干细胞作为一种具有较强自我更新能力和多向分化潜能的细胞,近年来在神经系统疾病治疗方面引起了医学界的普遍关注。研究发现,把神经干细胞直接移植到成年鼠脊髓损伤部位,可明显减轻脊髓损伤所导致的神经功能缺损。但治疗 MND 是否有效,仍处于试验阶段。

(10)神经营养因子:常用的神经生长因子有碱性成纤维细胞生长因子(bFGF)。bFGF 是一种广谱的神经元保护剂,动物试验表明它可以延缓 MND 的进程,防止肌肉萎缩和运动神经元变性。其他还有胰岛样生长因子-1(IGF-1)、睫状神经营养因子(CNTF)、脑源性神经营养因子(BDNF)、胶质细胞源性神经营养因子(GDNF)、非肽类神经营养因子、神经营养因子-3(NT-3)等。由于神经营养因子的半衰期短,体内生物利用度低,降解快,故应用到人体还受很多因素的限制。

(11)基因工程治疗:S. 菲尼埃尔(S. Finiel)等人研究发现,特异高产的生长因子基因可以通过肌内注射重组腺病毒转染而到达运动神经元,然后经轴突逆向传输至神经元胞体,并通过注射肌肉的选择来决定基因转至脊髓的特定部位。此方法在动物试验中已取得成功。

(12)过氧化物歧化酶(SOD):磷脂酰胆碱铜/锌过氧化物歧化酶(PC-SOD)通过清除自由基,而达到延缓 MND 的进程,防止肌肉萎缩和运动神经元变性的作用。

(13)神经一氧化氮合酶抑制药:MND 患者 CNS 中一氧化氮含量增高,SOD 活性下降,因此神经一氧化氮合酶抑制药能推迟发病时间及延缓脊髓运动神经元变性。

（14）免疫治疗：IVIG（静脉注射免疫球蛋白）治疗抗 GM1 抗体阳性的运动神经元综合征。IVIG 含有抗抗 GM1 独特型抗体，能阻止抗 GM1 与相应抗原的结合，从而达到治疗目的。但也有报道认为，其作用机制与此无关。

（15）免疫抑制药治疗：MND 存在免疫功能异常，有自身抗体存在，属于一种自身免疫性疾病，故免疫抑制药治疗理论上有效，实践中效果并不令人满意。IL-6 及可溶性 IL-6 受体复合物，可激发信号传导成分 gp130 形成同源二聚体，具有神经保护作用。

（16）其他治疗：钙离子通道拮抗药、中医中药、莨菪类药物（主要作用机制是改善患者的脊髓微循环，国内有报道此疗法效果尚可，但重复性并不理想）、变构蛇神经毒素、拟促甲状腺释放激素 JT-2942 等均可治疗 MND。

九、病程及预后

本病为进行性疾病，但不同类型的患者病程有所不同，即使同一类型患者，其进展快慢亦有差异。肌萎缩侧索硬化症平均病程 3 年左右，进展快的甚至起病后 1 年内即可死亡，进展慢的病程有时可在 10 年以上。成人型脊肌萎缩症一般发展较慢，病程为 10 年以上。原发性侧索硬化症临床罕见，一般发展较为缓慢。死亡多因延髓性麻痹、呼吸肌麻痹，合并肺部感染或全身衰竭所致。

第五节　多系统萎缩

多系统萎缩（MSA）是一种少见的散发性、进行性的神经系统变性疾病。起病隐匿，症状多样，表现复杂。主要临床表现为锥体外系、小脑、自主神经和锥体系的损害，并可形成多种组合的临床表现。在生前有时难以与帕金森病或单纯性自主神经功能衰竭（PAF）相鉴别。MSA 的概念于 1969 年首先提出，主要涵盖橄榄脑桥小脑萎缩（OPCA）、Shy-Drager 综合征（SDS）和纹状体黑质变性（SND）三种主要临床病理综合征。1989 年，发现少突胶质细胞包涵体（GCIs）是 MSA 的共同标志；1998 年，发现 GCIs 主要是由 α-突触核蛋白（α-synuclein）构成的，因此认定本病为一种有共同临床病理基础的单一疾病。

一、病因和病理

病因仍不明确。病理上发现中枢神经系统多部位进行性的神经元和少突胶质细胞的丢失。脊髓内中间外侧柱的节前细胞丧失，可引起直立性低血压、尿失禁和尿潴留。小脑皮层、脑桥核、下橄榄核的细胞丧失，可引起共济失调。壳核和苍白球的细胞丧失可致帕金森综合征表现。除细胞丧失外，还有严重的髓鞘变性和脱失。过去认为，灰质神经元破坏是导致 MSA 的原因，自从发现了 GCIs 以来，目前认为 MSA 更主要的是累及白质，GCIs 是原发病损还是继发的细胞损害标志仍不清楚。少突胶质细胞中存在大量的 GCIs 是 MSA 的标志之一，可用 Gallyas 银染识别，并且是泛素和 α-突触核蛋白染色阳性，可呈戒指状、火焰状和球形。电镜下，GCIs 由直径 20～30 nm 的纤维丝松散聚集，包绕细胞器。另外，部分神经元中也有泛素和 α-突触核蛋白染色阳性的包涵体。

二、临床表现

MSA 多于中年起病,男性多发,常以自主神经功能障碍首发。据报道,美国、英国和法国的发病率各为$(1.9\sim4.9)/10$ 万、$(0.9\sim8.4)/10$ 万、$(0.8\sim2.7)/10$ 万,国内尚无此类人群的调查报告。MSA 进展较快,发病后平均存活 $6\sim9$ 年。根据其临床表现,可归纳如下。

(一)自主神经功能障碍

MSA 患者半数以上以自主神经症状起病,最终 97％患者有此类症状。SDS 为主要表现者,直立性低血压是其主要临床表现,即站立 3 分钟内收缩压至少下降 20 mmHg 或舒张压至少下降10 mmHg,而心率不升高。患者主诉头晕、眼花、注意力不集中、疲乏、口齿不清、晕厥,严重者只能长期卧床。进食$10\sim15$ 分钟后出现低血压也是表现之一,这是静脉容量改变和压力感受反射障碍所致。60％的 MSA 患者可同时有直立性低血压和平卧位高血压($>190/110$ mmHg)。其他自主神经症状还有尿失禁和尿潴留、出汗减少、阳痿和射精困难,可有大便失禁。此类患者早期还常有声音嘶哑、睡眠鼾声、喘鸣。晚期患者常可出现周期性呼吸暂停。

(二)帕金森综合征

MSA 中 46％以帕金森综合征起病,最终 91％患者均有此类症状。运动迟缓和强直多见,震颤少见,但帕金森病特征性的"搓丸"样静止性震颤极少见。部分年轻患者早期使用左旋多巴有效,但对多数患者无效。

(三)小脑功能障碍

5％患者以此为首发症状,但最终约有半数患者出现共济失调,主要表现为步态不稳、宽基步态、肢体的共济失调,以及共济失调性言语。

(四)其他

还有半数患者有锥体束受损表现,如腱反射亢进、巴宾斯基征阳性。神经源性和阻塞性的睡眠呼吸暂停也可发生。

MSA 患者的临床表现多样,但仍有规律可循,可以按不同症状群进行区分。在临床上,以帕金森症状为主者称为 MSA-P,以共济失调为主者称为 MSA-C,以直立性低血压为主者可称为"Shy-Drager 综合征"。不管何种类型,随疾病的发展,各个系统均可累及,最终卧床不起,直至死亡。

三、辅助检查

MSA 患者脑脊液检查正常。肌电图检查,特别是肛周和尿道括约肌的检查,可见部分丧失神经支配。头颅 MRI 可见脑干、小脑有不同程度的萎缩,T2 加权序列可见脑桥出现"＋"字征,以帕金森症样表现的 MSA 患者中,部分可见壳核外侧缘屏状核出现条状高信号。

四、诊断与鉴别诊断

根据缓慢起病、晕厥和直立性低血压、行动缓慢、步态不稳等表现,头颅 MRI 显示脑干小脑萎缩和脑桥"＋"字征者,可考虑本病。但是应与脊髓小脑性共济失调、帕金森病、进行性核上性麻痹及 PAF 等相鉴别。临床上,本病强直多、震颤少、对多巴反应差等,可与帕金森病相鉴别。MSA 患者眼球运动上下视不受限,早期不摔倒,有明显的自主神经功能障碍等与进行性核上性麻痹相区别。MSA 患者无明确家族史,中年后起病,常伴头昏、喘鸣等,可与脊髓小脑性共济失调相鉴别。MSA 和 PAF 的鉴别主要依靠临床表现,即随病程延长是否出现中枢神经系统表现。PAF 较为少见,不累及中枢神经系统,仅累及周围的交感和副交感神经,病情进展缓慢,预后较好。

五、治疗

MSA 的病因不明确,其治疗只能是对症处理。对帕金森综合征可给予左旋多巴、多巴胺受体激动剂和抗胆碱能药,但效果不如帕金森病好。对自主神经功能障碍,以缓解症状和提高生活质量为目的。

(一)一般治疗

体位改变要慢,切忌突然坐起或站立。避免诱发血压降低,慎用影响血压药物。多采用交叉双腿、蹲位、压迫腹部、前倾等体位可能会预防直立性低血压的发作。穿束腹紧身裤和弹力袜能增加回心血量。在床上头部和躯干较腿部抬高 $15°\sim20°$,这种体位可促进肾素释放和刺激压力感受器。增加水和盐分摄入。在进食后低血压者,可少食多餐,饭前喝水或咖啡。

(二)药物治疗

有多种药物可治疗直立性低血压,但没有一种是理想的。

(1)口服类固醇皮质激素氟氢可的松,$0.1\sim0.4$ mg/d,可增加水钠潴留,升高血容量和血压,但应避免过度,防止心力衰竭。对平卧位高血压,要慎用。

(2)米多君(midodrine)是选择性 α 受体激动剂,2.5 mg/次,2 次/天开始,逐步增加至 10 mg,$2\sim3$ 次/天。

(3)促红细胞生成素 $25\sim50$ U/kg,皮下注射,3 次/周,防治贫血,增加红细胞容积,使收缩压升高。

(4)其他如去氨加压素、麻黄碱、吲哚美辛等效果有限。

(5)对平卧位高血压,应选用短效钙离子通道拮抗剂、硝酸酯类或可乐定等。应避免平躺时喝水、穿弹力袜,头高位多可避免平卧位高血压。

(6)对排尿功能障碍和性功能障碍,可做相应处理。有睡眠呼吸暂停者,可用夜间正压通气。对吸气性喘鸣可能需行气管切开。

第六节　阿尔茨海默病

阿尔茨海默病又称老年性痴呆,是指由脑功能障碍所致获得性、持续性认知功能障碍综合征。阿尔茨海默病患者具有以下认知领域中至少三项受损:记忆、计算、定向力、注意力、语言、运用、视空间技能、执行功能及精神行为异常,并且其严重程度已影响到患者的日常生活、社会交往和工作能力。

一、阿尔茨海默病常见的病因

(一)神经系统变性性疾病

阿尔茨海默病、额颞叶痴呆、亨廷顿病、帕金森痴呆、进行性核上性麻痹、关岛-帕金森痴呆综合征、脊髓小脑变性、自发性基底节钙化、纹状体黑质变性、异染性脑白质营养不良和肾上腺脑白质营养不良等。

(二)血管性疾病

脑梗死、脑动脉硬化（包括腔隙状态和宾斯旺格病）、脑栓塞、脑出血、血管炎症（如系统性红斑狼疮与贝赫切特综合征）、脑低灌注。

(三)外伤

外伤后脑病、拳击家痴呆。

(四)颅内占位

脑瘤（原发性、继发性）、脑脓肿及硬膜下血肿。

(五)脑积水

交通性脑积水（正常颅压脑积水）及非交通性脑积水。

(六)内分泌和营养代谢障碍性疾病

甲状腺、肾上腺、垂体和甲状旁腺功能障碍引起的痴呆；低血糖反应、糖尿病、肝性脑病、非Wilson肝脑变性、Wilson病、尿毒症性脑病、透析性痴呆、脂代谢紊乱、卟啉血症、严重贫血、缺氧（心脏病、肺功能衰竭）、慢性电解质紊乱和肿瘤；维生素 B_{12}、维生素 B_6 及叶酸缺乏。

(七)感染

艾滋病、真菌性脑膜脑炎、寄生虫性脑膜脑炎、麻痹性痴呆、其他各种脑炎后遗症、亚急性海绵状脑病、格-施综合征和进行性多灶性白质脑病。

(八)中毒

酒精、某些药物（抗高血压药、肾上腺皮质激素类、非固醇类抗感染药、抗抑郁药、锂、抗胆碱制剂、巴比妥类和其他镇静安眠药、抗惊厥药、洋地黄制剂、抗心律失常药物、阿片类药物及多种药物滥用）。

(九)工业毒物和金属

铝、砷、铅、金、铋、锌、一氧化碳、有机溶剂、锰、甲醇、有机磷、汞、二硫化碳、四氯化碳、甲苯类、三氯甲烷。

阿尔茨海默病（Alzheimer's disease，AD）是一种以认知功能障碍、日常生活能力下降，以及精神行为异常为特征的神经系统退行性疾病，是老年性痴呆最常见的原因之一。其特征性病理改变为老年斑、神经原纤维缠结和选择性神经元与突触丢失。临床特征为隐袭起病及进行性认知功能损害。记忆障碍突出，可有视空间技能障碍、失语、失算、失用、失认及人格改变等，并导致社交、生活或职业功能损害。病程通常为 4～12 年。绝大多数阿尔茨海默病为散发性，约 5% 有家族病史。

二、流行病学

阿尔茨海默病发病率随年龄增长而逐步上升。欧美国家 65 岁以上老人，阿尔茨海默病患病率为 5%～8%，85 岁以上老人患病率为 47%～50%。我国 60 岁以上人群阿尔茨海默病患病率为 3%～5%。目前，我国约有 500 万痴呆患者，主要是阿尔茨海默病患者。发达国家未来50 年内阿尔茨海默病的发病率将增加 2 倍。预计到 2025 年全球将有 2 200 万阿尔茨海默病患者，到 2050 年阿尔茨海默病患者将增加到 4 500 万。发达国家阿尔茨海默病已成为仅次于心血管疾病、肿瘤和卒中，而位居第四位的死亡原因。

三、病因学

(一)遗传学因素——基因突变学说

迄今已筛选出三个阿尔茨海默病相关致病基因和一个易感基因,即第 21 号染色体的淀粉样前体蛋白(β amyloid precursor protein,APP)基因、第 14 号染色体的早老素 1(presenilin1,PS-1)基因、第 1 号染色体的早老素 2(presenilin2,PS-2)基因和第 19 号染色体的载脂蛋白 E(apolipoprotein E,apoE)ε4 等位基因。前三者与早发性家族性阿尔茨海默病有关,apoEε4 等位基因是晚发性家族性阿尔茨海默病的易感基因。

(二)非遗传因素

脑外伤、感染、铝中毒、吸烟、高热量饮食、叶酸不足、受教育水平低下及一级亲属中有唐氏综合征等都会增加阿尔茨海默病患病风险。

四、发病机制

目前针对阿尔茨海默病的病因及发病机制有多种学说,如淀粉样变级联假说、τ 蛋白过度磷酸化学说、神经递质功能障碍学说、自由基损伤学说、钙稳态失调学说等。任何一种学说都不能完全解释阿尔茨海默病所有的临床表现。

(一)淀粉样变级联假说

脑内 β 淀粉样蛋白(β amyloid,Aβ)产生与清除失衡所致神经毒性 Aβ(可溶性 Aβ 寡聚体)聚集和沉积启动阿尔茨海默病病理级联反应,并最终导致 NFT 和神经元丢失。Aβ 的神经毒性作用包括破坏细胞内 Ca^{2+} 稳态、促进自由基的生成、降低 K^+ 通道功能、增加炎症性细胞因子引起的炎症反应并激活补体系统、增加脑内兴奋性氨基酸(主要是谷氨酸)的含量等。

(二)τ 蛋白过度磷酸化学说

神经原纤维缠结的核心成分为异常磷酸化的 τ 蛋白。阿尔茨海默病脑内细胞信号转导通路失控,引起微管相关蛋白——τ 蛋白过度磷酸化、异常糖基化,以及泛素蛋白化,使其失去微管结合能力,自身聚集形成神经原纤维缠结。

(三)神经递质功能障碍学说

脑内神经递质活性下降是重要的病理特征,可累及乙酰胆碱(ACh)系统、兴奋性氨基酸、5-羟色胺、多巴胺和神经肽类等,尤其是基底前脑胆碱能神经元减少,海马突触间隙 ACh 合成、储存和释放减少,谷氨酸的毒性作用增加。

(四)自由基损伤学说

阿尔茨海默病脑内超氧化物歧化酶活性增强,脑葡萄糖-6-磷酸脱氢酶增多,脂质过氧化,造成自由基堆积。后者损伤生物膜,造成细胞内环境紊乱,最终导致细胞凋亡;损伤线粒体造成氧化磷酸化障碍,加剧氧化应激;改变淀粉样蛋白代谢过程。

(五)钙稳态失调学说

阿尔茨海默病患者神经元内质网钙稳态失调,使神经元对凋亡和神经毒性作用的敏感性增强;改变 APP 剪切过程;导致钙依赖性生理生化反应超常运转,耗竭 ATP,产生自由基,造成氧化损伤。

(六)内分泌失调学说

流行病学研究结果表明,雌激素替代疗法能降低绝经妇女患阿尔茨海默病的危险性,提示雌激素缺乏可能增加阿尔茨海默病发病率。

(七)炎症反应

神经毒性 Aβ 通过与特异性受体如糖基化蛋白终产物受体、清除剂受体和丝氨酸蛋白酶抑制剂酶复合物受体结合,活化胶质细胞。后者分泌补体、细胞因子及氧自由基,启动炎症反应,形成由 Aβ、胶质细胞,以及补体或细胞因子表达上调等共同构成的一个复杂的炎性损伤网络,促使神经元变性。

五、病理特征

本病的病理特征大体上呈弥散性皮质萎缩,尤以颞叶、顶叶、前额区及海马萎缩明显。脑回变窄,脑沟增宽,脑室扩大。镜下改变包括老年斑(senile plaque,SP)、神经原纤维缠结(neural fibrillar ytangles,NFT)、神经元与突触丢失、反应性星形胶质细胞增生、小胶质细胞活化及血管淀粉样变。老年斑主要存在于新皮质、海马、视丘、杏仁核、尾状核、豆状核、迈纳特(Meynert)基底核与中脑。镜下表现为退变的神经轴突围绕淀粉样物质组成细胞外沉积物,形成直径 $50 \sim 200~\mu m$ 的球形结构,主要成分为 Aβ、早老素 1、早老素 2、α_1 抗糜蛋白酶、apoE 和泛素等。神经原纤维缠结主要成分为神经元胞质中过度磷酸化的 τ 蛋白和泛素的沉积物,以海马和内嗅区皮质最为常见。其他病理特征包括:海马锥体细胞颗粒空泡变性,轴索、突触异常断裂和皮质动脉及小动脉淀粉样变等。

六、临床表现

本病通常发生于老年或老年前期,隐匿起病,缓慢进展。以近记忆力减退为首发症状,逐渐累及其他认知领域,并影响日常生活与工作能力。早期对生活丧失主动性,对工作及日常生活缺乏热情。病程中可出现精神行为异常,如幻觉、妄想、焦虑、抑郁、攻击、收藏、偏执、易激惹性、人格改变等。最常见的是偏执性质的妄想,如被窃妄想、认为配偶不忠有意抛弃其的妄想。随痴呆进展,精神症状逐渐消失,而行为学异常进一步加剧,如大小便失禁、不知饥饱等,最终出现运动功能障碍,如肢体僵硬、卧床不起。1996 年,国际老年精神病学会制定了一个新的疾病现象术语,即"痴呆的行为和精神症状"(BPSD),来描述痴呆过程中经常出现的知觉、思维内容、心境或行为紊乱综合征。这是精神生物学、心理学和社会因素综合作用的结果。

七、辅助检查

(一)神经影像学检查

头颅 MRI:早期表现为内嗅区和海马萎缩。质子磁共振频谱(^{1}H-MRS):对阿尔茨海默病早期诊断具有重要意义,表现为扣带回后部皮质肌醇(myo-inositol,mI)升高。额颞顶叶和扣带回后部出现 N-乙酰门冬氨酸(NAA)水平下降。SPECT 及 PET:SPECT 显像发现额颞叶烟碱型 AChR 缺失,以及额叶、扣带回、顶叶及枕叶皮质 5-HT 受体密度下降。PET 显像提示此区葡萄糖利用下降。功能性磁共振成像(functional MRI,fMRI):早期阿尔茨海默病患者在接受认知功能检查时,相应脑区激活强度下降或激活区范围缩小和远处部位的代偿反应。

(二)脑脊液蛋白质组学

脑脊液存在一些异常蛋白的表达,如 apoE、τ 蛋白、APP 及 AChE 等。

(三)神经心理学特点

通常表现为多种认知领域功能障碍和精神行为异常,以记忆障碍为突出表现,并且日常生活活动能力受损。临床常用的痴呆筛查量表有简明智能精神状态检查量表(MMSE)、画钟测验和日常生活能力量表等。痴呆诊断常用量表有记忆测查(逻辑记忆量表或听觉词语记忆测验)、注意力测查(数字广度测验)、言语流畅性测验、执行功能测查(stroop 色词-干扰测验或威斯康星卡片分类测验)和神经精神科问卷。痴呆严重程度评定量表有临床痴呆评定量表(CDR)和总体衰退量表(GDS)。总体功能评估常用临床医生访谈时对病情变化的印象补充量表(CIBIC-Plus)。额叶执行功能检查内容包括启动(词语流畅性测验)、抽象(谚语解释、相似性测验)、反应-抑制和状态转换(交替次序、执行-不执行、运动排序测验、连线测验和威斯康星卡片分类测验)。痴呆鉴别常用量表有哈金斯基缺血量表评分(HIS)及汉密尔顿焦虑、抑郁量表。

1.记忆障碍

记忆障碍是阿尔茨海默病典型的首发症状,早期以近记忆力减退为主。随病情进展累及远记忆力。情景记忆障碍是筛选早期阿尔茨海默病的敏感指标。

2.其他认知领域功能障碍

其他认知领域功能障碍表现为定向力、判断与思维、计划与组织能力、熟练运用及社交能力下降。

3.失用

失用包括结构性失用(画立方体)、观念-运动性失用(对姿势的模仿)和失认、视觉性失认(对复杂图形的辨认)、自体部位辨认不能(手指失认)。

4.语言障碍

阿尔茨海默病早期即存在不同程度的语言障碍。核心症状是语义记忆包括语义启动障碍、语义记忆的属性概念和语义/词类范畴特异性损害。阿尔茨海默病患者对特定的词类(功能词、内容词、名词、动词等)表现出认知失常,即词类范畴特异性受损,可表现为找词困难、命名障碍和错语等。

5.精神行为异常

阿尔茨海默病病程中常常出现精神行为异常,如幻觉、妄想、焦虑、易激惹及攻击等。疾病早期往往有较严重的抑郁倾向,随后出现人格障碍、幻觉和妄想,虚构不明显。

6.日常生活活动能力受累

阿尔茨海默病患者由于失语、失用、失认、计算不能,通常不能继续原来的工作,不能继续理财。疾病晚期出现锥体系和锥体外系病变,如肌张力增高、运动迟缓及姿势异常。最终患者可呈强直性或屈曲性四肢瘫痪。

(四)脑电图检查

早期 α 节律丧失及电位降低,常见弥散性慢波,且脑电节律减慢的程度与痴呆严重程度相关。

八、诊断标准

(一)美国《精神障碍诊断与统计手册》第 4 版制定的痴呆诊断标准

(1)多个认知领域功能障碍。①记忆障碍:学习新知识或回忆以前学到的知识的能力受损。②以下认知领域至少有一项受损:失语、失用、失认、执行功能损害。

(2)认知功能障碍导致社交或职业功能显著损害,或者较原有水平显著减退。

(3)隐匿起病,认知功能障碍逐渐进展。

（4）同时排除意识障碍、神经症、严重失语，以及脑变性疾病（额颞叶痴呆、路易体痴呆及帕金森痴呆等）或全身性疾病所引起的痴呆。

（二）阿尔茨海默病临床常用的诊断标准

阿尔茨海默病临床常用的诊断标准有 DSM-Ⅳ-R、ICD-10 和 1984 年麦卡恩（Mckhann）等人制定的美国国立神经病学或语言障碍和卒中-老年性痴呆及相关疾病协会研究用诊断标准（NINCDS-ADRDA），其将阿尔茨海默病分为肯定、很可能、可能等不同等级。

1.临床很可能（probable）阿尔茨海默病

（1）痴呆：老年或老年前期起病，主要表现为记忆障碍和一个以上其他认知领域功能障碍（失语、失用和执行功能损害），造成明显的社会或职业功能障碍。认知功能或非认知功能障碍进行性加重。认知功能损害不是发生在谵妄状态，也不是由其他引起进行性认知功能障碍的神经系统或全身性疾病所致。

（2）支持诊断：单一认知领域功能如言语（失语症）、运动技能（失用症）、知觉（失认症）的进行性损害；日常生活能力损害或精神行为学异常；家族病史，尤其是有神经病理学或实验室证据者；非特异性 EEG 改变如慢波活动增多；头颅 CT 显示有脑萎缩。

（3）排除性特征：突然起病或卒中后起病。病程早期出现局灶性神经功能缺损体征，如偏瘫、感觉缺失、视野缺损、共济失调。起病时或疾病早期出现抽搐发作或步态障碍。

2.临床可能（possible）阿尔茨海默病

临床可能阿尔茨海默病有痴呆症状，但没有发现足以引起痴呆的神经、精神或躯体疾病；在起病或病程中出现变异；继发于足以导致痴呆的躯体或脑部疾病，但这些疾病并不是痴呆的病因；在缺乏可识别病因的情况下，出现单一的、进行性加重的认知功能障碍。

3.临床肯定阿尔茨海默病

符合临床很可能阿尔茨海默病诊断标准，并且有病理结果支持。

根据临床痴呆评定量表、韦氏成人智力量表（全智商）可把痴呆分为轻度、中度和重度痴呆三级。具体标准有以下几点。

（1）轻度痴呆：虽然患者的工作和社会活动有明显障碍，但仍有保持独立生活的能力，并且个人卫生情况良好，判断能力几乎完好无损。全智商 55～70。

（2）中度痴呆：独立生活能力受到影响（独立生活有潜在危险），对社会和社会交往的判断力有损害，不能独立进行室外活动，需要他人的某些扶持。全智商 40～54。

（3）重度痴呆：日常生活严重受影响，随时需要他人照料，即不能维持最低的个人卫生，患者已变得语无伦次或缄默不语，不能做判断或不能解决问题。全智商 40 以下。

九、鉴别诊断

（一）血管性痴呆

血管性痴呆可突然起病或逐渐发病，病程呈波动性进展或阶梯样恶化。可有多次卒中史，既往有高血压、动脉粥样硬化、糖尿病、心脏疾患、吸烟等血管性危险因素。通常有神经功能缺损症状和体征，影像学上可见多发脑缺血软化灶。每次脑卒中都会加重认知功能障碍。早期记忆功能多正常或仅受轻微影响，但常伴有严重的执行功能障碍，表现为思考、启动、计划和组织功能障碍，抽象思维和情感也受影响，步态异常常见，如步态不稳、拖曳步态或碎步。

（二）皮克（Pick）病

与 Pick 病鉴别具有鉴别价值的是临床症状出现的时间顺序。Pick 病早期出现人格改变、言语障碍和精神行为学异常,遗忘出现较晚。影像学上以额颞叶萎缩为特征。约 1/4 的患者脑内存在 Pick 小体。阿尔茨海默病患者早期出现记忆力、定向力、计算力、视空间技能和执行功能障碍,人格与行为早期相对正常。影像学上表现为广泛性皮质萎缩。

(三)路易体痴呆

路易体痴呆主要表现为波动性持续(1～2 天)认知功能障碍、鲜明的视幻觉和帕金森综合征。视空间技能、近事记忆及注意力受损程度较阿尔茨海默病患者严重,以颞叶、海马、扣带回、新皮质、黑质及皮质下区域广泛的路易体为特征性病理改变,病程 3～8 年,一般对镇静剂异常敏感。

(四)增龄性记忆减退

50 岁以上的社区人群约 50％存在记忆障碍。此类老年人可有记忆减退的主诉,主要影响记忆的速度与灵活性,但自知力保存,对过去的知识和经验仍保持良好。很少出现计算、命名、判断、思维、语言与视空间技能障碍,且不影响日常生活活动能力。神经心理学测查证实其记忆力正常,无精神行为学异常。

(五)抑郁性神经症

抑郁性神经症是老年期常见的情感障碍性疾病,鉴别如表 9-2 所示。

表 9-2　真性痴呆与假性痴呆鉴别

项目	假性痴呆	真性痴呆
起病	较快	较缓慢
认知障碍主诉	详细、具体	不明确
痛苦感	强烈	无
近事记忆与远事记忆	丧失同样严重	近事记忆损害比远事记忆严重
界限性遗忘	有	无
注意力	保存	受损
典型回答	不知道	近似性错误
对能力的丧失	加以夸张	隐瞒
简单任务	不竭力完成	竭力完成
对认知障碍的补偿	不设法补偿	依靠日记、日历设法补偿
同样困难的任务	完成有明显的障碍	普遍完成差
情感	受累	不稳定,浮浅
社会技能	丧失较早且突出	早期常能保存
定向力检查	常答"不知道"	定向障碍不常见
行为与认知障碍严重程度	不相称	相称
认知障碍夜间加重	不常见	常见
睡眠障碍	有	不常有
既往精神疾病史	常有	不常有

抑郁性神经症诊断标准(《中国精神疾病分类方案与诊断标准》,第 2 版,CCMD-Ⅱ-R)有以下几点。

1.症状

心境低落每天出现,晨重夜轻,持续 2 周以上,至少有下述症状中的 4 项。①对日常活动丧失兴趣,无愉快感;精力明显减退,无原因的持续疲乏感。②精神运动性迟滞或激越,伴发精神症状如焦虑、易激惹、淡漠、疑病症、强迫症状或情感解体(有情感却泪流满面地说我对家人无感情)。③自我评价过低、自责、内疚,可达妄想程度。④思维能力下降、意志行为减退、联想困难。⑤反复想死的念头或自杀行为。⑥失眠、早醒、睡眠过多。⑦食欲缺乏,体重明显减轻或性欲下降。⑧性欲减退。

2.严重程度

社会功能受损;给本人造成痛苦和不良后果。

3.排除标准

不符合脑器质性精神障碍、躯体疾病与精神活性物质和非依赖性物质所致精神障碍;可存在某些分裂性症状,但不符合精神分裂症诊断标准。

(六)轻度认知功能损害(mild cognitive impairment,MCI)

过去多认为 MCI 是介于正常老化与痴呆的一种过渡阶段,目前认为 MCI 是一种独立的疾病,患者可有记忆障碍或其他认知领域损害,但不影响日常生活。

(七)帕金森痴呆疾病

帕金森痴呆疾病早期主要表现为帕金森病典型表现,多巴类药物治疗有效。疾病晚期出现痴呆及精神行为学异常(错觉、幻觉、妄想及抑郁等)。帕金森痴呆属于皮质下痴呆,多属于轻中度痴呆。

(八)正常颅压性脑积水

正常颅压性脑积水常见于中老年患者,隐匿性起病。临床上表现为痴呆、步态不稳及尿失禁三联征,无头痛、呕吐及视盘水肿等症状,腰穿脑脊液压力不高。神经影像学检查有脑室扩大的证据。

(九)亚急性海绵状脑病

亚急性海绵状脑病急性或亚急性起病,迅速出现智能损害,伴肌阵挛,脑电图在慢波背景上出现特征性三相波。

十、治疗

由于本病病因未明,至今尚无有效的治疗方法,目前仍以对症治疗为主。

(一)神经递质治疗药物

1.拟胆碱能药物

拟胆碱能药物主要通过抑制 AChE 活性,阻止 ACh 降解,提高胆碱能神经元功能。有三种途径加强胆碱能效应:ACh 前体药物、胆碱酯酶抑制药及胆碱能受体激动剂。

(1)药物 ACh 前体:包括胆碱及卵磷脂。动物试验表明,胆碱和卵磷脂能增加脑内 ACh 生成,但在阿尔茨海默病患者身上未得到证实。

(2)胆碱酯酶抑制剂(AChEI)为最常用和最有效的药物。通过抑制乙酰胆碱酯酶而抑制乙酰胆碱降解,增加突触间隙乙酰胆碱浓度。第一代 AChEI 他克林,由于肝脏毒性和胃肠道反应而导致临床应用受限。第二代 AChEI 有盐酸多奈哌齐、艾斯能、石杉碱甲、毒扁豆碱、加兰他敏、美曲磷脂等,具有选择性好、作用时间长等优点,是目前治疗阿尔茨海默病的首选药物。①盐酸多奈哌齐,商品名为安理申、思博海,是治疗轻、中度阿尔茨海默病的首选药物。开始服用剂量为 5 mg/d,睡前服用,如无不良反应,4～6 周后剂量增加到 10 mg/d。不良反应主要与胆碱能作用有关,包括恶心、呕吐、腹泻、肌肉痉挛、胃肠不适、头晕等,大多在起始剂量时出现,症状较轻,无肝毒性。②重酒石酸卡巴拉丁,商品名为艾斯能(Exelon),用于治疗轻、中度阿尔茨海默病。选择性抑制皮质和海马 AChE 优势亚型-G1,同时抑制丁酰胆碱酯酶,外周胆碱能不良反应少。开始剂量 1.5 mg,每日 2 次或 3 次服用,如能耐受,2 周后增至 6 mg/d,逐渐加量,最大剂量 12 mg/d。不良反应包括恶心、呕吐、消化不良和食欲缺乏等,随着治疗的延续,不良反应的发生率降低。③石杉碱甲,商品名为双益平。这是我国学者从石杉科石杉属植物蛇足石杉(千层塔)提取出来的新生物碱,不良反应小,无肝毒性,适用于良性记忆障碍、阿尔茨海默病和脑器质性疾病引起的记忆障碍。0.2～0.4 mg/d,分 2 次口服。④加兰他敏:从石蒜科植物沃氏雪莲花和水仙属植物中提取的生物碱,用于治疗轻、中度阿尔茨海默病。推荐剂量为 15～30 mg/d,1 个疗程至少 8～10 周,不良反应有恶心、呕吐及腹泻等。缓慢加大剂量可增强加兰他敏的耐受性。1 个疗程至少 8～10 周。无肝毒性。⑤美曲丰:属于长效 AChEI,不可逆性抑制中枢神经系统乙酰胆碱酯酶。胆碱能不良反应小,主要是胃肠道反应。⑥庚基毒扁豆碱:是毒扁豆碱亲脂性衍生物,属长效 AChEI。毒性仅为毒扁豆碱的 1/50,胆碱能不良反应小,推荐剂量为 40～60 mg/d。

(3)胆碱能受体(烟碱受体或毒蕈碱受体)激动剂:以往研究过的非选择性胆碱能受体激动剂,包括毛果芸香碱及槟榔碱等,因缺乏疗效或兴奋外周 M 受体而产生不良反应,现已弃用。选择性作用于 M1 受体的新药正处于临床试验中。

2.N-甲基-D-天冬氨酸(NMDA)受体拮抗剂

此型代表药物有盐酸美金刚,用于中、重度阿尔茨海默病治疗。

(二)以 Aβ 为治疗靶标

未来治疗将以 Aβ 为靶点减少脑内 Aβ 聚集和沉积作为药物干预的目标,包括减少 Aβ 产生、加快清除、阻止其聚集,或对抗 Aβ 的毒性和抑制它所引起的免疫炎症反应与凋亡的方法都成为合理的阿尔茨海默病治疗策略。

此类药物目前尚处于研究阶段。α 分泌酶激动剂不是首选的分泌酶靶点。APPβ 位点 APP 内切酶(beta site amyloid precursor protein cleavage enzyme,BACE)1 和高度选择性 γ 分泌酶抑制剂可能是较好的靶途径。

(1)Aβ 免疫治疗:1999 年动物试验发现,Aβ42 主动免疫阿尔茨海默病小鼠模型能清除脑内斑块,并改善认知功能。Aβ 免疫治疗的可能机制:抗体 FC 段受体介导小胶质细胞吞噬 Aβ 斑块、抗体介导的淀粉样蛋白纤维解聚和外周 Aβ 沉积学说。2001 年,轻、中度阿尔茨海默病患者 Aβ42 主动免疫Ⅰ期临床试验显示人体较好的耐受性。Ⅱ期临床试验结果提示,Aβ42 主动免疫后患者血清和脑脊液中出现抗 Aβ 抗体。ⅡA 期临床试验部分受试者出现血脑屏障损伤及中枢神经系统非细菌性炎症。炎症的出现可能与脑血管淀粉样变有关。为了减少不良反应,可采取其他措施将潜在的危险性降到最低,如降低免疫剂量、诱发较为温和的免疫反应、降低免疫原的可能毒性、表位疫苗诱发特异性体液免疫反应,或是使用特异性被动免疫而不激发细胞免疫反应。通过设计由免疫原诱导的 T 细胞免疫反应,就不会直接对 Aβ 发生反应,因此不可能引起传统的 T 细胞介导的自身免疫反应。这种方法比单纯注射完整的 Aβ 片段会产生更多结构一致的 Aβ 抗体,并增强抗体反应。这一假设已经得到 APP 转基因鼠和其他种的动物试验的证实。将 Aβ 的第 16～33 位氨基酸进行部分突变后,也可以提高疫苗的安全性。通过选择性地激活针对 β 淀粉样蛋白的特异性体液免疫反应、改进免疫原等方法,避免免疫过程中所涉及的细胞免疫反应,可能是成功研制阿尔茨海默病疫苗的新方法。另外,人源化 Aβ 抗体的被动免疫治疗可以完全避免针对 Aβ 细胞反应。如有不良反应出现,可以停止给药,治疗药物会迅速从身体内被清除。虽然主动免疫能够改善阿尔茨海默病动物的精神症状,但那毕竟只是仅由淀粉样蛋白沉积引起行为学损伤的模型。Aβ42 免疫不能对神经元纤维缠结有任何影响。神经元纤维缠结与认知功能损伤密切相关。

(2)金属螯合剂的治疗:Aβ 积聚在一定程度上依赖于 Cu^{2+}/Zn^{2+} 的参与。活体内螯合这些金属离子可以阻止 Aβ 聚集和沉积。抗生素氯碘羟喹具有 Cu^{2+}/Zn^{2+} 螯合剂的功能,治疗 APP 转基因小鼠数月后,Aβ 沉积大大减少。相关药物已进入 Ⅱ 期临床试验。

(三)神经干细胞(nerve stem cell,NSC)移植

神经干细胞移植临床应用最关键的问题是如何在损伤部位定向诱导分化为胆碱能神经元。目前,体内外 NSC 的定向诱导分化尚未得到很好的解决,处于试验阶段。

(四)τ蛋白与阿尔茨海默病治疗

以 τ 蛋白为位点的药物研究和开发也成为国内外学者关注的焦点。

(五)非胆碱能药物

长期大剂量脑复康(吡拉西坦)、茴拉西坦或奥拉西坦能促进神经元 ATP 合成,延缓阿尔茨海默病病程,改善命名和记忆功能。银杏叶制剂可改善神经元代谢,减缓阿尔茨海默病进展。双氢麦角碱(喜得镇):为 3 种麦角碱双氢衍生物的等量混合物,有较强的 α 受体阻断作用,能改善神经元对葡萄糖的利用。可与多种生物胺受体结合,改善神经递质传递功能。1～2 mg,每天 3 次口服。长期使用非类固醇抗感染药物能降低阿尔茨海默病的发病风险。选择性 COX-2 抑制剂提倡用于阿尔茨海默病治疗。辅酶 Q 和单胺氧化酶抑制剂司来吉林能减轻神经元细胞膜脂质过氧化导致的线粒体 DNA 损伤。他汀类药物能够降低阿尔茨海默病的危险性。钙通道阻滞药尼莫地平可通过调节阿尔茨海默病脑内钙稳态失调而改善学习和记忆功能。神经生长因子和脑源性神经营养因子能够改善学习、记忆功能和促进海马突触重建,减慢残存胆碱能神经元变性,现已成为阿尔茨海默病治疗候选药物之一。

(六)精神行为异常的治疗

一般选择安全系数高、不良反应少的新型抗精神病药物,剂量通常为成人的 1/4 左右。小剂量开始,缓慢加量。常用的抗精神病药物有:奥氮平(5 mg)、维斯通(1 mg)或思瑞康(50～100 mg),每晚一次服用,视病情而增减剂量。阿尔茨海默病患者伴发抑郁时首先应加强心理治疗,必要时可考虑给予小剂量抗抑郁药。

十一、预后

目前的治疗方法都不能有效遏制阿尔茨海默病进展,即使治疗病情仍会逐渐进展,通常病程为4～12 年。患者多死于并发症,如肺部感染、压疮和深静脉血栓形成。加强护理对阿尔茨海默病患者的治疗尤为重要。

十二、康复与护理

康复应以护理和心理支持为主。通过行为治疗矫正患者各种不良行为,如吸烟、饮酒及高

盐高脂饮食等。对可能迷路的患者，衣兜里放置写有姓名、住址、联系电话等内容的卡片，防止走失。对于已经丧失环境适应能力的患者，应在家护理，督促和训练进餐、穿衣、洗浴及如厕。同时，合理地训练患者的记忆、理解、判断、计算和推理能力。必要时建立家庭病房，医务人员定期指导。医护人员和看护人员要与患者保持融洽的关系，给予患者安慰，取得信赖。鼓励患者参加适宜的社交活动，树立生活信心，消除心境低落和孤单感。

参考文献

[1] 曾昭龙，陈文明. 神经内科常见疾病诊断与治疗 [M]. 郑州：河南科学技术出版社，2018.

[2] 马廉亭. 神经系统疾病三维影像融合技术、应用及图谱 [M]. 武汉：湖北科学技术出版社，2016.

[3] 蒋小玲. 神经内科疾病诊疗与处方手册 [M]. 北京：化学工业出版社，2018.

[4] 梁名吉. 神经内科急危重症 [M]. 北京：中国协和医科大学出版社，2018.

[5] 王天红，谢莉红. 神经内科住院医师手册 [M]. 兰州：兰州大学出版社，2017.

[6] 赵海平，刘艳阳，赵拴枝. 临床医学实践技能操作规范 [M]. 北京：北京大学医学出版社，2016.

[7] 郑麒. 神经内科疾病治疗与康复 [M]. 上海：上海交通大学出版社，2018.

[8] 黑君华. 临床神经内科诊疗学 [M]. 天津：天津科学技术出版社，2018.

[9] 毕晓莹，黎佳思，吴云成. 神经内科疾病的精神心理障碍 [M]. 上海：上海科学技术出版社，2015.

[10] 刘泰，吴林. 神经内科中西医结合诊疗手册 [M]. 北京：化学工业出版社，2015.

[11] 谢春香，徐志华，董丽华. 神经内科急症诊断与治疗 [M]. 长春：吉林科学技术出版社，2017.

[12] 吕建林. 世界内科发展史略 [M]. 苏州：苏州大学出版社，2015.

[13] 秦叔逵，冯继锋，缪建华. 肿瘤内科相关事件临床处理策略 [M]. 南京：东南大学出版社，2015.

[14] 陈元美，王长谦. 临床内科病例分析 [M]. 上海：上海交通大学出版社，2015.

[15] 齐子有，崔金国，张海花，等. 现代神经内科诊断与治疗进展 [M]. 上海：上海交通大学出版社，2018.

[16] 王伟，卜碧涛，朱遂强. 神经内科疾病诊疗指南 [M]. 3 版. 北京：科学出版社，2013.

[17] 高世东. 实用中西医内科常见疾病诊疗 [M]. 兰州：兰州大学出版社，2015.

[18] 韩杰，李明. 当代神经系统疾病概论 [M]. 沈阳：辽宁科学技术出版社，2014.

[19] 孙波. 神经内科疾病诊疗新进展 [M]. 长春：吉林科学技术出版社，2016.

[20] 张春良. 临床神经内科学 [M]. 北京：科学技术文献出版社，2014.

[21] 余元勋，鲍远程，杨文明，等. 中国分子神经病学 [M]. 合肥：安徽科学技术出版社，2015.

[22] 吕晓红，刘德清. 内科主治医师资格考试通关必做 [M]. 北京：中国医药科技出版社，2014.

[23] 李艳丽. 临床神经内科疾病诊疗学 [M]. 长春：吉林科学技术出版社，2018.

[24] 刘明. 临床神经内科疾病诊疗 [M]. 武汉：湖北科学技术出版社，2018.

[25] 蔺慕会，傅峻，刘珂. 神经内科速查手册 [M]. 沈阳：辽宁科学技术出版社，2017.

[26] 王金环. 脑卒中临床诊疗技术培训教程 [M]. 天津：天津科技翻译出版有限公司，2015.

[27] 王学东，王尚柏. 医疗事故技术鉴定典型案例评析 [M]. 合肥：安徽科学技术出版社，2015.